"十四五"职业教育国家规划教材

全国高等卫生职业教育护理专业"双证书"
人才培养纸数融合"十四五"规划教材

附数字资源增值服务

供护理、助产等专业使用

急危重症护理

JIWEIZHONGZHENG HULI

主　编　杨桂荣　李新娥　赵明范

副主编　刘大朋　彭淑华　郝春艳　王　鑫　孙华君

编　委　（以姓氏笔画为序）

王　鑫　铁岭卫生职业学院

刘　慧　铁岭卫生职业学院

刘大朋　枣庄科技职业学院

孙华君　枣庄科技职业学院

李新娥　滕州市中心人民医院

杨桂荣　湖北职业技术学院

杨晓武　大兴安岭职业学院

赵明范　大兴安岭职业学院

郝春艳　锦州医科大学

贾俊红　大庆医学高等专科学校

徐　杰　铁岭卫生职业学院

高　娟　惠州卫生职业技术学院

彭淑华　孝感市中心医院

华中科技大学出版社
http://press.hust.edu.cn
中国·武汉

内 容 简 介

本书是"十四五"职业教育国家规划教材、全国高等卫生职业教育护理专业"双证书"人才培养纸数融合"十四五"规划教材。

本书共九章。内容包括绪论、常用救护技术、ICU常用监测技术、危重症病人的营养支持护理、心搏骤停与心肺脑复苏、环境性急症病人的救护、急性中毒病人的救护、多器官功能障碍综合征(MODS)病人的救护、灾难救护。

本书适合护理、助产等专业使用。

图书在版编目(CIP)数据

急危重症护理/杨桂荣,李新娥,赵明范主编. —武汉:华中科技大学出版社,2019.8(2025.2重印)
ISBN 978-7-5680-5565-9

Ⅰ. ①急… Ⅱ. ①杨… ②李… ③赵… Ⅲ. ①急性病-护理-高等职业教育-教材 ②险症-护理-高等职业教育-教材 Ⅳ. ①R472.2

中国版本图书馆 CIP 数据核字(2019)第 169697 号

急危重症护理
Jiweizhongzheng Huli

杨桂荣 李新娥 赵明范 主编

策划编辑:居 颖
责任编辑:张 琴 张 琳
封面设计:刘 婷
责任校对:李 琴
责任监印:周治超
出版发行:华中科技大学出版社(中国·武汉)　　电话:(027)81321913
　　　　　武汉市东湖新技术开发区华工科技园　　邮编:430223
录　　排:华中科技大学惠友文印中心
印　　刷:武汉市洪林印务有限公司
开　　本:889mm×1194mm　1/16
印　　张:9.5
字　　数:300千字
版　　次:2025年2月第1版第8次印刷
定　　价:42.00元

全国高等卫生职业教育护理专业"双证书"人才培养纸数融合"十四五"规划教材

编委会

委员（按姓氏笔画排序）

王　霞	山西老区职业技术学院	张　捷	上海中侨职业技术学院
王志亮	枣庄科技职业学院	张志明	顺德职业技术学院
王高峰	贵州工程职业学院	陈学政	内蒙古医科大学
艾力·孜瓦	新疆维吾尔医学专科学校	宛淑辉	铁岭卫生职业学院
卢　兵	镇江高等专科学校	赵明范	大兴安岭职业学院
申社林	邢台医学高等专科学校	郝春艳	锦州医科大学
白梦清	湖北职业技术学院	胡鹏飞	上海震旦职业学院
朱　红	山西同文职业技术学院	段亚平	贵州工商职业学院
朱　兵	西安培华学院	桂　勤	惠州卫生职业技术学院
李朝鹏	邢台医学高等专科学校	夏金华	广州卫生职业技术学院
沈小平	上海思博职业技术学院	柴喜春	渭南职业技术学院

编写秘书　居　颖　蔡秀芳　陆修文

网络增值服务使用说明

欢迎使用华中科技大学出版社医学资源服务网yixue.hustp.com

1.教师使用流程

（1）登录网址：http://yixue.hustp.com （注册时请选择教师用户）

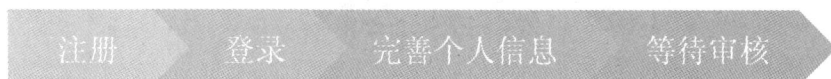

注册　　登录　　完善个人信息　　等待审核

（2）审核通过后，您可以在网站使用以下功能：

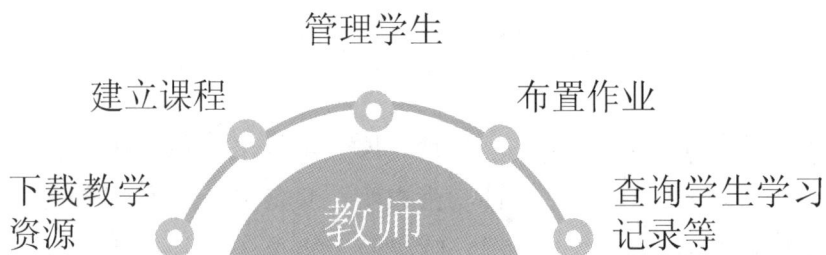

管理学生

建立课程　　　　　　　布置作业

下载教学　　　　　　　　　　　　查询学生学习
资源　　　　　　教师　　　　　　记录等

2.学员使用流程

建议学员在PC端完成注册、登录、完善个人信息的操作。

（1）PC端学员操作步骤

①登录网址：http://yixue.hustp.com （注册时请选择普通用户）

注册　　登录　　完善个人信息

② 查看课程资源

如有学习码，请在个人中心-学习码验证中先验证，再进行操作。

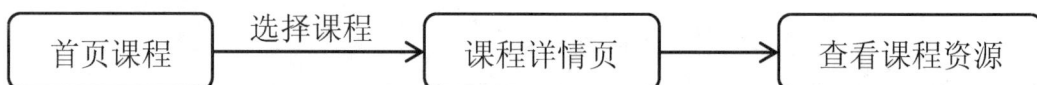

首页课程 ──选择课程──→ 课程详情页 ──→ 查看课程资源

（2）手机端扫码操作步骤

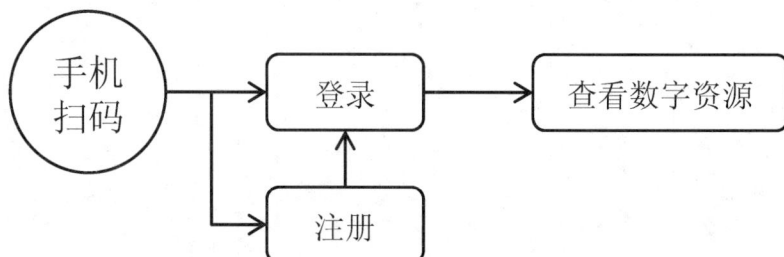

手机扫码 ──→ 登录 ──→ 查看数字资源
　　　　└──→ 注册 ──→ 登录

近年来,我国将发展职业教育作为重要的国家战略之一,高等职业教育已成为高等教育的重要组成部分,与此同时,作为高等职业教育重要组成部分的高等卫生职业教育的发展也取得了巨大成就,为国家输送了大批高素质技能型、应用型医疗卫生人才。截至 2016 年,我国开设护理专业的高职高专院校已达 400 余所,年招生规模近 20 万人,在校生近 65 万人。

医药卫生体制的改革要求高等卫生职业教育也应顺应形势调整目标,根据医学发展整体化的趋势,医疗卫生系统需要全方位、多层次、各种专业的医学专门人才。护理专业与临床医学专业互为羽翼,在维护人民群众身体健康、提高生存质量等方面起到了不可替代的作用。当前,我国正处于经济社会发展的关键阶段,护理专业已列入国家紧缺人才专业,根据国家相关机构颁布的《"健康中国 2030"规划纲要》《关于深化医教协同进一步推进医学教育改革与发展的意见》《全国护理事业发展规划(2016—2020年)》等一系列重要文件,到 2020 年我国对护士的需求将增加至约 445 万人,到 2030 年我国对护士的需求将增加至约 681 万人,平均每年净增加 23.6 万人,这为护理专业的毕业生提供了广阔的就业空间,也对高等卫生职业教育如何进行高素质技能型护理人才的培养提出了新的要求。

教育部《关于全面提高高等职业教育教学质量的若干意见》中明确指出,高等职业教育必须"以服务为宗旨,以就业为导向"。《中共中央国务院关于深化教育改革全面推进素质教育的决定》中再次强调"在全社会实行学业证书、职业资格证书并重的制度"。上述文件均为新时期我国职业教育的发展提供了具有战略意义的指导意见。为了全面落实职业教育规划纲要,更好地服务于高等医学职业教育教学,创新编写模式,服务"健康中国"对高素质创新技能型人才培养的需求,变"学科研究"为"学科应用与职业能力需求对接"。2018 年 8 月在全国卫生职业教育教学指导委员会专家和部分高职高专院校领导的指导下,华中科技大学出版社组织全国 30 余所高等卫生职业院校的近 200 位老师编写了本套全国高等卫生职业教育护理专业"双证书"人才培养纸数融合"十四五"规划教材。

本套教材充分体现新一轮教学计划的特色,强调以就业为导向、以能力为本位、贴近学生的原则,体现教材的"三基"(基本理论、基本知识、基本实践技能)及"五性"(思想性、科学性、先进性、启发性和适用性)要求,着重突出以下编写特点。

(1) 紧跟教改,接轨"双证书"制度。紧跟教育部教学改革步伐,引领职业教育教材发展趋势,注重学业证书和执业资格证书相结合,紧密围绕执业资格标准和工作岗位需要,提升学生的就业竞争力。

(2) 创新模式,理念先进。创新教材编写体例和内容编写模式,迎合高职高专学生思维活跃的特点,体现"工学结合"特色。教材的编写以纵向深入和横向宽广为原则,突出课程的综合性,淡化学科界限,对课程采取精简、融合、重组、增设等方式进行优化,同时结合各学科特点,加强对学生人文素质的培养。

(3) 优化课程体系,注重能力培养。内容体系整体优化,注重相关教材内容的联系和衔接,避免遗漏和不必要的重复;重视培养学生的创新、获取信息及终身学习的能力,实现高职教材的有机衔接与过渡作用,为中高衔接、高本衔接的贯通人才培养通道做好准备。

(4) 紧扣大纲,直通护考。密切结合最新的护理专业课程标准,紧扣教育部制定的高等卫生职业教育教学大纲和最新护士执业资格考试大纲,随章节配套习题,全面覆盖知识点与考点,有效提高护士执业资格考试通过率。

(5) 全套教材采用全新编写模式,以扫描二维码形式帮助老师及学生在移动终端共享优质配套网络资源,使用华中科技大学出版社提供的数字化平台,将移动互联、网络增值、慕课等新的教学理念和教学技术、学习方式融入教材建设中,全面体现"以学生为中心"的教材开发理念。

这套规划教材作为秉承"双证书"人才培养编写理念的护理专业教材,得到了各学校的大力支持与高度关注,它将为新时期高等卫生职业教育护理专业的课程体系改革做出应有的贡献。我们衷心希望这套教材能在相关课程的教学中发挥积极作用,并得到读者的青睐。我们也相信这套教材在使用过程中,通过教学实践的检验和实际问题的解决,能不断得到改进、完善和提高。

全国高等卫生职业教育护理专业"双证书"人才培养
纸数融合"十四五"规划教材编写委员会

　　随着急诊医学的发展,现代急救医疗服务体系日益完善,护理人员在院前急救、院内救护以及危重症监护工作中发挥着重要作用。《急危重症护理》以急诊医学和护理专业理论为基础,以挽救病人生命、提高抢救成功率、促进早日康复以及改善生命质量为目的,研究各类急危重症病人的院前、院内救护以及科学管理,是一门综合性的应用学科,也是高职护理专业主干课程之一。

　　本教材的修订以党的二十大精神为指引,全面贯彻党的教育方针,落实立德树人根本任务,围绕健康中国建设对高素质技术技能型护理人才的需求,坚持以社会主义核心价值观为引领,进一步深化"课程思政"改革与"岗课赛证"融通发展,突出德技并修育人方略,凸显教材育人育才重要功能,着力打造纸数融合、立体多元、能学辅教的高质量新形态教材。

　　本教材共分为九章,分别为绪论、常用救护技术、ICU 常用监测技术、危重症病人的营养支持护理、心搏骤停与心肺脑复苏、环境性急症病人的救护、急性中毒病人的救护、多器官功能障碍综合征(MODS)病人的救护以及灾难救护,涵盖了院前急救和院内救护(包括重症监护)的常用护理技能及相关知识,并避免与护理专业其他课程内容的重复。

　　在本教材编写、审定、出版过程中,得到了华中科技大学出版社和各参编单位领导、专家的鼎力支持与帮助,在此深表谢意! 限于水平,书中疏漏、不当之处难免,敬请广大读者批评指正。

编　者

目　录

MULU

第一章　绪　论

学习目标

1. 知识目标

（1）叙述急危重症护理的发展简史、工作范畴及工作特点，EMSS组织架构、职责与救护人员素质要求，急诊科的设置与管理要求，ICU收治对象、管理制度、护理要求。

（2）阐述院外救护的重要意义与原则，危重症的医学伦理。

（3）解释院外救护、院内救护、重症监护、EMSS、急救绿色通道、急救半径、急救反应时间、预检分诊等概念。

2. 能力目标

（1）在院外救护中能对伤病员迅速、准确地进行现场评估、呼救和分类，并根据病情采取正确的急救护理措施。

（2）能热情接待急诊病人，熟练进行预检分诊，对病情做出快速判断，并根据不同情况配合医生进行救护处理。

（3）在院外、院内救护中具有良好的沟通与应变能力，善于观察病人及其家属的心理反应并采取相应心理护理措施。

3. 素质目标

（1）具有救死扶伤的人道主义精神和人文关怀理念，敬畏生命、临危不惧。

（2）具有生命第一、时效为先的急救理念，忠于职守、乐于奉献。

（3）具有良好的心理素质和团队精神，处事不惊、从容应对。

第一节　急危重症护理概述

急危重症护理是一门综合性的应用学科，是护理学的重要组成部分。该学科遵循"生命第一，时效为先"的救护理念，以急诊医学和护理学理论为基础，研究各类急性创伤、突发急性疾病、慢性病急性发作和危重病人的院外救护、院内救护及进行科学管理，以挽救病人生命、提高抢救成功率、促进早日康复并改善生命质量。随着急诊医学的迅速发展，急危重症护理的专业化程度越来越高，对护理人员的理论基础、救护技能、综合素养等要求不断提升。

一、急危重症护理的起源与发展

随着人类社会的进步，工、农业生产和交通运输的不断发展，人类活动空间扩大，寿命延长，生活节奏加快，疾病谱改变，意外事故与自然灾害频发，各类急危重症的发病率呈现较明显的上升趋势。各种

Note

1

急症和意外灾难事故往往事发突然、病程急促,若处理不当常迅速危及伤病员生命,要求医护人员必须在最短的时间内进行紧急、正确而有效的抢救。

现代急危重症护理的起源,可追溯到 19 世纪南丁格尔时代。伟大的护理先驱弗罗伦斯·南丁格尔(Florence Nightingale,1820 年 5 月 12 日—1910 年 8 月 13 日)在 1853—1855 年克里米亚战争时期,率领 38 名护士前往前线医院战地救护的经历已具备急危重症护理的雏形。当时英国受伤士兵的死亡率高达 42% 以上,正是南丁格尔等战地护士的精心护理,使伤病员的死亡率在约半年的时间里下降至 2.2%,向世人充分展示了急危重症护理工作在抢救急危重症病人中的重要作用。

20 世纪 50 年代初期,北欧发生脊髓灰质炎大流行,这一时期出现了最早的"监护病房",同时借助"铁肺"治疗及相应的特殊护理技术,挽救了许多危重病人的生命,使急危重症护理进入了新的发展阶段。

20 世纪 60 年代,心电示波装置、除颤器、呼吸机、血液透析机的临床应用及现代监护仪器设备的集中使用,促进了重症监护病房(intensive care unit,ICU)的建立,医学理论与实践逐渐深化,急危重症护理的理论与技术得到进一步提高。

20 世纪 60 年代末美国急诊医师学会成立,标志着急诊医学真正开始发展成为临床学科。20 世纪 70 年代,一些国家开始组建急救医疗服务体系(emergency medical service system,EMSS)(包括现代通信指挥系统、能实施抢救和监护的各类运载工具等快速反应的院外救护系统、高水平的院内救护系统、急救网络系统和科研情报机构等),并训练各行各业的人员作为二线急救组织成员,重视现场抢救,重视急危重症护理技术教育培训,使急危重症护理技术蓬勃发展。

20 世纪 70 年代,急诊医学迈入新的发展阶段。1975 年 5 月,在国际红十字会参加的前提下,在联邦德国召开的现代社会要求委员会有关高级保健指导研究的急救医疗会议上,提出了急救事业的国际化、国际互助和标准化的方针,确定了救护车为必要的装备、急救电话号码的国际统一,以及急救情报方面的交流等急救基本建设问题。1979 年 9 月美国医学会正式将急诊医学列为医学专科,急诊医学成为医学学科中的第 23 个专业学科。

我国的急危重症护理也经历了从简单到逐步完善乃至形成新学科的发展过程。20 世纪早期,主要为城乡居民在"紧急状态"下进行急救服务,一些大、中城市开始建立急救站或救护站,负责现场救护和病人转运工作。20 世纪 50 年代,医院普遍将急危重症病人集中在靠近护士站的病房或急救室,以便于护士密切观察病情变化,及时开展急危重症护理工作。20 世纪 70 年代末,心脏手术的开展促成了心脏术后监护病房的建立,随后相继成立了各专科或综合监护病房。

20 世纪 80 年代,我国卫生部先后颁布了《卫生部关于加强城市急救工作的意见》(1980 年)、《城市医院急诊科(室)建立方案》(1983 年),北京、上海等地率先建立正式的急救中心,各地医院先后成立了急救科(室),全国统一急救呼叫电话号码为 120,中国特色的医疗急救网络逐渐形成,急救医学事业蓬勃发展。1986 年通过了《中华人民共和国急救医疗法》。1986 年 12 月 1 日中华医学会急诊医学学会(现为中华医学会急诊医学分会)成立。至此,我国的急诊医学开始正式作为一门新的独立学科向前迈进,同时也促进了急危重症护理在国内的兴起和发展。

新的时期,国际、国内人口老龄化问题日益突出,随着"健康中国"战略的提出和医疗卫生体制改革不断深化,人们对医疗卫生服务的需求激增,对急救医疗服务提出了更高的要求。诸多因素推动了急救组织形式的不断发展和急危重症护理水平的不断提高。目前,国内外高度重视急危重症救护服务,能否高质量、高效率地抢救各种急危重症病人是一个国家或地区医学科学发展水平的重要标志和管理水平的具体体现。

二、急危重症护理的工作范畴

随着急诊医学和护理学的发展完善,以及监护与抢救仪器设备的不断更新,急危重症护理的内涵逐渐扩展,内容也更加丰富。急危重症护理工作可分为院外救护、院内救护(医院急诊救护和重症监护)、灾难救护及急危重症护理人才培养和科研工作。

（一）院外救护

院外救护（out-of-hospital emergency care）亦称为院前救护或院前急救（pre-hospital emergency care），是指在医院之外的环境中及早对各种急危重症病人施救，即在急危重症病人发病或受伤开始至送往医院就医之前这一阶段的救护工作，包括现场呼救、紧急救护、运送和途中救护等环节。狭义的院外救护专指从事急救的专业人员为急危重症病人提供的现场及途中救护，广义的院外救护则包括现场目击者参加的救护。

（二）院内救护

院内救护（in-hospital emergency care）是相对于院外或院前救护而言的，包括医院急诊救护、重症监护和急救绿色通道。

1. 医院急诊救护 医院急诊科（室）是院内救护的一线阵地，主要负责对前来就诊或经院外救护后转来的各类急危重症病人进行救治和护理，并根据病情做出留院观察、立即手术、收住专科病房或 ICU、出院等决定。

2. 重症监护（危重病救护） 重症监护（危重病救护）是急诊医学与急危重症护理发展到一定阶段的产物，是以现代医学理论为指导，利用高科技现代化医疗设备，专门对危重病人进行集中监测、强化治疗和精心护理，即对危重病人进行生理机能监测、生命支持、防治并发症，促进和加快病人的康复过程。

3. 急救绿色通道 急救绿色通道即急救绿色生命安全通道，是指对急危重症病人一律实行"优先抢救、优先检查、优先住院"的原则，医疗相关手续酌情补办。建立急救绿色生命安全通道能更及时、有效地抢救急危重症病人。

（三）灾难救护

灾难救护是灾难医学的实践环节，专门研究如何在灾难情况下迅速、有效地对众多伤病员进行救护，以尽量减少人员的伤亡，可分为灾前准备、灾时救援、灾后预防三部分。一般将灾难分为自然灾难和人为灾难，前者包括气象灾难（如洪涝、干旱、风暴、寒潮、森林火灾等）和地质灾难（如地震、海啸、火山爆发、泥石流、滑坡、雪崩等），后者主要指交通及工矿事故、战争、社会动乱等造成的经济损失和人员伤亡。

（四）急危重症护理人才培养和科研工作

急危重症护理人才培养和科研工作是本学科发展的重要保障。各级各类医疗卫生机构均应重视急危重症护理人才培养和科研工作，一方面要提高专业人员的急危重症护理服务能力和水平，另一方面还要推进急危重症护理理论与技术的普及教育，增强全民急救意识，提高全民自救与互救技能。

三、急危重症护理工作特点

急危重症护理经过了长期的临床实践，在救治各类急性病、急性创伤、慢性病急性发作以及急危重症病人的监护、抢救中发挥了重要作用，其服务对象的特殊性使急危重症护理工作具有突发性、时效性、复杂性、连续性、社会性等特点。

1. 突发性 急危重症护理事件的发生随机性强，病人随时呼救，疾病种类多种多样，尤其在遇到灾难性事件及出现大量伤病员的情况下，有时会令人措手不及。

2. 时效性 各种急危重症、创伤和意外事故往往突然发生，时间紧、发展快、病情重，对生命的威胁极大，要求急危重症护理工作刻不容缓，越早进行越好，充分体现"生命第一、时效为先"的首要特点。

3. 复杂性 急危重症护理工作的复杂性不仅体现在疾病种类多种多样、病情复杂等方面，而且还体现在各种意外事故及灾害发生的环境难以预料、救护条件有限等多个方面。

4. 连续性 急危重症病人发病急骤，病情严重、复杂，变化迅速，需要连续动态地观察、监护，以便随时发现异常，及时做出准确判断和有效救护处理。院外救护和院内救护的各环节应紧密衔接，前后一致，避免急救工作的中断和不必要的重复。

5. 社会性 急危重症护理工作是全社会的一项重要任务，也是社会公益事业；尤其是出现大型灾难事故时，需要军队、公安、消防、交通、卫生等各界力量通力合作，严密组织，以最大限度地抢救急危重症病人，提高急救医疗服务体系的效率。

第二节 急救医疗服务体系(EMSS)

急救医疗服务体系(emergency medical service system,EMSS)是指集院外救护和院内救护为一体,并且有着严密组织和统一指挥的急救医疗服务网络体系。急救医疗服务体系建设对急危重症救护和灾难事故紧急救援起着非常重要的作用,研究如何建立和完善急救医疗服务体系,对提高整体救护服务质量具有非常重要的意义。

一、急救医疗服务体系的职责

急救医疗服务体系是公共卫生体系的重要组成部分,在各级卫生行政部门的领导下,实施紧急救护专业服务,主要承担院外救护、院内救护(医院急诊救护和重症监护)和急救绿色通道等工作。一般而言,院外救护主要负责暂时的、应急性的急危重症护理工作,院内救护(医院急诊救护和重症监护)则负责完整的诊治及护理过程。医院急诊救护、重症救护需要快速、有效的院外救护作为前提和保障,而院内救护不仅进一步巩固院外救护的成效,更通过系统、全面的监护与救治工作提高抢救成功率、改善预后、提高生存质量。院外救护和院内救护相互促进、相互制约,共同构成完善的急救网络。

二、急救医疗服务体系的组成

急救医疗服务体系是一项复杂的系统工程,完善的急救医疗服务体系应具备如下内容。

1. 完善的通信指挥系统 通信指挥系统是急救医疗服务体系重要的一环,为确保急救指挥的准确化、快速化和全程信息化,必须配备有线和无线通信器材、计算机信息系统、数字录音录时系统、GPS 卫星定位系统以及大屏幕投影系统等,利用现代通信技术和计算机技术,使急救站、救护车与各医院急诊科等机构之间紧密联系,使呼救受理和指挥调度有机结合。

2. 配备必要救护设备的运输工具 包括救护车、救护艇和救护直升机等交通运输工具。这些运输工具在发挥运送作用的同时还配备必要的监护和抢救设备,可以监测心电图、血糖、血氧饱和度,实施气管插管、人工通气、静脉输液、心脏除颤等抢救,是抢救病人的"流动急诊室"。目前最常用的运输工具是救护车。

3. 专业救护人员 建设一支高素质的救护队伍,能熟练运用各项救护技术、使用各种抢救和监测设备对急危重症病人实施现场以及转运途中的救护。

4. 高水平的医院急诊救护和重症监护医疗服务 经过院前初步救护后,将病人按就近救急原则送到符合救治条件的医院,接受进一步诊断和救护。

5. 具有完善的规章管理制度 使急救工作规范、有章可循。

急救医疗服务体系各部分既有各自的工作职责和任务,又相互密切联系;既适用于平时的急诊医疗救护工作,也适用于大型灾害或意外事故的急救。要充分发挥急危重症护理工作在急救医疗服务体系中的重要作用,提高急危重症护理工作质量,合理、有效地利用急救资源,为更多的急危重症病人提供及时、准确、高质量的救护服务。

三、我国急救医疗服务体系的发展

我国急救医疗服务体系的建立始于 20 世纪 80 年代初期。1980 年 10 月,卫生部正式颁布《卫生部关于加强城市急救工作的意见》,提出了建立健全急救组织,加强急救工作的一系列意见,明确了急救网络的性质和任务,要求县以上地区由当地卫生行政主管部门在政府领导下负责统一指挥本地区的急救工作,省(自治区、直辖市)必须实行三级急救医疗体制,组成本地区的急救网络。

经过近30年的努力,我国大多数城市已逐步建立起以急救中心(站)、医院急诊科(室)为核心,并与街道卫生站、群众性基层卫生组织(如红十字卫生站、防治站)相结合的急救网络。

1. 急救中心(站)的主要任务

(1)急救中心(站)在省、市卫生行政主管部门直接领导下,统一指挥全市日常急救工作;急救分站在急救中心(站)的领导下,担负一定范围内的急救任务。

(2)以医疗急救为主的急救中心(站)负责对各科急危重症病人及意外灾害事故病人的现场和护送途中的抢救治疗。

(3)在基层卫生组织和群众中宣传、普及急救知识。有条件的急救中心(站)可承担一定的科研、教学任务。

(4)接受上级领导指派的临时救护任务。

2. 医院急诊科(室)的任务

(1)承担急救中心(站)转送和直接来诊的急危重症病人的诊治、抢救和留院观察工作。

(2)有些城市的医院急诊科(室)同时承担急救中心(站)的任务。

3. 街道卫生院、红十字卫生站等组织的主要任务

(1)在专业急救机构的指导下,学习和掌握现场救护的基本知识及技术操作。

(2)负责所在地段和单位的战伤救护、防火、防毒等知识的宣传教育工作。

(3)一旦出现急危重症病人或意外灾害事故时,在专业人员到达前,及时、正确地组织群众开展现场自救与互救工作。

四、急危重症救护人员的素质要求

急救医疗服务体系主要参与人员包括急救医护人员、急诊科医护人员、ICU医护人员及第一反应人(即在现场第一时间为突发伤病者提供紧急救护的人)。急危重症护理人员与病人接触机会最多,是最直接的第一线工作者,因而他们往往是急危重症病人病情的最先发现者,也是各种紧急时刻的抢救者。急危重症护理工作的特点决定了相关人员应具有更高的素质。

(一)高尚的职业道德

救护人员奋战在临床护理工作的前沿阵地,常挽救病人于生命垂危时,肩负着救死扶伤的神圣职责,必须具备忠于职守、爱岗敬业的精神,一切以病人为中心、以抢救生命为己任,急病人所急,想病人所想,争分夺秒,认真负责,乐于奉献,全心全意为病人服务。

(二)扎实的理论基础

急危重症病人病情复杂,常涉及多种专科情况,因而护理工作范围跨度很大,要求救护人员必须具备全面的知识结构,包括扎实的急危重症护理知识和内科、外科、妇产科、儿科等多学科护理知识,以及护理伦理、护理心理、人际沟通等人文社会知识。要善于将护理基础理论和基础知识融会贯通,准确判断急危重症病人的病情变化,主动配合医师迅速进行及时、合理的处置。

(三)娴熟的业务技术

急危重症护理实践性强,在紧张而繁忙的护理工作中,时间就是伤病员的生命。救护人员应具有娴熟而精湛的业务技术,不仅要熟练掌握各项急救技术如外伤止血、包扎、固定、搬运、心肺复苏术、建立人工气道、洗胃等,而且须熟练操作多种监护与抢救仪器设备如多参数监护仪、呼吸机、除颤器、输液泵、注射泵等,还要掌握一定的监护技术如心电监护、中心静脉压监测、呼吸功能监测、血气分析等。

(四)健康的身体素质

急危重症护理工作量大,随机性强,并且夜班、加班情况多,遇有紧急、复杂的抢救任务时,即便是在休息时间也必须服从调遣。良好的身体素质是急危重症护理工作的首要前提,只有具备健康的体魄、充沛的精力,才能胜任极具挑战性的急危重症护理工作。

(五)良好的心理素质

在抢救各类急危重症病人时,救护人员应沉着冷静、忙而不乱,以高度的理智和坚韧不拔的意志从容应对。纷繁的急危重症护理工作充满风险,面对突发事件,救护人员更应处变不惊,始终保持清醒的头脑,本着严谨、严肃、严格的工作态度,避免差错、事故的发生。急危重症护理工作充满挑战,因此急危重症护理人员还应具有开朗、自信、稳定的个性和良好的心理适应能力,积极调整心态和控制不良情绪,时刻以良好的心态投入工作。

(六)卓越的团队精神

紧急医疗救援需要团队协作,救护人员要学会合作并善于合作,包括护理队伍内部的合作,与医师及其他医技辅助人员的合作,有时还需与消防员、警察,甚至社会各界人士合作。

第三节　院外救护

导学案例

临床情景:

李先生,55岁,既往长期吸烟、饮酒、高脂饮食,有冠心病心绞痛病史6年,近2周来发作频繁,每次发作疼痛程度较前加重。某日晚8点饱餐后看足球比赛,突感左胸剧烈压榨样疼痛,并向左肩、左上肢内侧放射,舌下含服硝酸甘油3片,疼痛无缓解,持续约1 h。家属紧急拨打120急救电话。

请思考:

1. 家属拨打120急救电话时应告知哪些信息?
2. 救护人员到达后对该病人的现场救护措施有哪些?
3. 救护车运送途中如何加强监测与护理?

现代急诊医学的发展,已改变了过去坐等急危重症病人上门的传统应诊方式,院外救护的主旨就是把紧急救治护理措施送到急危重症病人家中或伤病现场,使急危重症病人能在最短时间内接受专业人员的诊治、护理和生命支持。院外救护时间虽短,却是决定急危重症病人抢救能否取得成功的关键所在,需要得到政府和社会各界的重视、支持和帮助,尤其是大型灾害事故的医疗救护及战地救护,需要动员社会各界的力量,有领导、有组织地协调行动,以最小的人力、物力、财力,在最短的时间内争取最大的抢救效率。

院外救护从空间概念来讲,病人发病地点是在院外;从时间概念来讲,对病人实施救治的时间是在病人进入医院之前;从救护人员来讲,实施救护者可以是医护人员,亦可是现场目击者;从急诊医学概念来讲,院外救护是急诊医学的延伸与发展,是急诊医疗体系中一个重要的环节,是急诊医学的一大进步。及时、有效和妥当的院外救护对挽救伤病员的生命、减轻痛苦、防止再损伤及提高抢救成功率都有着非常重要的意义。当今社会对院外救护工作的成效评价日益重视,已将院外救护水平作为衡量一个地区急救工作水平和能力高低的指标。

一、紧急呼救

紧急呼救被国际上称为抢救急危重症病人"生命链"中的第一步,有效的呼救系统是保障急危重症病人获得及时救治的关键环节。120是我国统一实施的医疗急救电话号码,应广泛宣传教育,使公众都记住这个电话号码。

知识拓展1

Note

知识链接

美国心脏协会心血管急救成人"生命链"

第一环节——立即识别心搏骤停并启动救护系统:包括对病人发病时最初症状的识别,鼓励病人自己意识到危急情况,呼叫当地急救系统。

第二环节——尽早进行心肺复苏,着重于胸外按压:对呼吸骤停、心搏骤停的病人立即实施心肺复苏,心肺复苏对抢救病人的生命起着积极、重要的作用,同时也是专业急救人员到达现场前病人能得到的最好救护措施。

第三环节——快速除颤:实践证明,越早采用心脏除颤,对病人的复苏意义越大。

第四环节——有效的高级生命支持:采用药物及其他的急救技术,使得生命支持的效果更可靠。

第五环节——综合的心搏骤停后治疗:进行心肺脑复苏术后需加强病人的监护、治疗,以提高病人的生存质量。

第六环节——康复:针对心搏骤停病人的病因及基础疾病尽早全面康复(图1-1)。

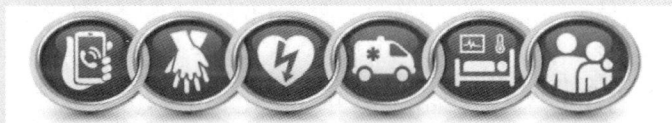

图 1-1 美国心脏协会心血管急救成人"生命链"示意图

(一) 呼救技巧

1. 语言精练、翔实 呼救电话必须要用最精练、准确、清楚的语言说明伤病员目前的情况及严重程度,伤病员的人数及存在的危险。若只有伤病员独自一人,拨通电话求救时,同样要将自己的姓名、病情详细地告诉对方,请求速来急救,或呼叫邻居速来协助。若直接送往医院、急救站,要问清路途和注意事项。

2. 急救与呼救并重 如果现场目击者只有一人,伤病员呼吸、心搏骤停时,应先进行心肺复苏1～2min后再尽快打电话呼救;如果现场目击者有多人,呼救与抢救应同时进行。

3. 呼救注意事项 电话呼救是指求救于附近急救站、医疗单位、有关领导机关(发生大批伤病员时),是急救中的重要举措之一。电话呼救时应注意说明以下几点:①呼救人电话号码与姓名,伤病员姓名、性别、年龄和联系电话。若伤病员是儿童,还应将其家长名字告诉对方。②伤病员所在的确切地点,尽可能指出周围的明显标记和最佳路径等。③伤病员目前最危急的情况,如昏迷、大出血、呼吸困难等。④灾害事故、突发事件,要说明伤害性质、严重程度、受伤人数等,以及现场已采取的救护措施。

(二) 呼救知识宣教

呼救知识的普及教育可提高急救服务的成功率,平时可通过广播、电视、报刊等对公众普及呼救知识,开展有关现场救护及心肺复苏的教育。

1. 信息准确则救命更快 拨打120时,应尽量保持镇静,讲话清晰、简练,以确保接线员能听清你在说什么,等120先挂电话。最重要的是,要将自己的联系方式准确无误地告知接线员,除了家里的座机号码之外,手机号码也应告知。

2. 确保联系畅通 若用座机拨打120,应守在座机旁,并避免占线,随时听从救护人员的问路咨询或医疗指导。如果当时人手较多,可派一个人到与救护人员约好的地点等待,接应救护车并为救护人员指路。

3. 提前做好搬运准备 碰上需要搬运伤病员的情况,如果是在深夜电梯会停运的楼房,等待期间应先与物业管理员沟通好,让他们把电梯打开;若是走楼梯,则应尽量清理楼道、走廊,移除影响搬运伤病员的杂物,方便担架快速通行。

Note

4. 随时关注病情　若遇神志不清、昏迷不醒的伤病员，要密切关注他们的呼吸情况，应时常呼唤伤病员名字，通过观察其胸廓、腹部起伏状况等方法判断呼吸是否停止，一旦出现呼吸骤停现象，应马上对其进行心肺复苏。

5. 积极配合救护人员　救护人员到达现场后，通常会针对伤病员情况进行量血压、测脉搏等一系列检查，但家属由于着急送伤病员到医院，往往不理解。

二、现场评估

院外救护的目的是抢救生命、安全转运。急危重症病人突然发病或遭到意外伤害时，可能处于各种不同环境，甚至有生命危险。因此，救护人员必须掌握现场评估的技巧，与医生密切配合，共同承担救护任务，才能使院外救护做到快捷、准确、有效和安全。

（一）现场评估内容

1. 环境评估　快速评估造成事故、伤害及发病的原因，是否存在对救护人员、伤病员或旁观者造成伤害的危险环境，如是否有高空坠物、裸露电源、易燃易爆物品、煤气泄漏等。

（1）应迅速了解意外发生的过程，细心听取旁观者或伤病员提供的情况。

（2）在怀疑煤气泄漏的现场，切勿按电门铃，切勿使用电话、其他任何电器及会产生火花的装置，在进入现场之前，必须关掉手机。

（3）在交通事故中，须确保道路交通已受控制，并关掉汽车引擎，方可进行院外救护。

（4）在发生电击伤的情况下，必须先用安全方法将伤病员与电源隔离或截断电源，方可接近电击伤的伤病员。

2. 伤病员总体评估

（1）头部体征：

①头面部：观察伤病员头颅大小、外形，有无外伤、血肿、凹陷性骨折。面部皮肤颜色是否苍白、潮红，额头有无出汗等。

②眼：观察眼球表面及晶状体是否有出血、充血，伤病员有无视物模糊，眼睑是否完整，结膜是否苍白。

③耳：耳道中有无异物，有无液体或血液流出，如有清亮液体或血液流出，可能为颅底骨折。检查听力是否存在，耳廓是否完整。

④鼻：检查鼻腔是否通畅，有无呼吸气流，有无血液、脑脊液流出，鼻骨有无变形或骨折。

⑤口唇：口唇有无苍白、发绀、破损，有无因误服腐蚀性液体导致口唇烧伤或色泽改变；口腔内有无呕吐物、血液、食物或脱落的牙齿，如有义齿或牙齿脱落应及时取下或清除；观察口腔有无气味、有无呼吸阻力。

（2）颈部体征：观察颈部有无损伤、出血、僵直、活动抵抗及棘突压痛等。触摸颈动脉搏动的节律和强弱，注意有无颈椎损伤，有无气管移位。

（3）脊柱体征：对于急性创伤的伤病员，不可盲目搬动伤病员，应先用手平伸向伤病员后背，自上向下触摸，了解脊柱和两侧软组织有无畸形、压痛、肿胀等体征，以免加重脊髓损伤。

（4）胸部体征：检查胸部有无开放性伤口及畸形，锁骨有无异常隆起或变形，观察呼吸型态，听诊肺部有无啰音，呼吸音是否减弱或停止，双手轻轻在胸部两侧施加压力以检查有无肋骨骨折，询问是否存在胸痛及疼痛的程度。

（5）腹部体征：观察腹部外形有无膨隆、凹陷、包块，有无伤口及出血，有无腹胀、腹痛、压痛及反跳痛、肌紧张、移动性浊音，肠鸣音是否消失，有无脏器出血及脏器穿孔。

（6）骨盆体征：检查骨盆有无压痛和骨折，观察会阴部有无血（尿）迹，有无尿味或粪便味。

（7）四肢体征：检查四肢有无畸形、压痛、肿胀、骨擦感。如果伤病员意识清醒，能配合体检，可让其活动手指、脚趾和上肢、下肢，检查其推力、皮肤感觉，并注意进行双侧肢体的对比观察，观察肢端、甲床血液循环情况。

（二）危重伤病情的快速评估

1. 意识状态 判断伤病员的意识状态,通过拍打其肩部并大声呼唤以判断意识是否存在。有意识的伤病员会有睁眼、摇头或肢体运动等反应。若伤病员是婴儿时,可掐婴儿四肢或足底,有意识的婴儿会啼哭。如果对上述刺激无反应,则表明伤病员意识丧失,生命已处于危险状态。

2. 瞳孔 观察瞳孔大小及对光反射,注意瞳孔是否等大、等圆,对光反射是否灵敏,角膜反射是否存在。瞳孔明显变小、散大或双侧瞳孔不等大常提示中毒或颅脑损伤;瞳孔对光反射迟钝或消失见于昏迷的伤病员。

3. 呼吸道 评估伤病员呼吸道是否通畅,清除其口腔内异物,如呕吐物、痰、血块等。如伤病员意识不清,但无颈椎骨折时,可用仰头抬颏法畅通呼吸道。

4. 呼吸 救护人员将面颊贴在伤病员口鼻上方,通过看胸部起伏、听呼吸音、感觉呼吸气流,观察5～10 s,判断伤病员自主呼吸是否存在。对存在呼吸的伤病员应评估呼吸的频率、节律、深浅度有无异常,有无呼吸困难、发绀等。

5. 循环 测量伤病员脉率及脉律,常规触摸桡动脉,若未触及桡动脉搏动或者伤病员意识丧失则应触摸股动脉或颈动脉,婴儿应触摸肱动脉。同时,应评估伤病员皮肤的颜色、温度、有无发热、湿冷、苍白或发绀,通过观察皮肤温度、颜色来了解末梢循环,判断血液循环情况。失血、休克、心肌梗死、心律失常、严重创伤时脉率加快、变弱或不规则。如果桡动脉搏动触摸不到提示伤病员收缩压小于 80 mmHg（1 mmHg＝0.133 kPa）,股动脉搏动触摸不到提示伤病员收缩压小于 70 mmHg,颈动脉搏动触摸不到提示伤病员收缩压小于 60 mmHg。

（三）现场评估技巧

1. ABCBS 公式 ABCBS 即评估 A（airway,呼吸道）、B（breath,呼吸）、C（circulation,循环）、B（blood,出血）、S（sensory perception,感知觉）项目。ABCBS 公式易记,实用性强。现场评估时应掌握好该评估技巧,及时、准确地评估伤情。

2. 需紧急救护的指标 需紧急救护的指标包括心搏骤停、呼吸骤停、大出血、意识模糊、神经系统定位体征（某处神经功能异常所能引起的身体相应部位的症状和体征）五项指标。

（四）注意事项

（1）现场评估时,检查动作应迅速而轻柔,对于极度痛苦或病情危重的伤病员,询问应简单明了,根据病情、症状、体征进行不同侧重点的评估。

（2）在现场评估过程中,评估应紧密衔接、前后一致,防止前后重复、遗漏和其他差错,随时处理直接危及生命的症状和体征。

（3）救护人员应保持镇静并以娴熟的救护技术对伤病员实施救护,同时还应注意关怀、安慰伤病员。

（4）应对伤病员家属客观地介绍病情,以取得其合作与理解。

三、检伤分类

（一）目的与意义

1. 有利于纷乱复杂的急救工作有序进行 在突发的灾害事故现场,伤病员多,伤情复杂多变,而医疗救援力量、时间有限,检伤分类可以尽快把伤病员从一批伤亡人群中筛查出来,争取宝贵的时机并在第一时间进行抢救。

2. 合理利用救护资源,提高救护效率 面对重大灾害事故,检伤分类可以将众多的伤病员分为不同等级,按伤势的轻、重、缓、急有条不紊地展开现场救护和有序地运送,从而提高灾害救护效率,合理救治伤病员,积极改善预后。

3. 提高伤病员存活率,降低死亡率 检伤分类可以确定每位伤病员的伤情等级,便于决定是否给予优先救护和转运,亦有助于推测伤病员的预后和治愈时间。

4. 有利于评估　检伤分类可以从宏观上对伤亡人数、伤情轻重和发展趋势等,做出全面、正确的评估,以便及时、准确地向有关部门汇报,取得增援。

（二）分类方法

为保证有效的院外救护,对于成批的伤病员,救护人员在进行病情评估的同时,还应根据伤病员出现的临床症状和体征进行现场分类,这是保证急危重症伤病员有效救治的重要方法。检伤应快速、准确,要求在1～2 min内完成对一名伤病员伤情的判断。一般根据伤病员的受伤部位、生命体征及出血量多少判断其伤情的轻重,可将检伤分为五类,分别用红、黄、绿、黑、蓝不同颜色进行标识。

1. 重度　红色标记,表示伤情严重,随时有生命危险,如窒息、大出血、严重中毒、休克、心室颤动等,均需立即实施现场救护。

2. 中度　黄色标记,表示伤情重,但短时间内得到有效抢救没有生命危险,如骨盆骨折、大面积烧伤、肢体离断、广泛软组织损伤等,经必要检查和处理后及时转运。

3. 轻度　绿色标记,表示伤情较轻,可行走者,没有生命危险,为普通急诊伤病员,如轻微挤压伤、皮肤割裂伤、关节脱位等,一般对症处理即可。

4. 死亡　黑色标记,代表死亡伤病员,暂时可不予以处理或放置在特定地点,以免影响其他伤病员的抢救。

5. 污染伤病员　在上述颜色基础上加用蓝色,表示伤病员被放射线或传染病等污染,须及时隔离、转送。

（三）检伤分类技巧

（1）检伤分类工作往往是在特殊困难而紧急的情况下进行,应边检伤、边分类、边抢救。

（2）检伤分类工作应派经验丰富、训练有素、组织能力强的救护人员承担。

（3）检伤分类应快速、准确、无误。

（4）检伤分类应遵循"先危后重、再轻后小"的原则进行。

（四）注意事项

（1）救护人员需对伤病员的病情进行及时、反复评估,以免发生漏诊、误诊。

（2）注意维持呼吸功能,保持呼吸道通畅,有条件者给氧;同时注意维持有效的循环功能,有条件时应首先建立静脉通道;注意保护脑细胞功能。

（3）必要时进行对症现场救护,如止血、止痛、止痉、平喘、止吐等。

（4）做好各种灾害、意外事故及创伤的现场救护,掌握松或脱衣裤、鞋、帽的技巧。脱衣时先健侧后患侧,必要时剪开衣服;脱鞋袜时先固定脚踝,然后向下、向前顺脚形脱去鞋袜;脱长裤时伤病员取仰卧位,解开腰带及纽扣,从腰部将长裤推至髋下,保持双下肢平直,将长裤平拉脱出;如戴头盔时,应先将头盔向外侧扳开,然后将头盔向后上方托起,即可去除。

（5）经现场检伤分类和初步救护后,应根据伤病员的伤情进行快速分流,以便进一步的诊断、治疗和护理。

四、现场救护要点

（一）院外救护原则

1. 先排险后施救　在实施现场救护前应先进行环境评估,必要时,排险后再实施救护。如因触电导致的意外事故现场,应先切断电源排险后再进行救护;如为有害气体造成的中毒现场,应先将伤病员脱离险区后再进行救护,以保证救护者与伤病员的安全。

2. 先重伤后轻伤　优先抢救危重者,后抢救较轻者。但当大批伤病员出现时,在有限的时间、人力、物力情况下,应在遵循"先重后轻"原则的同时,重点抢救有可能存活的伤病员。

3. 先施救后运送　对垂危重伤病员,先进行现场初步的紧急处理后,才可在医疗严密监护下转运至医院。

4. 急救与呼救并重　有多人在现场的情况下,救护与呼救同时进行,以尽快得到外援。只有一人的情况下应先施救,然后在短时间内进行电话呼救。

5. 转送与监护急救相结合　在转运途中要密切观察及监护伤病员的病情,必要时进行相应的急救处理,如除颤、气管插管、球囊-面罩加压通气、心肺复苏术等,以使伤病员安全到达目的地。

6. 紧密衔接、前后一致　防止前后重复、遗漏和其他差错,确保现场急救措施完善,并正规填写规定的医疗文本,使前后医疗急救有文字依据,并妥善保管,做好交接工作。

(二) 救护工作要点

对伤病员快速评估判断后,急救人员立即按病情轻重缓急对伤病员实施救护,救护措施的实施可穿插在评估和体检的过程中。

1. 安置体位　在不影响抢救的情况下,根据病情为伤病员安置安全舒适体位。

(1) 无意识、无呼吸、无心跳者:应立即置复苏体位(即仰卧位),并置于平坦地面或者硬木板上,立即进行现场心肺复苏。

(2) 意识不清、有呼吸和心跳者:应将伤病员置于恢复体位(即侧卧位或平卧位头偏向一侧),以防止分泌物、呕吐物吸入气管导致窒息。

2. 安全松解或脱去伤病员衣物　院前急救时为了做出正确的诊断或给予适当处理,某些情况下需脱下或者破坏伤病员的衣物,视实际情况,能少脱尽量少脱,尽量不破坏伤病员的衣物,注意保护其隐私。

(1) 去除头盔法:若伤病员无颅脑损伤且呼吸良好,不主张去除头盔;若头盔遮住颜面部影响呼吸、严重头部外伤时,应该卸除头盔。伤病员情况允许时,最好能自己动手摘下头盔;伤病员情况不允许时,救护人员用力将伤病员头盔外侧板掰开,再将头盔向后上方脱去,整个动作应稳妥,以免加重伤者病情。

(2) 去除上衣法:解开衣扣,将衣服尽量推向同侧肩部,背部衣服向上平拉。脱衣袖时应先健侧后患侧,提起健侧手臂,使其屈曲,将肘关节、前臂及手从腋窝部位拉出,再将衣服从颈后平推至患侧,拉起衣袖,从患侧上臂脱出。若情况紧急或穿套头衣服,可直接用剪刀将受伤侧的衣袖沿缝合线剪开,争取急救时间。

(3) 去除长裤法:伤病员平卧,解开腰带及裤扣,从腹部将长裤推至髋下,保持双下肢平直,不可随意抬高或屈曲伤肢,将长裤平拉脱去。如果需要,可以割开裤脚内侧的缝合线。

(4) 去除鞋袜法:应一手托起并固定踝部,另一手向下、向前顺脚形方向脱去鞋袜。如果穿着长靴,可用小刀沿着靴后侧的缝合线将其割开。

3. 维持呼吸功能　清除伤病员口、鼻腔、喉、气管内的分泌物及异物,保持呼吸道通畅。有缺氧征象者给予吸氧;昏迷者,用口咽管通气或用舌钳将舌牵出固定,防舌后坠;呼吸停止者,立即实施口对口人工呼吸或球囊-面罩通气,或协助医生行气管插管后给予呼吸支持。对张力性气胸者,要进行穿刺排气;对开放性气胸者,立即封闭包扎伤口。

4. 维持循环功能　严密监测伤病员脉搏、血压、心电及皮肤的颜色和温度等循环指标。伤病员心搏、呼吸骤停时,应立即进行胸外心脏按压、呼吸支持、电除颤、心电监护及药物治疗等;对急性心力衰竭、急性心肌梗死、各种严重心律失常、高血压急症、休克等应快速建立静脉通路,并实施相应的救治措施。

5. 维持中枢神经系统功能　严密监测伤病员的意识、瞳孔、肢体的感觉和运动、有无颅内压增高的表现等。对颅内压升高的伤病员,迅速建立静脉通路,积极脱水降颅压,减轻症状;脑外伤、意识障碍者,应及早应用冰帽、冰囊、冰袋等头部降温措施降低脑细胞代谢,保护脑细胞的功能;对于癫痫大发作及持续状态的伤病员,应及时供氧、制止抽搐等,防止脑细胞进一步损伤。

6. 保护脊柱以避免瘫痪　对怀疑有脊柱损伤者应立即给予制动,以免造成瘫痪。搬运时必须保持脊柱制动,以免造成或加重脊髓损伤而发生截瘫。对颈椎损伤者,有条件时可用颈托或头部固定器加以制动保护。

五、安全转运与途中监护

（一）常用的转运工具与特点

担架、救护车、卫生列车、卫生船或快艇是我国使用较广的运输工具,我国某些城市已在陆地急救运输的基础上,开展了空中运输与急救。一般应根据不同的病情选用合理的搬运方法,结合运输工具的特点与实际情况选用合适的转运工具。

1. 担架转运 较舒适平稳,一般不受道路、地形限制,工具不足时可用木板、树枝、竹竿等为代用品来临时制作使用。但由于其主要依靠人工,速度慢、人力消耗大,而且受气候条件影响。

2. 汽车转运 速度快,受气候条件影响小,但在不平的路面上行驶颠簸较严重,导致途中救护受到影响,而且部分伤病员易发生晕车,出现恶心、呕吐,甚至加重病情。

3. 轮船、汽艇转运 轮船行驶平稳,但速度慢,遇风浪颠簸厉害,极易引起晕船。汽艇运送速度快,一般为洪涝灾害时常用的运输工具。

4. 飞机转运 速度快、效率高、平稳,不受道路、地形的影响。但随飞行高度的上升,空气中的含氧量会下降,会对肺部病变、肺功能不全等伤病员不利;飞机上升与下降时气压的变化会对开放性气胸、腹部术后的伤病员和外伤致脑脊液漏伤病员不利;湿度低、气压低会对气管切开伤病员不利等等。

（二）转运中的监测与护理

（1）根据不同的运输工具和伤病情摆好伤病员体位,一般伤病员平卧,恶心、呕吐者应侧卧。昏迷者头侧向一边,颅脑损伤者应垫高头部,胸部创伤呼吸困难者取半坐卧位。下肢损伤或术后伤病员应适当抬高 $15°\sim20°$,以减轻肿胀及术后出血。

（2）担架在行进途中,伤病员头部在后,下肢在前,以利于病情观察。注意途中安全,必要时要在担架上捆保险带,并注意防雨、防暑、防寒。

（3）若遇脊椎受伤者,应保持脊柱轴线稳定,将其身体固定在硬板担架上搬运,观察生命体征变化,预防并发症发生。对已确定或疑有颈椎创伤者要尽可能用颈托保护颈椎,运送时尽可能避免颠簸,不摇动伤者的身体。

（4）救护车在拐弯、上下坡、停车调头中要防颠簸,以免伤病员病情加重,发生坠落等。

（5）飞机转运中,注意保温和湿化呼吸道,这是因为高空中温度、湿度较地面低。一般将伤员横放,休克者头朝向机尾,以免飞行中引起脑缺血。颅脑外伤导致颅内高压者应在骨片摘除减压后再空运。脑脊液漏伤病员因空中气压低会增加漏出液,要用多层纱布加以保护,严防逆行感染。腹部外伤有腹胀者应行胃肠减压术后再空运。气管插管的气囊内注气量要较地面少,因高空低压会使气囊膨胀造成气管黏膜缺血性坏死。

（6）途中要加强生命支持性措施,比如输液、吸氧、吸痰、气管插管、气管切开、心肺复苏、深静脉穿刺等,注意保持各种管道在位、畅通。

（7）用先进的监测、治疗手段加强生命维护。要随时观察监测伤病员呼吸、体温、脉搏、血压等生命体征以及意识、面色变化、出血等情况;使用心电监测仪对伤病员进行持续心电监测时,一旦出现病情突变,应在途中进行紧急救护,如采取心脏电除颤术等。

（8）做好抢救、观察、监护等有关医疗文件的记录,并做好伤病员的交接工作。

第四节　医院急诊救护

导学案例

临床情景:

张某,男,21岁,有糖尿病史3年。某日劳累后头痛、嗜睡、口渴、食欲减退、恶心呕吐,次日晨上述症状加重,并出现神志不清1 h,由家人急送医院。

请思考:

1. 急诊科值班护士接诊后应如何迅速评估病情?

2. 初步判断该病人的病情属于哪一类。

3. 进一步检查资料:查体:T 36.5 ℃,P 98 次/分,R 28 次/分,BP 100/70 mmHg,昏迷,躁动,呼吸深大,有烂苹果味,皮肤干燥,弹性减退;实验室检查:血糖22.7 mmol/L,血酮体6.5 mmol/L,pH 7.0,尿糖(+++),尿酮(+++)。初步诊断为"糖尿病酮症酸中毒"。问:对该病人的急诊救护处理措施包括哪些?

医院急诊救护以"急"为中心,时间就是生命,对急诊科(室)的设置、设施设备、人员编制、组织管理以及各项急危重症护理工作等有着严格的要求,应做到能随时投入急救工作,保证急救工作有条不紊地开展。医院急诊救护包括三个环节:病人的接诊、预检分诊、急诊救护处理。

知识拓展 2

一、急诊病人的接诊

接诊是指预检护士快速、妥善地接待前来就诊的急诊病人及其家属,并进行准确的就诊指导和处理。接诊是医护人员的基本功,也是一门艺术。在急诊医疗护理实践中,能否熟练掌握接诊方法并灵活运用,将直接反映医护人员的业务水平,这对于完成急诊护理工作是相当重要的。急诊护士首先要急病人之所急,动作迅速,思维敏捷,有高度责任感和同情心,举止端庄,文明礼貌,作风严谨,语言亲切,具有良好的自制力,建立严格的时间观念,这是评价工作效率、救护质量和管理水平的重要指标。

急诊病人来自社会各个阶层,其文化修养、经济条件及社会背景各不相同,对疾病的认识和承受能力有很大差异。急诊病人对症状及就诊目的的描述简单、直白,常以急性症状为主。急诊病人多由他人陪伴,家属及陪送者常以自己对疾病的认识与观察来代替病人表述发病过程,这样难免出现一些错误的认识而干扰医护人员的正确判断。

一般来说,急诊病人就诊时的共性症状十分突出,如高热、疼痛、喘息等,并就这一症状表现出自己的承受能力。其共有的心理特点:认为自己的疾病是最严重的,如能得到医生的尽快救治,症状一定会很快得到缓解,并希望能优先安排就诊。因此,接诊护士不仅要了解急诊病人就诊时的主要症状和体征,还需了解其心理状况,进行有效的协调工作,以维护良好的就诊秩序。一般急诊病人可坐着候诊,对急危重症病人应根据不同病情合理安置体位。接诊由救护车等运输工具送来的急诊病人时,急诊护士应主动到急诊室门口接应,并与护送人员一起将急诊病人搬运到合适的位置上。

二、预检分诊

预检分诊是指急诊护士根据病人的主诉、症状和体征快速、准确地评估其病情严重程度,并按照病情的轻重缓急安排就诊秩序和就诊区域,一般要求在2~5 min内完成,以利于把握急危重症病人重要的抢救时机,合理分配急诊医疗资源。

(一)资料收集方法

1. 询问 通过问诊,收集病人的主观资料,即主诉及其相关的伴随症状,并了解病人对疾病的感受、心理状况与行为反应及社会情况,了解与现病史有关的既往史、用药史、过敏史等。在问诊过程中应注意识别病人及家属倾向性的表述,根据病情有目的地进行询问,使收集的资料真实、全面。

2. 观察 运用眼、耳、鼻、手等感觉器官来收集病人的客观资料,即主要的体征。用眼观察病人的一般状况,如意识状态、精神状态、面容表情、皮肤颜色、体位等改变及其所代表的意义;观察排泄物和分泌物的颜色、量、质的改变及其所代表的意义。用耳去辨别身体不同部位发出的声音(如呼吸音、心音、肠鸣音等)的变化及其所代表的意义。用鼻去辨别病人发出的特殊气味及其所代表的意义。用手去触摸病人的脉搏来了解其频率、节律及充盈度,触摸疼痛部位来了解疼痛涉及范围与程度,触摸病人的皮肤来了解体温等。医护人员可借助压舌板、电筒、温度计、血压计、听诊器等进行护理检查,还可以用心电图机、快速血糖仪等仪器进行检查,收集资料。

3. 体格检查 如有必要,在时间允许情况下,对病人的头部、颈部、胸部、腹部、骨盆、脊柱及四肢进行重点检查或全身系统检查,收集资料。

（二）分诊技巧

临床上将常用分诊技巧概括为分诊公式,由于分诊公式易记,实用性强,所以较常用。

1. SOAP 公式 这是由四个英文单词的第一个字母组成的缩写。

（1）S(subjective,主观感受):收集病人的主观感受资料,包括主诉及伴随症状。

（2）O(objective,客观现象):收集病人的客观资料,包括体征及异常征象。

（3）A(assess,估计):将收集的资料进行综合分析,得出初步判断。

（4）P(plan,计划):根据判断结果,进行专科分诊,按轻、重、缓、急有计划地安排就诊。

2. PQRST 公式 这是由五个英文单词的第一个字母组成的缩写,适用于疼痛的病人。

（1）P(provoke,诱因):疼痛发生的诱因及引起加重与缓解的因素。

（2）Q(quality,性质):疼痛的性质,如绞痛、钝痛、电击样痛、刀割样痛、针刺样痛、烧灼样痛等。

（3）R(radiate,放射):是否有放射痛,及向哪些部位放射。

（4）S(severity,程度):WHO 对疼痛程度的分级标准为 4 级。

①0 级:无痛。

②1 级(轻度疼痛):有疼痛感但不严重,可忍受,睡眠不受影响。

③2 级(中度疼痛):疼痛明显,不能忍受,睡眠受干扰,需要用镇痛药。

④3 级(重度疼痛):疼痛剧烈,不能忍受,睡眠严重受干扰,需要用镇痛药,可伴有自主神经功能紊乱表现或病人呈被动体位。

（5）T(time,时间):疼痛开始、持续、终止的时间。

3. CRAMS 评分 CRAMS 评分是主要采用循环、呼吸、运动、语言四项生理变化加解剖部位的一种既简易快速又能初步判断伤情的方法。为便于记忆,以 CRAMS 表示,每项正常记 2 分,轻度异常记 1 分,严重异常为 0 分,总分小于或等于 8 分为重伤。CRAMS 总分越少,伤情越重。

（1）C(circulation,循环):毛细血管充盈正常和收缩压大于 100 mmHg 为 2 分,毛细血管充盈延迟和收缩压 85~99 mmHg 为 1 分,毛细血管充盈消失和收缩压小于 85 mmHg 为 0 分。

（2）R(respiration,呼吸):正常为 2 分,呼吸急促、浅或呼吸频率大于 35 次/分为 1 分,无自主呼吸为 0 分。

（3）A(abdomen,腹胸部):无压痛为 2 分,有压痛为 1 分,肌紧张、连枷胸或有穿透伤为 0 分。

（4）M(motor,运动):运动自如为 2 分,对疼痛有反应为 1 分,无反应或不能动为 0 分。

（5）S(speech,语言):正常为 2 分,言语错乱、语无伦次为 1 分,发音听不懂或不能发音为 0 分。

（三）病情分类

根据病情可将急诊病人分为四类。

Ⅰ类:急危症,病人生命体征极不稳定,如得不到紧急救治,很快会危及生命,如心搏骤停、呼吸骤停、休克、昏迷、大出血、严重持续的心律失常、严重的呼吸困难、反复抽搐、急性重度中毒、致命性的创伤、大面积烧伤等。

Ⅱ类:急重症,有潜在的危险,病情有可能急剧变化,需要紧急处理与严密观察,如胸痛怀疑心肌梗死,外科危重急腹症,突发剧烈头痛,严重创伤,烧伤,严重骨折,高热等。

Ⅲ类:亚紧急,一般急诊,病人生命体征尚稳定,没有严重的并发症,如闭合性骨折、小面积烧伤等。

Ⅳ类:非紧急,可等候,也可到门诊诊治,如轻度烧伤、皮疹、擦伤等。

（四）分诊要求

（1）急诊预检分诊护士必须熟悉业务、责任心强。

（2）急诊预检分诊护士必须坚守工作岗位,临时因故离开时必须由护士长安排能胜任的护士替代。

（3）急诊预检分诊护士对来急诊科(室)就诊的病人,按急、重、轻、缓依次办理分诊手续,并做好预检分诊登记,包括姓名、性别、年龄、职业、接诊时间、初步判断、是否有传染病、病人去向等项目,书写规范,字迹清楚。

(4)如有分诊错误,应按首诊负责制处理,即首诊医生先看再转诊或会诊,急诊预检分诊护士应做好会诊、转科协调工作。

(5)遇急危重症病人应立即将其送入急救绿色生命安全通道,实行先抢救后补办手续的原则。

(6)遇大批伤病员时,对伤病员进行快速检伤分类、分流处理,并立即报告上级有关部门组织抢救。

(7)遇患有传染病或疑患传染病的病人来院急诊,应将其安排到隔离室就诊。

(8)对于由他人陪送而来的无家属病人,先予分诊处理,同时做好保护工作。神志不清病人应由两人以上的工作人员将其随身所带的钱物收拾、清点并签名后上交保卫科保存,等亲属来再归还。

三、不同病人的急诊救护处理

1. 一般病人 一般病人按专科急诊就诊处理,视病情分别将病人送入专科病房,给予及时、合理的处理。

2. 急危重症病人 急危重症病人立即送入抢救室紧急抢救,或送入急诊手术室实施急诊手术,之后送入 ICU 进行加强护理。

3. 传染病病人 对疑患传染病病人应进行隔离,确诊后及时转入相应病区或转入传染病医院进一步处理,同时做好传染病报告工作与消毒隔离措施。

4. 特殊病人 对于因交通事故、吸毒、自杀等涉及法律问题的病人,给予相应处理的同时应立即通知有关部门;无家属的病人应先处理,同时设法找到其亲属。

5. 成批伤病员 遇到成批伤病员就诊时,护士除积极参与抢救外,还应进行协调工作,尽快使伤病员得到分流和处理。

四、急诊病人的心理护理

(一)急诊病人及家属的心理评估

到急诊科(室)就诊的急诊病人大多数病情紧急、危重,缺乏心理准备,急诊病人及家属角色转换慢,心理依赖性强,其心理特点如下。

1. 恐惧感 由于患急危重症,如呼吸困难、疼痛、出血、高热、腹泻等,造成躯体上的不适,往往使急诊病人感到预后难测、心神不安,从而产生了焦虑与恐惧心理;周围急诊病人的痛苦表现,也加重了急诊病人的恐惧心理。

2. 优先感 许多急诊病人及家属往往认为自己的疾病最重,要优先处理,对分诊护士安排的急、重、轻、缓的就诊次序不理解,出现不满的情绪,如焦虑、烦躁甚至发怒等,从而加重病情。

3. 陌生感 急诊病人及家属到急诊科(室)后,处在嘈杂、紧张的环境,对与不熟悉的医护人员、服务人员进行交流与沟通感到陌生,会产生紧张心理,对疾病不利。

4. 无助感 有时由于疾病复杂,反复多科的会诊,多项、多次的检查等,以及急诊病人和家属较长时间得不到医疗信息的结果,会使他们产生焦虑与无助感。

(二)护理诊断

由于急诊病人往往发病急、病情重、问题比较复杂,急诊护士考虑问题时应全面、周到,不但要注意现存的问题,还要注意潜在的心理问题和相关的因素,比如经济问题等。

1. 焦虑 与疾病、病情程度和担心医药费用有关。

2. 恐惧 与起病急、病情重,对病情预期结果不了解有关。

3. 愤怒 与躯体疼痛、躯体裸露、不习惯身体上的各种导线或导管、睡眠障碍等有关。

4. 孤独 与无陪护制度、家属不在身边有关。

(三)心理护理措施

(1)改善急诊科(室)抢救环境,保持环境清洁整齐,室温舒适,房间通风,无异味。医护人员在体检、治疗、护理过程中动作轻柔,避免噪声和喧哗。在抢救危重病人时,尽量遮挡,避免对其他病人造成不良刺激。

(2)分诊护士应将来院的急诊病人进行快速、准确地分诊、分流,使他们尽快就诊。暂时不能满足病人即刻就医的需要时,应耐心解释以取得理解,避免病人及家属出现不良的情绪和心理反应,造成不良的后果。

(3)护士应主动向急诊病人及家属介绍急诊科(室)的设施与布局、急诊病人就诊特点、有关治疗和作息的安排以及医院的相关规定,使他们尽快熟悉环境,消除陌生感与恐惧感,自觉遵守医院规定并配合诊疗。

(4)加强护理,使急诊病人舒适。在护理过程中,注意倾听急诊病人主诉,及时发现急诊病人存在的问题,并予以解决。注意保护急诊病人隐私,尽量减少身体裸露的时间。

(5)尽量安排检查、治疗和护理操作相对集中进行,避免医疗救治时间的延长,减少急诊病人的痛苦与潜在危险,使急诊病人尽可能处于安静、舒适的状态,稳定病人的心理,缓解其紧张情绪,以达到最佳救治效果。

(6)尊重急诊病人及家属的知情权,及时向他们解释或通告病情、治疗方案和预后。耐心倾听家属的诉说,对其疑问及时予以解答,尽量消除其顾虑,促进相互理解。

(7)对家属提供适当的心理安慰,指导他们如何配合医疗护理工作,对急诊病人给予关心与支持。在不影响治疗的情况下,尽量让家属陪伴病人,消除其孤独感与无助感,使急诊病人心理得到支持与稳定。若有可能抢救无效,应事先通知家属,使他们有一定的心理准备。

(8)对抢救无效死亡的急诊病人,做好家属的心理疏导,严肃、认真地做好死者的善后护理。体现出对死者的关爱、同情与尊重。

五、急救绿色生命安全通道

急危重症病人是急诊病人中发病最急、病情最重、变化最快、危险性最大、死亡率最高、发生医疗纠纷最多的病人群体。急救绿色生命安全通道(简称急救绿色通道)是医院为急危重症病人提供快捷高效服务的系统,是救治急危重症病人最有效的机制,这已经成为全国各地医院急诊界的共识。

(一)进入急救绿色通道的病人范围

原则上所有生命体征不稳定和可能危及生命的各类急危重症病人均应纳入急救绿色通道,但具体操作,还应和不同医院的人力资源、医疗配置、医疗水平、急救制度、病人结构等诸多因素相结合。

(二)急救绿色通道的硬件要求

(1)方便、有效的通信设备:根据不同地区的具体情况,选用对讲机、移动电话、可视电话等通信设备,设立急救绿色通道专线,不间断地接收院内、院外的急救信息。

(2)急救绿色通道流程图:在急救大厅设立简单明了的急救绿色通道流程图,方便病人及家属快速进入急救绿色通道的各个环节。

(3)急救绿色通道的醒目标志:急救绿色通道的各个环节,包括预检台、抢救通道、抢救室、急诊手术室、急诊药房、急诊化验室、急诊影像中心、急诊留观室和急诊输液室等均应有醒目的标志,可采用绿色或红色的标牌和箭头(晚上应有照明设备)标示。

(4)急救绿色通道的医疗设备:结合各医院实际情况配备,一般应备有可移动的平车、可充电或带电池的输液泵、常规心电图机、多参数(心电参数、血压、经皮动脉血氧饱和度等)监护仪(有手提式更好)、固定和移动吸引设备、气管插管设备、除颤器、简易呼吸器、面罩、呼吸机等。

(三)急救绿色通道的人员要求

(1)急救绿色通道的各个环节24 h均有值班人员,随时准备投入抢救,并配备3～4名护士协助工作。院内急诊会诊应10 min内到位。

(2)急救绿色通道的各个环节人员均应能熟练胜任各自的工作,医护人员必须有两年以上的急诊工作经验。

（3）急救绿色通道的各个环节人员应定期进行座谈协商，探讨出现的新问题及解决办法，不断完善急救绿色通道的衔接工作。

（4）设立急救绿色通道抢救小组，抢救小组由医院业务院长领导，包括急诊科（室）主任、急诊科（室）护士长和各相关科室领导。

（四）急救绿色通道的相应制度

（1）急救绿色通道的首诊负责制：首诊医护人员根据病情决定是否启动急救绿色通道，通知相关环节，并及时报告急诊科（室）主任、急诊科（室）护士长和相关医院领导，急诊科（室）主任和急诊科（室）护士长应能随叫随到并组织领导急救工作。首诊医护人员在急救绿色通道急救时要随时在场并做好各环节的交接，在适当的时候由病人家属和陪伴人员补办医疗手续。

（2）急救绿色通道记录制度：纳入急救绿色通道的病人应有详细的登记，登记内容包括姓名、性别、年龄、住址、就诊时间、陪护人员姓名及联系电话、生命体征情况和初步诊断等。病人的处方、辅助检查申请单、住院单等单据上须加盖"急救绿色通道"的标志，以保证病人抢救、转送的畅通。

（3）急救绿色通道转运、护送制度：首诊医护人员在转移急救绿色通道病人前必须电话通知相应环节人员，转送途中必须由急诊科（室）首诊医护人员陪同并能进行抢救，交接时应明确交代注意事项、已发生及可能发生的各种情况。

（4）急救绿色通道备用药管理制度：急诊科（室）应备有常规抢救药物，并由专门人员分班次负责清点、保管，以保证随时可用。抢救急救绿色通道病人时可根据病情紧急情况先用药，后付款。

第五节 重症监护

导学案例

临床情景：

病人，男，36岁，因车祸撞伤全身多处、昏迷不醒而急送医院。

入院后初步诊断：创伤性休克、肝破裂、多发性肋骨骨折、右肺挫裂伤、肾挫伤、腰椎骨折、右胫骨开放性骨折、中度脑震荡。

急诊紧急输血后，做剖腹探查、半肝切除术、肋骨复位固定、胸腔闭式引流、腹腔双套管引流，同时对右腿清创缝合，石膏固定牵引。术后送ICU进一步监护。

请思考：

1. 如果你是重症监护病房值班护士，应怎样来接诊该病人？

2. 该病人的病情监护应包括哪些内容？

3. 试述重症监护病房病人的护理要求有哪些？

重症监护病房（intensive care unit，ICU）是运用先进的医疗技术、现代化的监护和急救设备，对各类危重症病人实施集中的加强治疗和护理的重要场所，是医院集中监护和救治危重症病人的专业科室。危重症病人的生命支持技术水平直接反映医院的综合救治能力，体现医院整体实力，是现代化医院的重要标志。ICU的建设水平已成为衡量一个国家、一所医院急救医疗水平的重要标准。

知识拓展3

一、ICU收治对象

1. 收治对象 ICU收治对象为危重的急性可逆性疾病病人：心搏骤停、呼吸骤停复苏后病人；重型复合性创伤及重大手术后需要监测重要器官生理功能的病人；各种类型中毒、休克病人；感染等引起多器官功能衰竭的病人；急性循环衰竭、呼吸衰竭及慢性呼吸功能不全急性发作病人；严重水、电解质紊乱及酸碱平衡失调的病人；各类代谢性疾病危象病人；急性物理因素、化学因素致伤性急危重症病人（如中毒、淹溺、电击伤、中暑等病人）。

2. 原则 经 ICU 短期严密监测和积极治疗，有康复希望的危重病人。

3. 不属于 ICU 收治的范围

（1）已经脑死亡或去皮质综合征的病人。

（2）晚期肿瘤或其他疾病终末期无治愈可能的病人。

（3）特殊传染性疾病或急性传染病病人。

（4）临终前症状或老龄自然死亡濒死期病人。

（5）精神病病人。

（6）原发病无法控制、其他救治无望或因某种原因放弃治疗的病人。

二、ICU 设置

（一）ICU 模式

ICU 模式主要根据医院的规模及条件决定。目前，ICU 模式大致可分为如下两种。

1. 专科型 ICU 专科型 ICU 其实就是专科的系统和技术发展的结果，优点是监护仪器设在各科内，专科医生和护士近在咫尺，可随时呼叫。专科型 ICU 收治对象，即各专科重症病人，病种单一，由于专科医生的特殊专业结构，所以对专科病人的病情变化了解更及时，对病人的监控能力更强，从而使抢救成功率和疾病进展控制能稳定在一个较理想的范围。

专科型 ICU 现在越分越细，如心血管内科 ICU（CCU）、呼吸内科 ICU（RCU）、新生儿科 ICU（NCU）、心胸外科 ICU（TCU）、肿瘤科 ICU（CICU）等，现在还分离出免疫科 ICU、血液科 ICU 等。

2. 综合型 ICU 又称集中型 ICU。收治对象是有生命危象，但仍有好转希望的危重症病人，如高危术后（或高危术前 24 h 监测）、各类中毒、严重创伤、各种休克、心力衰竭、急性呼吸衰竭、急性肾功能衰竭、多发性损伤和多器官功能衰竭等病人。综合型 ICU 由全院抽调医护人员单独建立科室，集中培训，因此，医护人员整体素质较高，由于频繁使用各种机器，熟练程度高，集中抢救优势明显。综合型ICU 受医院直接管辖，其抢救水平应该代表全院最高水平。

（二）ICU 规模

1. 床位数 综合性医院的 ICU 病房床位数应不少于全院床位数的 2%～5%。一般 ICU 以 4～10 张床位为 1 个 ICU 病区。每个单元设有 4 张床较合理，这样既可保证工作效率高又能减少医院感染。ICU 病区宽敞明亮，每张床应占面积为 15～25 m^2，床间距不少于 2.5 m；两床之间最好配有洗手池，自来水开关具有自动感应功能，备有自动烘干机。病床应具有多种功能，可保证病人转运舒适、安全甚至有预防压疮的功能。床单位应有完整的床位供应系统，即设备塔。每个病房最少配备 1 个单间病房，单间病房使用面积不少于 18 m^2，主要用于收治隔离病人。

2. 中心监护站或中央监护系统

（1）ICU 的中心监护站：原则上应该设置在所有病床的中央地区，以能直接观察到所有病床病人为佳。病床围绕中心站周围，以扇形排列为好。

（2）多参数中央监护系统：通过网络将各个床位病人的床旁监护仪所得到的各项监护波形和生理参数同时集中显示在中央监护的大屏幕监视器上，使医护人员能对每个病人实施有效的实时监护。

3. 人员编制 ICU 医生与病床数之比不低于 0.8：1，ICU 护士与床位数之比不低于 3：1，其他还需配备卫生员、呼吸治疗师、化验员和仪器维护等人员。

4. ICU 配备

（1）监测设备：多参数监护仪、呼吸功能监测装置、心电图机、血流动力学监测设备、血气分析仪、血氧饱和度监测仪等。

（2）治疗设备：连续性血流动力学监测设备、多功能呼吸机、除颤器、临时心脏起搏器、主动脉内球囊反搏装置、输液泵、微量泵、肠内营养注射泵、支气管镜及清洁消毒设备、电子升降温设备、物理排痰装置、用于血栓预防的气动加压泵、血液净化仪、体外膜氧合设备等。

（3）急救设备：简易呼吸器、气管插管和气管切开设备、心肺复苏抢救装备车等。

（4）其他设备：床边 X 线机、超声设备、心电图机、血气分析仪等。

三、ICU 护理工作制度

（一）ICU 日常护理工作制度

（1）ICU 日常护理工作由护士长负责管理，每月组织有关人员专题研究讨论工作一次。

（2）ICU 作为危重症病人的监测、治疗、抢救场所，必须保持整洁、安静、舒适，避免喧哗，工作人员应做到"四轻、十不准"（四轻，指说话轻、走路轻、移物轻、操作轻；十不准，指上班不准会客、不准在办公室吃东西、不准看小说、不准打瞌睡、不准打私人电话、不准闲聊、不准做私事、不准带小孩、不准化浓妆、不准放私人用物）。

（3）进入 ICU 的工作人员应衣帽整洁，换 ICU 专用鞋。

（4）非本科室工作人员不得随意进入 ICU，外来参观人员必须经医务科或护理部批准后方可入内。

（5）统一病室的陈设，保持床单位清洁整齐，固定位置，未经护士长同意，不得随意搬动。

（6）做好病室医疗文件的保管工作，病人和陪同人员不得翻阅病历及医疗文件。

（7）任何病人均不得留陪护人员，探视者按规定探视的时间进行探视，病人的一切治疗护理由护理人员承担。

（8）ICU 各类人员必须严格遵守医院的各项规章制度及各种操作规程，认真履行各班职责，严密观察病情，加强巡视，发现异常时应及时通知医生处理，随时做好危重症病人的抢救准备工作。操作时应严格执行查对制度，避免发生差错、事故。

（9）随时做好接收新病人的准备工作和病人的平稳转出工作，病情及药品等交接清楚，病人的贵重物品不得带入 ICU。

（10）切实做好病室的消毒、隔离及清洁卫生工作，防止发生医院感染。

（11）做好安全防护，节约水电。

（二）ICU 预防感染的管理

ICU 病人病情危重，病种复杂，感染的病人相对集中，是医院感染的高发区；ICU 病人机体免疫力低下，易感染；感染的常见细菌多为对抗生素耐药的菌株。做好 ICU 预防感染的管理是提高抢救成功率的关键。

1. 工作人员的管理　工作人员进入 ICU 应走工作人员通道，更换室内工作衣和鞋帽，护理感染病人时，应穿隔离衣。医护人员须严格执行消毒、隔离制度及无菌技术操作规范。做各种检查、治疗、护理前后必须按七步洗手法洗手。尽量减少非工作人员不必要的进入。

2. 环境的消毒管理　室内采取湿式清扫，地面每日用 500 mg/L 的含氯消毒液拖、擦 4 次，物品表面每日用 500 mg/L 的含氯消毒液擦拭 2 次，定期进行室内大清扫。病室开窗、通风换气，每日 2 次，每次 20～30 min。百级或千级层流净化空调系统的室内进口滤网及出口滤网每月清洗 2 次，动态空气消毒器和动静态移动空气消毒器都可彻底杀灭空气中的细菌、病毒，防止疾病传播，提高空气质量。

3. 物品、设备的消毒管理　力求使用一次性医疗护理用品，一次性物品使用后集中消毒、处理。呼吸机的湿化器每日更换，呼吸机管道、湿化装置每周更换 2 次，呼吸机管道应高压消毒或灭菌。呼吸机表面用 250 mg/L 的含氯消毒液擦拭。特殊感染时浸泡和表面擦拭用 1 g/L 含氯消毒液。加强床单位的终末消毒。特殊感染的病人用品应特殊处理，敷料及时焚烧。

4. 病人的预防管理　保持创面、穿刺和插管部位无菌，合理使用抗生素；病人有创拔管后，对引流液、伤口分泌物、痰液定期培养，发现感染及时治疗；病人早、晚各 1 次清洁口腔或进行口腔护理；传染性疾病病人必须及时隔离，阻断传播途径；进行气管切开和介入性治疗时，在病情允许的条件下应尽早终止该项措施。

5. 消毒效果监测的管理　定期对医护人员的手、物品表面、空气、仪器设备进行细菌学监测。《消毒管理办法》规定，ICU 空气细菌数不多于 200 cfu/m³，物品表面细菌数不多于 5 cfu/cm²，医护人员手的细菌数不多于 5 cfu/cm²，不得检出致病菌。

四、ICU 病人的管理

（一）入室护理要求

接病人前须准备好床单位、呼吸机、监护仪及所需常规用品，根据病人的具体情况设置各参数，调试确认无误。须严格交接班，全面评估病人，检查各管道并记录，向病人及亲属介绍陪护、探视制度和病人管理制度等。

（二）ICU 病人护理要求

（1）严密监测生命体征及各项心电示波图形压力变化，按要求正确评估和记录病人各系统、器官（如循环系统、呼吸系统、神经系统、肝、肾、皮肤等）情况，正确记录出入液量。严密观察有无心律失常、心搏骤停、心包填塞、多器官功能衰竭等并发症。

（2）保持呼吸道通畅，按呼吸机模式监测各项指标，根据病情做好胸部物理疗法，及时送检血气分析。

（3）做好病人各种管道的护理，保持管道通畅，及时观察引流液的量、性状，对出血量大或有异常引流液的病人应及时与医生联系。

（4）做好病人的基础护理及晨间、晚间护理，使病人卧位舒适，保持皮肤、口腔、会阴的清洁。

（5）及时了解病人的心理变化，关心病人，做好心理护理。

（6）按医嘱鼓励病人进食，不能进食者做好胃肠内、外营养支持。

（7）协助病人进行翻身活动，鼓励病人主动活动，避免压疮、下肢静脉栓塞、失用性萎缩等并发症。

（三）病人转运护理要求

（1）转运前，选择转运途中需要使用的监测仪器及药物，选择合适的转运人员、随行人员至少两名，转运途中最好能提供急救设备。

（2）机械通气病人在转运途中需有供氧装置及简易呼吸器，进行心电监护及血压监测，必要时进行血压、脉搏、血氧饱和度监测，准备急救药物（由主管医生决定）。病人做检查时，护士需密切监测生命体征，并记录。

（3）昏迷病人需开放呼吸道，头颈部外伤病人需有颈托，颅内压增高病人需有镇静药，血气异常情况和紧急情况需在转运前处理，引流管、胃管、胸管不夹闭，有尿袋需清空。保持两条以上静脉通道，有创监测通路需置于显眼处。保证转运途中有足够药物，血管活性药物需有明显标记，转送的病人需约束，转运仪器需固定在转运床上。

（4）注意保暖、遮挡病人。

（四）出室护理要求

（1）根据出室医嘱，由护士与所转科室及病人家属联系妥当后方可转科。向病人解释转科的目的及注意事项。

（2）出室前责任护士简要记录有关病人的监测、病情、存在的护理问题及送检未报告的化验项目等，清点随身携带的物品。

（3）与病房护士详细交班。介绍病人在 ICU 期间的治疗、护理过程，交代清楚后方可离开。

（五）监护室交、接班要求

（1）严格执行交、接班制度，交班者记录下班前最后一次生命体征及各项监测参数，做好班内出入液量的统计。

（2）接班者记录接班当时监测参数及留下的液体及药品，发现不符及时核对。

（3）做好床边监测仪器的交接。检查心电监护仪并确认各项参数的报警范围。检查人工呼吸机的运转情况,气源、电源是否充足,湿化器内蒸馏水水位,并记录设置的各项参数。其他特殊治疗(如床边超滤、心功能监测、体外起搏等)均应检查并记录管道及仪器的运作情况。

五、危重症的医学伦理

在医学伦理学中,有四个基本原则可以指导 ICU 医护人员的工作,分别是尊重自主原则、不伤害原则、行善原则、公正原则。

(1) 尊重自主原则:尊重自主原则又称尊重原则,延伸为自主原则。其内容包括尊重病人的人格和尊严,尊重病人的生命和生命价值,尊重病人的权利等。ICU 病人因病情危重,神志不清或昏迷,医护人员应像对待神志清醒病人一样尊重他们。查房、治疗、护理时应称呼他们的名字,处置时应先行告知;导尿、灌肠时对隐私部位应给予遮挡;除非病情需要不能随意地约束病人,尊重病人的人格和尊严。神志清醒的病人需行急诊手术、动静脉插管等必须得到病人的同意方可实施,尊重病人的权利。

(2) 不伤害原则:不伤害原则是指医护人员的医疗行为、动机与结果均应该避免对病人的伤害。ICU 治疗和护理措施更为频繁,医护人员在实施医疗护理实践活动过程中应该树立不伤害的医疗理念,恪守不伤害原则,把医疗护理的伤害性降低到最小限度。

(3) 行善原则:行善原则的精神实质要求医护人员善待生命、善待病人、善待社会。

(4) 公正原则:所谓公正原则就是根据生命权的要求,按合理的或大家都能接受的道德原则,给予每个人所应得到的医疗服务。ICU 的医护人员在实施医疗护理实践活动时,要平等地对待每一位病人,不限年龄、性别、肤色、宗教、文化、疾病或残障、国籍、政治倾向、种族和社会地位。

案例解析 1-1　　　　案例解析 1-2　　　　案例解析 1-3　　　　案例解析 1-4

直通护考在线答题

(杨桂荣　刘大朋)

第二章　常用救护技术

学习目标

1. 知识目标

(1)陈述应用抗休克裤、气管插管、气管切开、呼吸机、心脏电除颤等救护技术的适应证与禁忌证。

(2)阐述止血、包扎、固定、搬运、应用抗休克裤、呼吸道异物梗阻急救、球囊-面罩通气、应用多参数监护仪、气管插管、气管切开、心脏电除颤等救护技术操作注意事项。

(3)解释抗休克裤、海姆立克急救法、气管插管、气管切开、呼吸机/机械通气、SIMV、PEEP、心脏电除颤等概念。

2. 能力目标

(1)能熟练进行以下技术操作:外伤止血、包扎、固定、搬运,应用抗休克裤,呼吸道异物梗阻急救,球囊-面罩通气、环甲膜穿刺、为气管切开病人吸痰及换药、应用多参数监护仪、非同步心脏电除颤。

(2)能配合医生完成下列技术操作:气管插管、环甲膜切开置管、气管切开、应用呼吸机、心脏电除颤。

(3)能为气管插管、气管切开、应用呼吸机的病人提供精心护理。

3. 素质目标

(1)具有救死扶伤的人道主义精神和人文关怀理念,敬畏生命、临危不惧。

(2)具有生命第一、时效为先的急救理念,忠于职守、乐于奉献。

(3)具有良好的心理素质和团队精神,处事不惊、从容应对。

第一节　外伤止血、包扎、固定、搬运技术

扫码看课件

导学案例

临床情景:

某市中心主干道上一行人因车祸受伤。救护人员赶到现场检查后发现,伤者神志清楚,呼吸、脉搏尚正常,口咽部未见明显异物及出血,诉心慌、左上肢疼痛难忍,其左前臂可见外伤出血;左下肢小腿前面见创面约 8 cm 左右,可见渗血,疼痛明显;受伤者病情复杂,其左上肢前臂、左下肢小腿在现场不能排除骨折。

请思考:

1. 你作为救护者,该如何实施急救?

2. 救护的主要程序是怎样的?

3．实施急救时有哪些注意事项？

一、止血

急性大出血是机体受伤后致死的主要原因。血管损伤、出血，可引起或加重休克。当大动脉（如颈动脉、锁骨下动脉、股动脉等）出血时，病人可在短时间内死亡。所以，病人受伤时，应立即采取有效的止血措施，避免因急性大出血而引起休克，甚至死亡。止血是救护的基本技术之一。为适应现场需要，能及时、有效地抢救外伤出血病人，现介绍如下几种简便、有效的止血方法。

（一）加压包扎止血法

常用于小动脉及静脉的出血。伤口用无菌敷料覆盖后，再用绷带、三角巾等紧密包扎，以停止出血为度。若伤口内有碎骨片时禁用此方法，以免加重伤口损伤。

（二）指压止血法

指压止血法是一种快速、有效的首选止血方法，但仅是一种临时的用于动脉出血的止血方法，一般不宜持久采用。操作者用手指把病人出血部位近端的动脉血管压在骨骼上，使血管闭塞、血流中断，从而达到止血目的。

1．面动脉指压止血法 面动脉指压止血法是指操作者在病人咬肌前缘绕下颌骨下缘处摸到面动脉的搏动，用拇指或示指向下颌骨方向垂直压迫（图 2-1）。此法常用于颜面部的出血。

2．颞浅动脉指压止血法 颞浅动脉指压止血法是指操作者在病人外耳门前上方颧弓根部摸到颞浅动脉搏动点，用拇指垂直压迫耳屏上方凹陷处（图 2-2）。此方法可用于头部发际范围内、前额及颞部的出血。

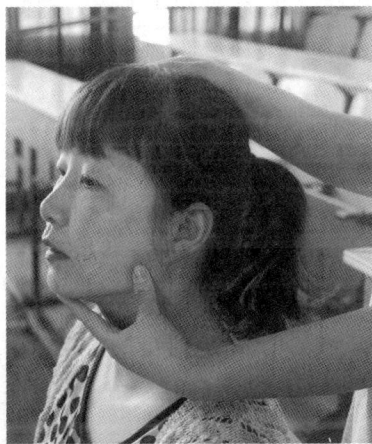

图 2-1 面动脉指压止血法　　　　图 2-2 颞浅动脉指压止血法

3．颈总动脉指压止血法 颈总动脉指压止血法是指操作者在病人颈部气管与胸锁乳突肌之间摸到颈总动脉的搏动，向颈椎方向压迫（图 2-3）。如果不是紧急情况，最好不用此法，更不能同时压迫两侧颈总动脉。

4．肱动脉指压止血法 将病人上肢外展、外旋，并屈肘抬高上肢，在上臂肱二头肌内侧肱动脉搏动处，向肱骨方向垂直压迫。此法常用于前臂、上臂或上肢远端出血。

5．尺动脉、桡动脉指压止血法 操作者双手拇指同时在腕横纹上方尺动脉、桡动脉搏动处垂直压迫（图 2-4）。此法常用于手部的出血。

6．腘动脉指压止血法 操作者拇指在病人腘窝横纹中点处向下垂直压迫。此法常用于小腿或足部出血。

7．足背动脉与胫后动脉指压止血法 操作者分别压迫病人足背中间近脚踝处的足背动脉，以及足跟内侧与内踝之间的胫后动脉。此法常用于足部出血。

视频资源

止血术

Note

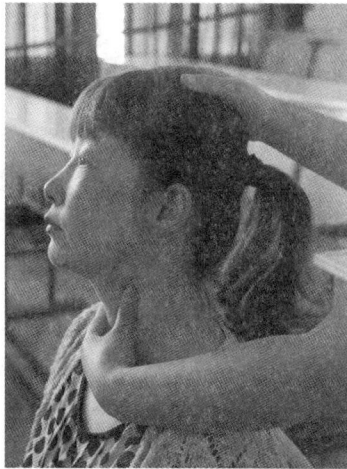

图 2-3　颈总动脉指压止血法

图 2-4　尺动脉、桡动脉指压止血法

(三) 填塞止血法

先用 1～2 层大的无菌纱布覆盖伤口,然后用纱布条或绷带等充填其中,外面加压包扎。此法常用于中等动脉损伤出血、大静脉或中静脉损伤出血及伤口较深、出血严重病人。此法也可直接用于不能采用指压止血法或止血带止血法的出血部位。

(四) 止血带止血法

止血带止血法是四肢较大的动脉出血时抢救生命的重要手段,用于四肢大动脉出血或采用加压包扎止血法不能有效控制的大出血时。如使用不当,可出现肢体缺血、坏死等严重并发症。

1. 应用止血带止血法的操作方法

(1) 充气止血带(图 2-5):压迫面积大,对受压组织损伤较小,并可控制压力,松解也方便。

(2) 橡皮止血带(图 2-6):橡皮管材质,弹性好,易压迫血管使其闭塞,但橡皮管管径过细可造成局部组织损伤。在准备结扎橡皮止血带的部位要加衬垫,拉紧橡皮止血带围绕肢体缠绕一圈,压住橡皮止血带一端,再缠绕第二圈,并将橡皮止血带末端用一只手的示指、中指夹紧,向下拉出固定。

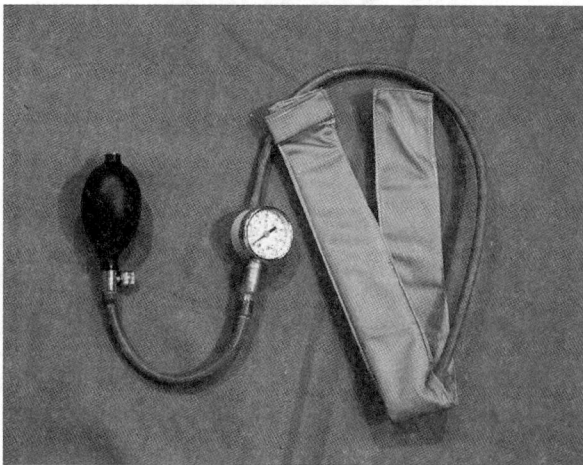

图 2-5　充气止血带

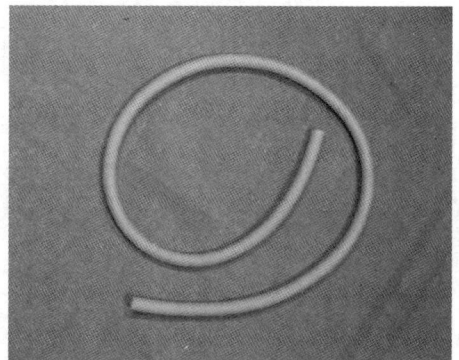

图 2-6　橡皮止血带

(3) 绞紧止血法:若一时没有适宜的止血带,可就地取材,如绷带、布条等均可当作止血带使用。上止血带的部位加好衬垫后,用止血带缠绕,然后打一个活结,再用一根筷子(或铅笔等)的一端插入活结一侧的止血带下,并旋转绞紧至停止出血,再将筷子或铅笔的另一端插入活结套内,将活结拉紧即可(图2-7)。

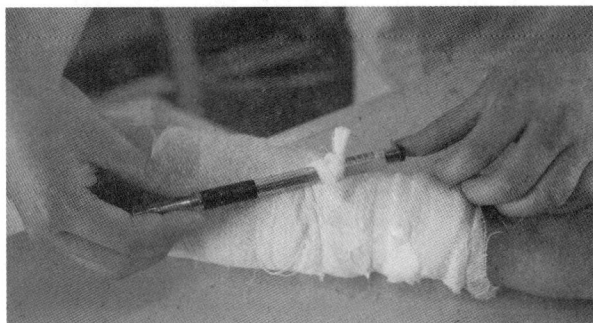

图 2-7 绞紧止血法

2. 应用止血带止血法的注意事项

（1）衬垫垫平：止血带不宜直接结扎在皮肤上，应先用三角巾、毛巾等做成平整的衬垫缠绕在要结扎止血带的部位，然后再上止血带。

（2）部位准确：结扎止血带的部位在伤口的近心端（上方）。在实际抢救病人的工作中，往往将止血带结扎在靠近伤口处的健康部位，可以最大限度地保存肢体功能。

（3）松紧适宜：止血带结扎的松紧应适度，要以停止出血或远端动脉搏动消失为度。止血带结扎过紧，可损伤受压局部；止血带结扎过松，达不到止血的目的。

（4）定时放松：为防止远端肢体缺血、坏死，原则上应尽量缩短使用止血带的时间，一般止血带的使用时间不宜超过 3 h，每隔 40～50 min 松解 1 次，暂时恢复远端肢体血液供应。止血带松解 1～3 min 后，在原来结扎止血带部位稍高平面处重新结扎。若远端肢体已无保留可能，在转运途中可不必再松解止血带。

（5）标记明显：应用止血带后，在止血带明显部位加上标记，注明结扎止血带的时间。

（6）解除止血带：应在输血、输液和采取其他有效的止血方法后才可松解止血带。

二、包扎

包扎是救护的基本技术之一。对于无明显活动性出血的伤口通过包扎就可以起到保护伤口、减少污染、固定敷料、帮助止血和减轻疼痛等作用。

包扎主要有三角巾包扎法和绷带包扎法。

（一）三角巾包扎法

三角巾（图 2-8）使用方便，包扎面积大。三角巾不仅是较好的包扎材料，也可作为固定夹板、敷料的材料使用，可将三角巾叠成带状、燕尾状和蝴蝶状等。这些形状多用于肩部、胸部、腹股沟部等处的包扎。

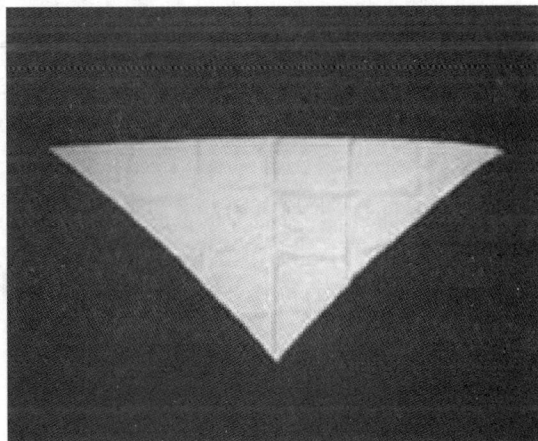

图 2-8 三角巾

Note

（二）绷带包扎法

绷带(图 2-9)包扎法适用于头颈部及四肢的包扎,在人体的不同部位需采用不同的包扎方法。绷带包扎法使用了适当的力量,可达到保护伤口、固定敷料及加压、止血的目的。

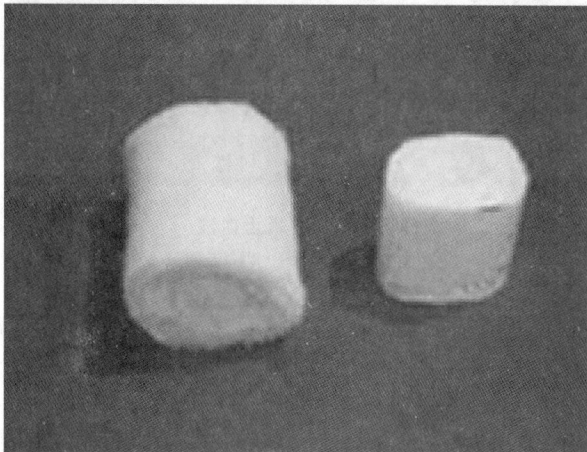

图 2-9　绷带

1. 环形包扎法　将绷带做环形缠绕,第一圈稍呈斜形,第二圈将第一圈斜出的一角压于环形圈内,最后环绕数周,用胶布固定(图 2-10),这样绷带就不会滑脱了。环形包扎法主要用于肢体粗细相等的部位,如颈部、手腕部等。

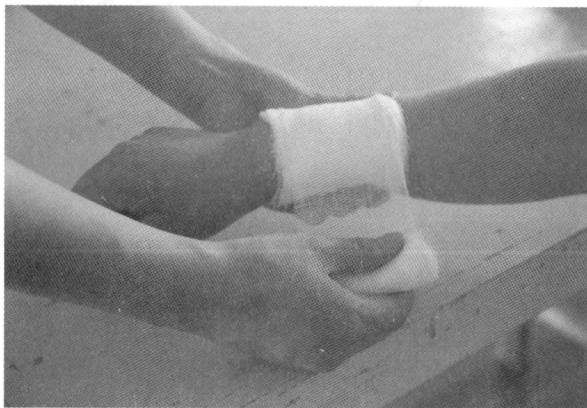

图 2-10　环形包扎法

2. 螺旋包扎法与螺旋反折包扎法　把绷带逐渐向上缠,从第三圈开始将绷带做螺旋形向上缠绕,每绕一圈与前一圈重叠 1/3~1/2,绕成螺旋状(图 2-11)。螺旋包扎法常用于肢体粗细基本相等的部位,如肢体、躯干等处。对于肢体粗细不等的部位,如小腿、前臂等处,待到渐粗的地方就在同一部位将绷带反折一下,盖住前一圈的 1/3~2/3,由下而上缠绕,称为螺旋反折包扎法。

3. "8"字形包扎法　将绷带一圈向上,一圈向下,每圈在正面和前一圈相交叉(图 2-12),"8"字形包扎法主要用于肩、肘、膝、踝等关节部位。

4. 回返包扎法　将绷带做多次来回反折,助手在绷带来回反折时按压其反折端。第一圈从中部开始,接着各圈一左一右,直至将伤口全部包扎住,再做环形缠绕将所反折的各端包扎、固定,最后将绷带缠绕几圈后固定。该法可用于头部和断肢残端的包扎。

（三）包扎的注意事项

（1）包扎前先简单处理伤口。

（2）包扎要牢靠、松紧适宜。

（3）肢体保持功能位,皮肤皱褶处与骨隆突处加衬垫。

Note

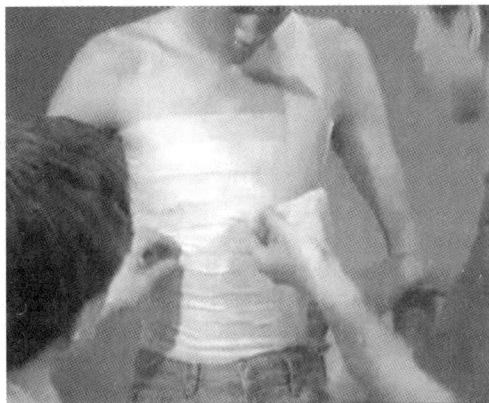

图 2-11 螺旋包扎法

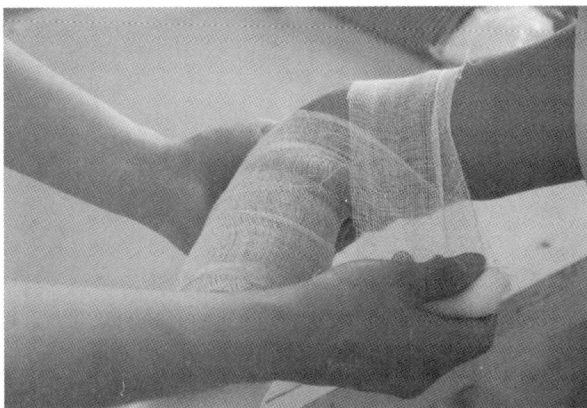

图 2-12 "8"字形包扎法

（4）包扎方向宜从远心端向近心端。

（5）包扎打结固定的位置，应避免在伤口处。

三、固定

固定是与止血、包扎同样重要的救护技术。固定是针对那些怀疑发生骨折的部位进行处理的方法。固定既可以限制受伤部位的活动，从而减轻疼痛；还可以避免骨折断端等因活动而损伤血管、神经乃至重要脏器。固定有利于防止休克，便于病人的搬运。

（一）材料的选择

1. 木制夹板 木制夹板是常用的固定材料，分别有各种不同的规格以适合人体不同部位的需要。

2. 颈托 颈托专门用于固定颈椎，对怀疑颈椎骨折或脱位病人必须用颈托固定。在紧急情况下，可就地取材，用硬纸板、衣物等做成颈托而起到固定的作用。

（二）固定方法

1. 上臂骨折的固定 病人手臂屈肘 90°呈功能位，用两块夹板固定上臂骨折处，一块放在上臂骨折处内侧，另一块放在上臂骨折处外侧，然后用绷带缠绕固定（图 2-13）。待绷带缠绕固定好后，再用绷带或三角巾悬吊骨折上臂。

图 2-13 上臂骨折的固定

2. 前臂骨折的固定 病人手臂屈肘 90°呈功能位，用两块夹板固定前臂骨折处，夹板分别放在前臂骨折处内、外侧，再用绷带缠绕固定（图 2-14）。用绷带缠绕固定好后，用绷带或三角巾悬吊骨折前臂。

3. 大腿骨折的固定 将骨折大腿放直，夹板长度上至腋窝，下过足跟，两块夹板分别放在大腿骨折处内、外侧，再用绷带或三角巾固定。若无夹板，可利用健侧肢体进行固定（图 2-15）。

4. 小腿骨折的固定 将骨折小腿放直，夹板长度以上过膝关节、下过足跟为宜，两块夹板分别放在

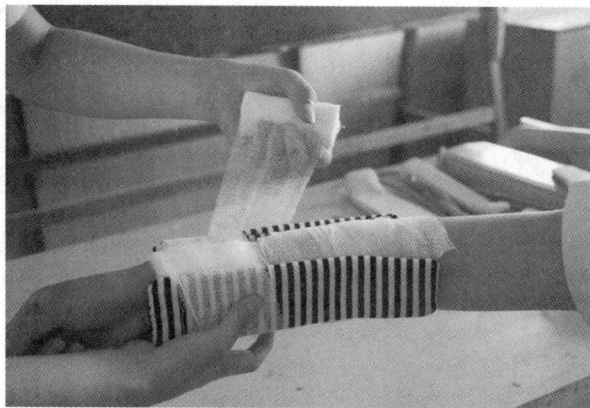

图 2-14　前臂骨折的固定

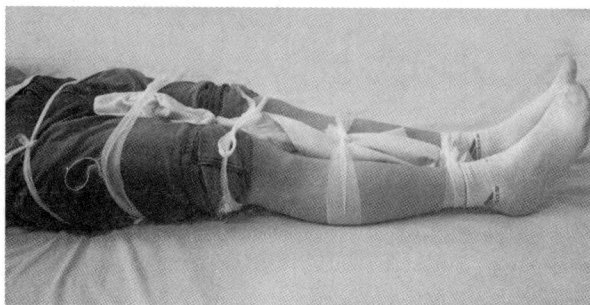

图 2-15　大腿骨折的固定

小腿骨折处内、外侧,再用绷带或三角巾固定。

5. 脊椎骨折的固定　脊椎受伤后,容易导致脊椎骨折和脱位,如果不加固定就搬动病人,会加重损伤,可用颈托固定脊椎。或用硬纸板、衣物等做成颈托而起到固定的作用。

（三）固定的注意事项

（1）有开放性的伤口应先止血、包扎,然后固定。若出现危及生命的严重情况要先进行抢救,待病情稳定后再固定。

（2）夹板固定时其长、宽需与骨折肢体相适应。

（3）固定应松紧适宜、牢固可靠,并避免影响局部血液循环。肢体骨折固定时务必使指/趾端露出,以便观察末梢循环状况,及时处理异常情况。

（4）夹板不可直接接触皮肤,且应衬以棉垫或其他软织物,尤其在夹板两端、骨隆突处及悬空部位应加厚衬垫。

四、搬运

搬运是急救医疗中不可分割的重要组成部分,通过搬运能使伤病员迅速脱离危险地带,纠正影响伤病员的病态体征,减少痛苦,减少再受伤害,应安全、迅速地将伤病员送往医院治疗,以免造成伤病员残疾。

（一）搬运方法

搬运有徒手搬运和器械搬运两种搬运方法。正确的搬运方法可以减少伤病员的痛苦,防止损伤加重;错误的搬运方法会加重伤病员的痛苦,还会造成新的损伤。

1. 徒手搬运　徒手搬运是指在搬运伤病员过程中凭人力和技巧的一种搬运方法。对于转运路程较近、病情较轻、无骨折的伤病员可采用这种搬运方法。

（1）扶行法:用来扶助伤势轻微并能自行的清醒伤病员,运用扶行法不仅能给伤病员一些支持,更主要是能体现对伤病员的关心。

（2）肩负法：将虚弱伤病员双手跨过救护人员肩膀，救护人员弯腰将伤病员撑起，使伤病员双脚离地，救护人员站立后上身略向前倾斜行走，但对心脏病、哮喘及胸部创伤伤病员不宜用此法。

（3）座椅式：两名救护人员一起采用的搬运方法。两名救护人员面对面站于伤病员的背后，呈蹲位，各自用右手紧握左手腕，左手再紧握对方右手腕，组成座椅；伤病员将两手臂分别置于两名救护人员颈后，坐在座椅上，救护人员慢慢抬起伤病员并站立，将伤病员抬走。两名救护人员的手必须握紧，移动步调必须协调一致。

2. 器械搬运 器械搬运是指用担架等作为搬运器械的搬运方法。

（1）担架搬运：担架是现场救护搬运中最方便的用具。2～4名救护人员按救护搬运的正确方法将伤病员轻轻移上担架，做好固定，伤病员的头部向后、足部向前，以便后面抬担架的救护人员观察伤病员的病情变化，抬担架的救护人员移动步调应一致。

（2）被单、被褥搬运：遇有窄楼梯、狭窄通道，担架或其他搬运工具难以搬运时所采用的一种方法。取一条牢固的被单平铺在床上，将伤病员轻轻地搬到被单上，然后半条被单盖在伤病员身上，救护人员面对面紧抓被单四角，缓慢移动，搬运时有专人托护腰部更佳。这种搬运方式容易造成伤病员肢体弯曲，故胸部创伤、脊柱损伤等伤病员不宜用此法。

（二）特殊伤病员的搬运

1. 脊柱、脊髓损伤伤病员的搬运 怀疑有脊柱、脊髓损伤的伤病员，不可任意搬运或弯曲其脊柱部，应按脊柱损伤原则处理。搬运时，原则上应有三名及以上的救护人员同时进行，动作协调一致。切忌一人抱胸、一人搬腿呈双人拉车式的搬运法，因为这样会造成脊柱的弯曲，使脊椎压迫脊髓而加重损伤。遇有颈椎受伤的伤病员，应用颈托固定其颈部。若无颈托，则头部的左右两侧可用木板、厚书等用物固定，然后一名救护人员托住其头部，其余救护人员协调一致用力将伤病员平直地抬到担架上。搬运时注重用力一致，以防止因头部扭动和前屈而加重伤情（图2-16）。

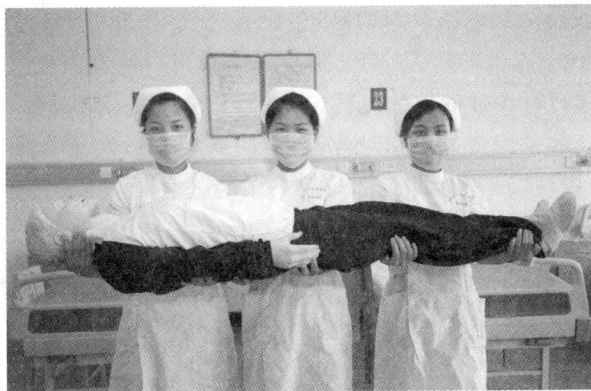

图 2-16 脊柱、脊髓损伤伤病员的搬运

2. 颅脑损伤伤病员的搬运 颅脑损伤伤病员可能伴有脑组织外露和呼吸道困难等表现。搬运时应使伤病员呈侧卧位，以保持呼吸道通畅；脑组织外露者，应用无菌敷料保护好外露的脑组织，再用衣物、软衬垫等将伤病员头部垫好，以减轻震动，同时应考虑到颅脑损伤常合并颈椎损伤的可能。

3. 胸部创伤伤病员的搬运 胸部创伤伤病员可能伴有开放性伤口或血胸、气胸，需包扎。搬运已处理的气胸伤病员时，以座椅式搬运为宜，伤病员取坐位或半坐卧位。有条件时最好使用座式担架或将担架调整为半靠状。

4. 腹部创伤伤病员的搬运 腹部创伤伤病员宜取仰卧位，下肢弯曲，以免腹腔脏器受压而脱出。注意脱出的肠管要用无菌敷料保护好，不可回纳。这类伤病员可用担架搬运。

5. 休克伤病员的搬运 休克伤病员头脚稍微垫高一些，注意密切观察病情变化，用担架搬运即可。

6. 呼吸困难伤病员的搬运 呼吸困难伤病员取坐位，若有条件，最好用座式担架或将担架调整为半靠状搬运。

7. 昏迷伤病员的搬运 昏迷伤病员肌肉松弛,取仰卧位易发生呼吸道阻塞。该类伤病员宜采用平卧将头偏向一侧或侧卧位,用普通担架搬运。

第二节 抗休克裤的应用技术

导学案例

临床情景:

病人,男,17岁,上树玩耍时失手从3 m高树上坠下。臀部及左季肋部着地,受伤部位疼痛剧烈。急救人员来到后检查:P 120次/分,BP 80/60 mmHg,神清,面色苍白,心肺未见异常,全腹压痛,左上腹为著,伴有轻度肌紧张、反跳痛,移动性浊音(+)。

请思考:

1. 该病人可能发生了什么情况?

2. 如有抗休克裤,可否为该病人使用?有何作用?

3. 使用过程中需注意哪些事项?

抗休克裤(antishock trousers,AST)利用充气加压原理研制而成,在处理失血性休克及其他原因引起的休克、制止腹部和下肢活动性出血等方面,显示出独特的功效,成为院外救护和院内救护复苏中不可缺少的装备。

一、结构

抗休克裤(图 2-17)一般由两层聚乙烯织物制成,设有充气囊、充气阀、气压表及外包护套,充气囊内能耐受 100 mmHg (13.3 kPa)以上的压力,充气阀及气压表用以向囊内充气、减压和监测气囊内压力,外包护套可拆卸换洗。我国自行设计的抗休克裤以 1.7 m 身高病人为对象,用棉丝绸刮胶布制成中空的气囊,外覆尼龙绸罩,结合部采用张力搭扣对合,在会阴部留空以利于排便、导尿及进行妇产科处理。抗休克裤现有两种型号:单囊型(80型),即腹部与双下肢为一相通气囊;三囊型(81型),即腹部和双下肢分为 3 个气囊,便于分别充气、加压。

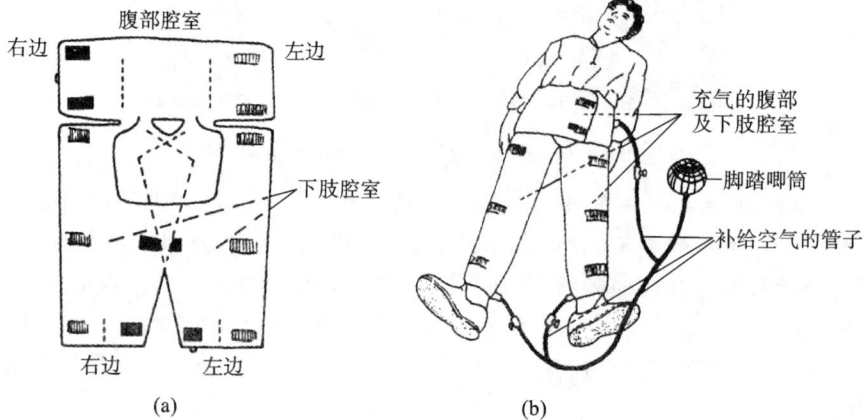

图 2-17 抗休克裤示意图

二、原理和应用

抗休克裤主要应用于创伤性休克。急救现场给病人穿上抗休克裤,仅需1～2 min,由于病人自身血液再分配,自身输血量可达 750~1000 mL,从而增加回心血量并提升血压而起到抗休克作用。

1. 增加回心血量 通过对腹部和双下肢包绕性充气加压,可人为地增加血管外周阻力和心脏后负荷,使腹部和下肢的静脉收缩,从而增加心排血量、升高血压,使血液在短时间内转移至心脏、脑、肺,首先保证重要生命器官的血液供给,这对休克病人的复苏十分重要。

2. 止血作用 一般抗休克裤充气后压力可达 2.67~5.33 kPa(20~40 mmHg),该压力可有效地降低血管内、外压力梯度,使血管撕裂伤口变小,出血量减少,以起到止血作用。

3. 固定作用 抗休克裤充气后可形成气性硬板,且紧贴肢体,可作为临时夹板固定骨折部位,减轻疼痛,尤其适用于骨盆骨折或双下肢骨折。因而对于早期多发性骨折伴失血性休克的病人,抗休克裤可起到抗休克和固定骨折部位的双重作用。

三、适应证与禁忌证

(一) 适应证

(1) 动脉收缩压小于 10.7 kPa(80 mmHg)的低血容量性休克、神经源性休克和过敏性休克病人。
(2) 动脉收缩压小于 13.33 kPa(100 mmHg),伴其他休克症状的病人。
(3) 腹部或腹部以下活动性出血,急需直接加压、止血的创伤病人。
(4) 骨盆骨折或双下肢骨折急需固定的病人,或已伴有活动性出血且出现低血压的病人。
(5) 腹部内出血、胸外科或脑外科手术过程中应防止低血压的病人。

(二) 禁忌证

(1) 充血性心力衰竭、心源性休克病人。
(2) 慢性阻塞性肺疾病、胸腔内损伤、张力性气胸病人。
(3) 横膈以上部位有活动性出血灶的病人。
(4) 脑水肿、脑疝及颅脑外伤出血病人。
(5) 腹部损伤伴脏器外露病人。
(6) 高血压、肥胖、身高过高者及孕妇。

四、操作方法

(1) 操作前快速评估病人的病情、意识状态、出血部位及性质、有无骨折及其部位、合作程度,协助病人平卧、手臂外展。
(2) 将抗休克裤展开,可从病人的侧方垫入病人的身后,接上充气泵,并打开气囊上的阀门,必要时将抗休克裤平铺在担架上。
(3) 调整气囊位置,使腹部气囊上缘位于肋缘和剑突下,左下肢气囊包裹病人左下肢,右下肢气囊包裹病人右下肢,然后将腹部气囊包裹其腹部。
(4) 开启充气泵,打开气囊阀门,使抗休克裤气囊充气。当气囊内压力达到 2.67~5.33 kPa(20~40 mmHg),或病人收缩压升至 13.33 kPa(100 mmHg)时,可停止充气。没有充气泵时,也可通过口吹、打气筒、氧气筒等方式充气。
(5) 关闭气囊阀门,注意防止阀门漏气影响使用效果。

五、注意事项

抗休克裤是一种实用而有效的救护设备,但应用不当可引起并发症,如影响局部血流、使通气功能受限、增加心脏后负荷等。因此使用前应认真评估病情,严格把握适应证与禁忌证。应用过程中还应注意以下事项:
(1) 遵守操作规程,应力求正确使用和及时撤除。
(2) 密切观察病人的神志、血压、脉搏、呼吸、瞳孔、局部血液循环状况。
(3) 监测气囊内压力的变化,较长时间使用抗休克裤时,应适当降低充气压力,并适量输入 5%碳酸氢钠以防止和纠正酸中毒。

（4）包裹气囊和充气时应注意遵循先双下肢、再腹部的原则。而放气时则是先放腹部气囊、再放下肢气囊,且应在血压监护下缓慢放气。若放气过程中血压下降 4 kPa(30 mmHg),则应停止放气,并加快输液速度,及时补充血容量。

（5）抗休克裤可保持充气状态 2 h,如果需要维持更长时间,中途应交替减压与加压。

第三节　呼吸道异物梗阻救护技术

扫码看课件

导学案例

临床情景：

王奶奶,71 岁,性格开朗,某日在家里进餐过程中突然不能讲话、喘憋、口唇青紫、双手呈"V"形紧贴颈前,家人急送社区医院。

请思考：

1. 初步判断王奶奶发生了什么急症情况。

2. 应如何进行急救?

3. 试述海姆立克急救法的操作要领。

呼吸道异物引起呼吸道梗阻通常被认为是最具生命危险的急症,任何人发生呼吸骤停时都应考虑呼吸道是否有异物梗阻,日常生活中有很多饮食因素可造成成人或儿童发生呼吸道梗阻,头面部损伤的病人因血流、呕吐物堵塞呼吸道时也会发生呼吸道梗阻。现场救护时迅速解除呼吸道梗阻是抢救成功的关键。

一、操作目的

迅速清除呼吸道异物,解除呼吸道梗阻,挽救病人生命。

二、操作评估

1. 呼吸道完全梗阻　病人突然不能讲话、不能呼吸、不能咳嗽,"V"形手势是呼吸道完全梗阻的 1 个典型特征,必须立即实施现场手法救护。

2. 呼吸道部分梗阻　病人尚有气体交换,气体交换不良时病人可出现乏力、无效咳嗽,吸气时出现高调金属音,活动、睡眠时翻身及安静时均可有阵发性咳嗽或痉挛性咳嗽,这是气管、支气管异物的一个典型特征,还可出现不同程度的呼吸困难、面色发绀,但发音正常。一些病人咳嗽时咳出异物而症状缓解或消失,一些病人也可因异物咳至声门或在声门下嵌顿停留,从而使得症状突然加重。

三、操作方法

在院外救护现场无任何抢救器械的情况下,无须特殊准备,直接采用手法解除呼吸道梗阻。

（一）自救法

1. 咳嗽　异物仅造成不完全性呼吸道阻塞时,应鼓励病人自行咳嗽和用力呼吸,自行咳嗽所产生的气流压力比人工咳嗽高 4～8 倍,通常用此种方法排除呼吸道异物的效果较好。

2. 腹部手拳冲击法(海姆立克急救法)　病人一只手握拳置于自己上腹部,另一只手紧握该拳,用力向内、向上做 4～6 次快速连续冲击,利用气流将异物排出体外。

3. 上腹部倾压法　病人将上腹部迅速倾压于椅背、桌角、铁杆和其他硬物上,然后做迅猛向前倾压

视频资源

徒手气道异物清除技术

的动作,以造成人工咳嗽,排出呼吸道异物(图2-18)。

（二）互救法

1. 手指清除异物法 手指清除异物法因手指刺激咽喉可引起病人恶心、呕吐,所以一般只适用于可见异物且昏迷病人,不适用于意识清醒者。应注意在用手指勾取异物时动作宜轻,切勿动作过猛或粗鲁而将异物推入呼吸道深处。

（1）操作者先用拇指及其余四指紧握病人的下颌,并向前下方提牵,使舌离开咽喉后壁,以使异物上移或松动。

（2）操作者的拇指与示指交叉,前者抵在上齿列,后者压在下齿列,交叉用力强迫口腔张开。

（3）操作者的示指沿其颊部内侧插入,在咽喉部或舌根处轻轻勾出异物(图2-19)。或是用另一只手的中指及示指伸入病人口腔内,沿颊部插入,在光线充足的条件下,看准异物后将其夹出。

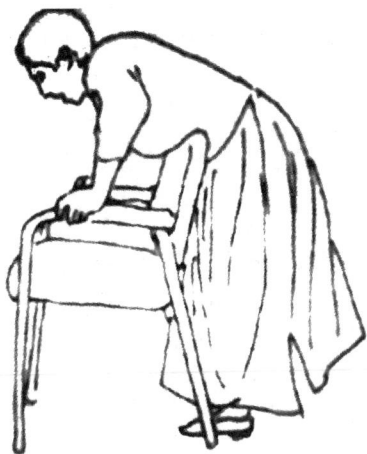

图 2-18 上腹部倾压法

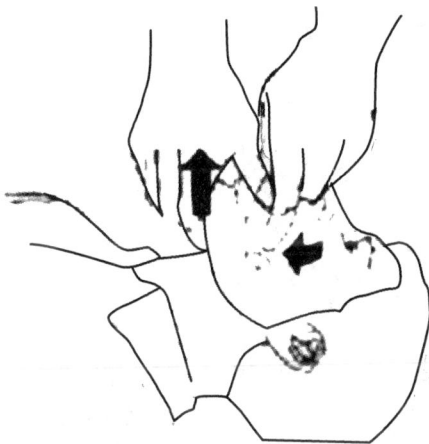

图 2-19 手指清除异物法

2. 拍背法

（1）意识清醒病人:病人可取立位或坐位,操作者站在病人的侧后位。操作者一只手置于病人胸部以围扶病人;另一只手掌根在病人的肩胛之间的脊柱上给予6～8次连续而急促的拍击(图2-20)。拍击时应注意,病人头部要保持在胸部水平或低于胸部水平,充分利用重力使异物排出体外,拍击应快速而有力。

（2）意识不清病人:应使病人屈膝蜷身,面向急救者侧卧,头低于胸部水平,急救者以膝和大腿抵住病人胸部,然后迅速、用力地拍背6～8次。

3. 腹部手拳冲击法（海姆立克急救法）

（1）意识清醒病人:病人取立位或坐位,操作者站于病人身后,用双臂环抱其腰部。操作者一只手握拳、拇指指尖内收,以拇指指关节面顶住病人腹部,位于腹中线脐上远离剑突处;另一只手紧握该拳,并用力快速地向内、向上冲压6～8次,以此造成人工咳嗽,排出异物(图2-21)。注意施力方向,防止胸部和腹部器官的损伤。

（2）意识不清病人:先将其翻至仰卧位,然后操作者取跪姿骑跨于病人两胯处或一侧,将一只手置于另一只手上,将下面一只手的掌根部置于病人腹部(脐上肋缘下),以快速向上冲力挤压病人腹部(图2-22)。

4. 胸部手拳冲击法 胸部手拳冲击法适宜于十分肥胖的病人或妊娠后期孕妇,操作者的双手无法围扶病人腰部时。

（1）意识清醒病人:病人取立位或坐位,操作者站于病人背侧,双臂经病人腋下环抱其胸部,操作者一只手握拳以拇指指关节面顶住病人胸骨中下部,另一只手紧握该拳,向后做6～8次快速而连续的冲击(图2-23)。

（2）意识不清病人:病人取仰卧位,屈膝,开放呼吸道。操作者跪于病人一侧,相当于病人的肩胛水

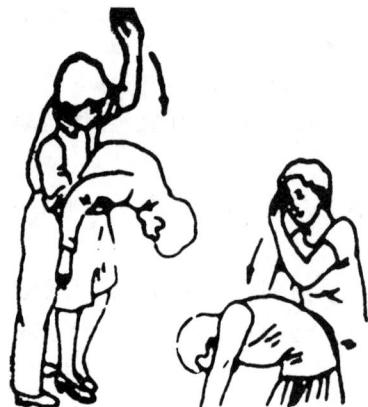

图 2-20　意识清醒病人拍背法

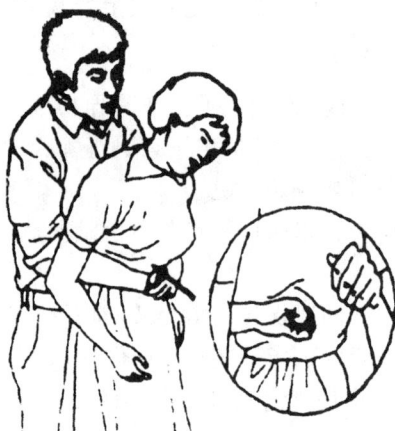

图 2-21　意识清醒病人腹部手拳冲击法

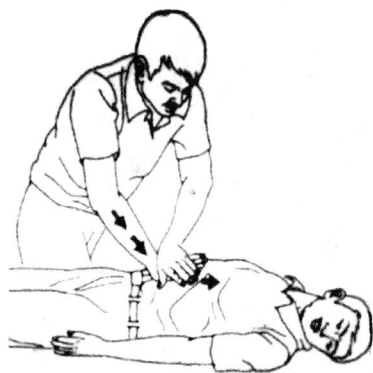

图 2-22　意识不清病人腹部手拳冲击法

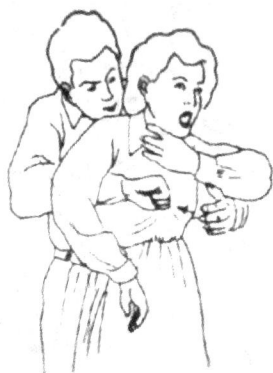

图 2-23　意识清醒病人胸部手拳冲击法

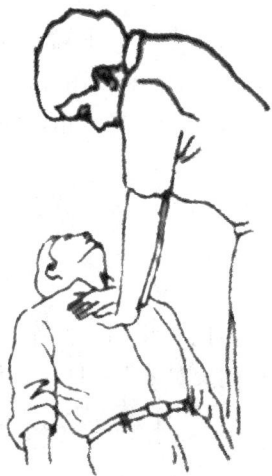

图 2-24　意识不清病人胸部手拳冲击

平,操作者两手交叠,将下面一只手掌根置于其胸骨中下 1/3 处,向下做 6~8 次快速、连续的冲击(图 2-24)。每次冲击须缓慢,间歇完全,干脆利索。

（三）婴幼儿呼吸道梗阻急救法

1. 意识清醒患儿

（1）背部拍击法:使患儿骑跨并俯卧于操作者的手臂上,患儿头部低于躯干,操作者手握患儿下颌固定头部,操作者手臂放在自己大腿上,然后用另一只手的掌根用力拍击患儿两肩胛骨之间的背部 4~6 次(图 2-25),使呼吸道内压力骤然升高,这有助于异物松动以便排出体外。

（2）胸部手指猛击法:患儿取仰卧位,抱持于操作者手臂上,头部略低于躯干。操作者用两手指按压患儿两乳头连线与胸骨中线交界点下一横指处 4~6 次(图 2-26),必要时可与背部拍击法交替使用,直至异物排出。

2. 意识不清患儿　对意识不清的患儿先进行 2 次口对口或口对鼻人工呼吸,若胸廓上抬,说明呼吸道通畅,反之,则呼吸道阻塞。后者应注意开放呼吸道,再施以人工呼吸。轮换拍击患儿背部和胸部,连续数次无效,可试用手指清除异物法。如此反复进行,直到其他救护人员接替。

四、注意事项

（1）呼吸道异物引起的呼吸道梗阻,尤其是对于完全性呼吸道梗阻应争分夺秒地进行抢救,因为脑

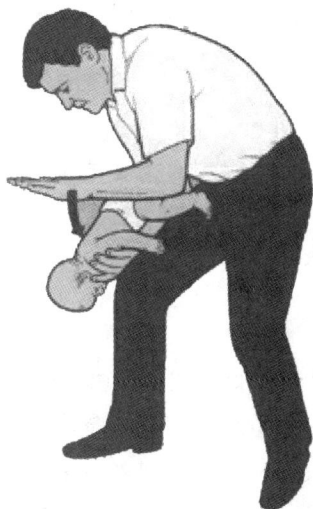

图 2-25 意识清醒患儿背部拍击法

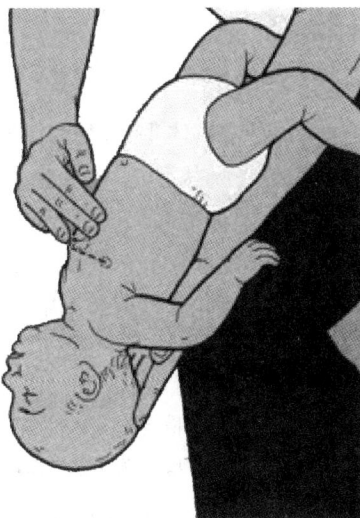

图 2-26 意识清醒患儿胸部手指猛击法

缺氧时间的长短直接关系到病人能否存活及复苏后的预后。

（2）用手指清除异物法时避免用力过猛，以免将异物直接推入呼吸道深处。若病人仍有反应或正在抽搐时，则不应用手指清除异物法。

（3）使用手拳冲击法救护时，用力要适当，防止暴力冲击造成器官损伤。

（4）若上呼吸道梗阻严重难以立即解除，在现场有条件的情况下应迅速采取环甲膜穿刺术建立人工气道，详见"环甲膜穿刺术"相关内容。

（5）在清除呼吸道异物、解除呼吸道梗阻过程中，如果病人发生心搏骤停，应立即进行心肺复苏术。

第四节 球囊-面罩通气技术

球囊-面罩通气是一种简便易行的通气支持和供氧方法。球囊-面罩通气装置可以在没有人工呼吸道的情况下进行正压通气，尤其是在心肺复苏期间，这对于复苏最初数分钟不能及时应用高级人工呼吸道装置或者是应用失败的病人很有帮助。

一、操作目的

（1）维持和增加机体通气量。
（2）纠正威胁生命的低氧血症。

二、适应证与禁忌证

（一）适应证

（1）急性呼吸衰竭时出现呼吸停止或呼吸微弱，经积极治疗后无改善，通气量明显不足的病人。
（2）慢性重症呼吸衰竭，经治疗无改善或有肺性脑病的病人。
（3）呼吸机使用前或呼吸机停用前的病人。

（二）禁忌证

（1）中等量以上活动性咯血病人。
（2）心肌梗死病人。
（3）大量胸腔积液病人。

扫码看课件

视频资源

球囊-面罩
通气技术

Note

三、操作准备

1. 评估病人

(1) 评估病人的年龄、体重、病情、体位和意识状态。

(2) 评估病人的呼吸状况,如呼吸频率、节律、深浅度,呼吸道是否通畅,有无义齿等。

(3) 评估病人的心理状况及配合程度。

清醒病人应向其解释球囊-面罩通气装置的使用目的及配合要点。

2. 环境准备 病室保持整洁、安静、安全、空气清新。

3. 用物准备

(1) 球囊-面罩通气装置(图 2-27):由球囊、呼吸活瓣、面罩及衔接管组成。球囊要求弹性好,进气阀完好无漏气;呼吸活瓣瓣膜完整、弹性好、密闭性好;面罩应使用透明材料,可以观察反流情况,能够和面部形成密封的腔隙,同时将口和鼻包括在内,面罩有衔接管可以接入氧气,面罩充盈度适当(约 2/3)。

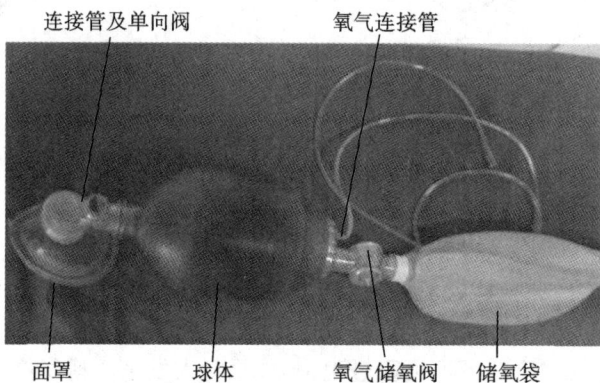

图 2-27　球囊-面罩通气装置

(2) 必要时准备供氧装置,包括中心供氧装置或氧气瓶、输氧管等。

四、操作方法

(1) 携用物至床边,核对病人床号、姓名。

(2) 协助病人取仰卧位,去枕、头部后仰,若有活动义齿应取下,解开领扣及腰带。

(3) 清除上呼吸道分泌物或呕吐物,保持呼吸道通畅。

(4) 开放呼吸道,操作者站于病人头侧,使病人头部后仰,托起下颌。

(5) 连接面罩、球囊及氧气,调节氧流量至 8~10 L/min,使储气袋充盈。

(6) 操作者位于病人头顶侧,将面罩紧扣病人口鼻部,一手以"EC 手法"用中指、无名指、小指置于病人的下颌部保持病人口张开,示指和拇指置于面罩上,同时按紧面罩防止漏气,并保持呼吸道通畅,另一手挤压球囊。一般成人每次挤压的潮气量为 400~600 mL,挤压频率为 12~16 次/分,吸气相用时大于 1 s。

若有两人进行操作,则可一人双手以双"EC"手法固定面罩并保持气道开放,另一人用双手挤压球囊。

(7) 评估病人生命体征变化,观察病人胸廓运动,听诊有无呼吸音,观察皮肤颜色、血氧饱和度及腹部有无膨隆。

五、注意事项

(1) 使用时注意潮气量、呼吸频率、吸呼比等。

(2) 使用球囊-面罩通气装置要定期检查、测试,保证病人得到有效通气。

(3) 挤压球囊时,压力不可过大,亦不可时大时小,节律不可时快时慢,以免损伤肺组织,造成呼吸中枢调节紊乱,影响呼吸功能恢复。

(4) 发现病人有自主呼吸时,应按病人的呼吸动作予以辅助呼吸,以免影响病人的自主呼吸。

(5) 使用球囊-面罩通气装置后,呼吸活瓣、衔接管、面罩应及时清洗消毒。

(6) 球囊不宜挤压变形后放置,以免影响其弹性。

第五节 环甲膜穿刺术与环甲膜切开置管术

扫码看课件

导学案例

临床情景:

患儿,女,5 岁,因吃话梅时突然出现呛咳,发憋 1 h 入院。查体:口唇青紫,哭声嘶哑,有严重的吸气性呼吸困难,三凹征明显。平时身体健康。医生考虑患儿发生了呼吸道急性梗阻,来不及气管切开,准备进行环甲膜穿刺。

请思考:

1. 如何进行环甲膜穿刺?

2. 环甲膜穿刺有哪些注意事项?

环甲膜穿刺术与环甲膜切开置管术通过穿刺或切开环甲膜迅速形成一个新的呼吸通道,以利于清除呼吸道异物或分泌物,解除呼吸道梗阻,缓解呼吸困难,从而达到抢救病人生命的目的。

一、环甲膜穿刺术

(一) 适应证和禁忌证

1. 适应证

(1) 各种病因导致的上呼吸道完全性或不完全性梗阻,来不及行气管切开术的病人。

(2) 牙关紧闭、经鼻气管插管失败的病人。

(3) 颈部外伤导致呼吸道阻塞,需立即救护的病人。

2. 禁忌证

(1) 环甲膜处有明显畸形及肿瘤的病人。

(2) 已明确呼吸道梗阻发生在环甲膜水平以下的病人。

(3) 有凝血功能障碍或血小板减少等出血倾向的病人。

(4) 年龄小于 3 岁不宜做环甲膜穿刺术的病人。

(二) 操作准备

1. 评估病人

(1) 评估病人的年龄、体重、病情、体位和意识状态。

(2) 评估病人的呼吸状况,如呼吸频率、节律、深浅度及呼吸道是否通畅等。

(3) 评估病人的心理状况及配合程度。

病人或者家属应了解环甲膜穿刺术的目的及配合要点,向病人说明实施环甲膜穿刺术的目的,消除其不必要的顾虑。

2. 环境准备 病室保持整洁、安静、安全、空气清新。

3. 用物准备 环甲膜穿刺针或 16 号大针头,10 mL 无菌注射器,一次性无菌手套,无菌巾,棉签,2%利多卡因,供氧装置,消毒液(碘伏)1 瓶等。

Note

（三）操作方法

1. 病人体位　病人取仰卧位,在病情允许情况下,将病人肩部垫高,使其头部尽可能后仰。

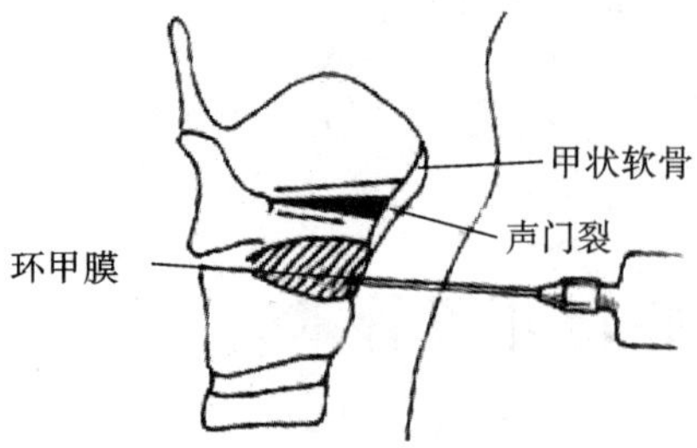

图 2-28　环甲膜穿刺术穿刺点

2. 确定穿刺位置　确定环甲膜穿刺术穿刺点的位置——在喉结下方,气管中线甲状软骨与环状软骨上缘之间柔软处(图 2-28)。

3. 消毒皮肤　操作者戴帽子、口罩,常规用碘伏消毒术野皮肤,戴一次性无菌手套,铺无菌巾,予以 2% 利多卡因局部麻醉。紧急情况下,可操作从简,直接穿刺。

4. 穿刺　操作者左手示指和拇指固定环甲膜处的皮肤,右手持环甲膜穿刺针垂直刺入环甲膜,环甲膜穿刺针到达气管时有落空感,回抽 10 mL 无菌注射器有空气抽出,则提示环甲膜穿刺针进入气管。操作者也可用棉花纤维在环甲膜穿刺针尾端测试,确认穿刺是否成功。

5. 固定　固定环甲膜穿刺针于垂直位置,保持呼吸道通畅。

6. 术后处理　可经环甲膜穿刺针接供氧装置给病人供氧或进行人工呼吸,并尽快行正规的气管切开术。

（四）注意事项

（1）环甲膜穿刺术是一种在病人情况十分紧急时的救护措施,必须尽快实施完成。

（2）环甲膜穿刺术是非确定性气管开放技术,复苏成功后应尽快行正规的气管切开术或立即进行消除病因的处理。

（3）环甲膜穿刺术穿刺时注意定位准确,进针不宜过深,以免损伤气管后壁黏膜。

（4）如果病人穿刺部位皮肤出血量较多,应立即采取止血措施,避免血液反流入气管内。

（5）环甲膜穿刺针留置时间一般不超过 24 h。

（6）穿刺成功的关键环节是摆好病人体位,充分暴露和确定环甲膜位置,环甲膜穿刺针应垂直皮肤进针。

（7）环甲膜穿刺术用物作为救护常规装备应随时消毒备用,一次性的锐器应集中处理。

二、环甲膜切开置管术

（一）适应证和禁忌证

1. 适应证

（1）气管异物、会厌软骨炎、喉痉挛、颌面伤、喉外伤、肿瘤等引起完全或不完全呼吸道梗阻的病人。

（2）昏迷或脑外伤病人咳嗽反射消失而导致呼吸道分泌物潴留。

（3）牙关紧闭经鼻气管插管失败的病人。

（4）需做胸骨正中切开的心脏直视手术,为避免因气管切开而引起交叉感染的病人。

2. 禁忌证

（1）年龄小于 10 岁的病人。

（2）喉挤压伤的病人。

（3）环甲膜处有明显畸形、喉肿瘤的病人。

（4）已明确呼吸道阻塞发生在声门以下的病人。

（5）有血小板减少或凝血机制障碍等出血倾向的病人。

（二）操作准备

1. 评估病人

（1）评估病人的年龄、体重、病情、体位和意识状态。

（2）评估病人的呼吸状况,如呼吸频率、节律、深浅度及呼吸道是否通畅等。

（3）评估病人的心理状况及配合程度。

向病人说明施行环甲膜切开置管术的目的及配合要点,消除其不必要的顾虑。

2. 环境准备 病室保持整洁、安静、安全、空气清新。

3. 用物准备 无菌手套,无菌巾,碘伏,棉签,2%利多卡因,10 mL 无菌注射器及气管切开全套用物(无条件时可用无菌小刀、止血钳等代替)。

（三）操作方法

1. 病人体位 病人取仰卧位,充分暴露颈部,身体保持正中位,头部后仰,使喉头充分向前突出,病情允许时可将两肩部垫高 20~30 cm。

2. 消毒、戴无菌手套 颈部皮肤常规消毒后,操作者戴无菌手套,铺无菌巾,用 2% 利多卡因局部麻醉。在紧急情况下,操作可从简。

3. 切开皮肤 操作者先用左手示指触及甲状软骨下缘及环状软骨上缘,然后再用示指和拇指固定甲状软骨侧板,右手用无菌小刀或其他替代物,在甲状软骨与环状软骨之间,横行切开皮肤,切口长 2~3 cm。

4. 切开环甲膜 分离切口处的皮下组织,暴露环甲膜,横行切开环甲膜约 1 cm。

5. 插入气管导管 切开环甲膜后立即将刀背旋转 90°,以扩大开口,便于吸出分泌物及渗血,或用血管钳撑开切口,随后插入气管导管或橡胶管,建立人工呼吸道(图 2-29),并经此管吸出气管内分泌物及渗血,同时给氧或进行人工呼吸。最后妥善固定气管导管。

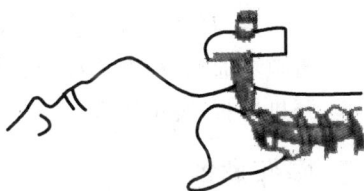

图 2-29 环甲膜切开置管

（四）注意事项

（1）操作过程中,用力不可过猛,避免损伤气管后壁。

（2）术中切忌损伤环状软骨,以免后期引起喉狭窄、发音困难等严重并发症。

（3）避免使用金属套管,以免损伤环状软骨。

（4）切口应尽量靠近环状软骨上缘,避免损伤环甲动脉吻合支。

（5）环甲膜切开置管术只是应急手术,可能会引起感染、喉水肿、声带损伤和在远期造成声门狭窄等严重并发症,橡胶管还容易引起肉芽肿,因此置管时间一般不超 48 h,需尽快去除梗阻或改行常规气管切开术。

第六节　气管插管术及其护理

导学案例

临床情景:

病人,男,30 岁,因创伤性血气胸被送到急救室抢救,自主呼吸受限,呼吸极其微弱,口唇发绀。拟立即进行气管插管以方便连接呼吸机治疗。

请思考:

1. 气管插管的适应证及其作用有哪些?

2. 为能顺利插管,操作中需注意哪些要领?

3. 置管期间应怎样做好相应护理?

气管插管术不仅是临床麻醉的重要组成部分,而且在危重病人的抢救及心肺脑复苏治疗中发挥着重要的作用。气管插管术(endotracheal intubation)是指将特制的气管导管通过口腔或鼻腔经喉插入到

扫码看课件

病人的气管内,通过人工手段建立急性呼吸通道,以解除呼吸道梗阻、保持呼吸道通畅,并有利于清除呼吸道分泌物及降低呼吸道阻力,同时可为机械通气、给氧、气管内给药及呼吸道雾化湿化提供便利条件。

一、适应证和禁忌证

(一)适应证

(1)机械通气。

(2)呼吸骤停、心搏骤停进行心肺复苏的病人。

(3)新生儿窒息病人。

(4)上呼吸道损伤、狭窄、梗阻等严重影响正常通气的病人。

(5)呼吸道分泌物过多或出血,无法自行咳出,需要反复吸引的病人。

(6)全身麻醉病人。

(二)禁忌证

(1)喉头水肿、喉头黏膜下血肿、急性喉炎病人。

(2)咽喉部烧灼伤、肿瘤或异物存留病人。

(3)主动脉瘤侵犯和压迫气管病人,气管插管时可能造成动脉瘤破裂、出血而危及病人生命。

(4)鼻道不通畅、鼻咽部纤维血管瘤、鼻息肉或有反复鼻衄者。

(5)颈椎骨折、脱位病人。

二、操作准备

1. 评估病人

(1)评估病人的年龄、体重、病情、体位和意识状态。

(2)评估病人的呼吸状况,头颈部的活动度、口齿情况,以及鼻腔、咽喉、气管是否通畅或狭窄等。

(3)评估病人的心理状况及配合程度。

向病人及家属讲明气管插管术的目的及预后情况,争取其同意与配合,并让家属履行签字手续。清除病人口、鼻、咽腔的分泌物或血液等,取下义齿。

2. 环境准备 病室保持整洁、安静、安全、空气清新。

3. 用物准备 准备气管插管包或气管插管盘,相关用物包括喉镜、气管导管、导管管芯、牙垫、10 mL注射器、胶布、听诊器、吸引器、弯盘、喷雾器(内装1%丁卡因或其他局部麻醉药)、消毒凡士林、简易呼吸器、呼吸机等。

(1)喉镜:喉镜由喉镜柄、喉镜片和灯泡组成。喉镜片有直形、弯形两种,分成人、儿童、幼儿用三种规格。成人一般常用弯形喉镜片,操作时不必挑起会厌,从而减少对迷走神经的刺激。使用前应检查喉镜片大小、电源接触情况,检查灯泡是否明亮。

(2)气管导管:选择内径合适的气管导管,气管导管内径和长度应根据气管插管途径与病人年龄、性别、体型等因素选择。气管导管的标号多采用两种,一种是气管导管内径标号,另一种是F标号,一般成年男性行经口气管插管术用内径为8～8.5 mm的气管导管,或用F36～F40号的气管导管;成年女性用内径为7.5～8 mm的气管导管,或用F32～F36号的气管导管。经鼻气管插管术气管导管内径应相应小2～3号,且不带气囊。

目前,临床上常以气管导管内径选择气管导管大小。表2-1列出了选择气管导管与年龄之间的关系。

表 2-1 选择气管导管与年龄之间的关系

年龄	导管内径/mm	唇至气管中段的距离/cm
早产儿	2.5～3.0	10
足月儿	3.0～3.5	11

续表

年龄	导管内径/mm	唇至气管中段的距离/cm
1～6 月龄	3.5～4.0	11
6～12 月龄	4.0	12
2 岁	4.5	13
4 岁	5.0	14
6 岁	5.5	15～16
8 岁	6.0	16～17
10 岁	6.5	17～18
12 岁	7.0	18～20
≥14 岁	7.0～10	20～26

（3）导管管芯：导管管芯可以使气管导管保持一定弯度，以适应病人情况，便于进行气管插管操作。导管管芯可使用细金属条（铜丝、铁丝、铝丝均可），长度适当，以插入气管导管后其远端距离气管导管开口 0.5～1 cm 为宜。进行气管插管时气管导管进入声门后应先拔出导管管芯，再使气管导管深入，以避免造成气管损伤。气管插管用物见图 2-30。

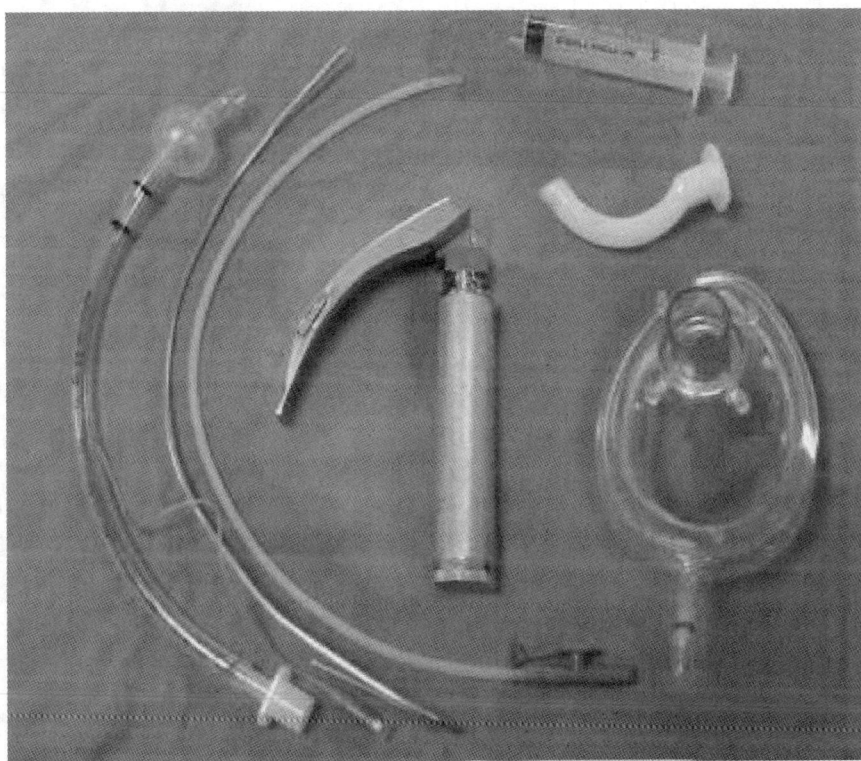

图 2-30　气管插管用物

三、操作方法

根据气管插管时是否利用喉镜暴露声门，可分为明视气管插管术和盲探气管插管术。根据气管插管的途径不同，气管插管术又可分为经口气管插管术和经鼻气管插管术。临床采用最多的是经口明视气管插管术。

（一）经口明视气管插管术

经口明视气管插管术是最方便、最常用的气管插管方法，可以快速建立可靠的人工呼吸道。其操作关键在于暴露声门,若声门无法显露,容易导致气管插管失败,出现多种并发症。

(1)术前准备:操作前检查气囊是否漏气,用凡士林润滑气管导管,将导管管芯插入气管导管前端距气管导管开口0.5~1 cm处。如为神志清醒病人插管,操作前对咽喉部施行表面麻醉,以减轻病人痛苦及消除不良神经反射。

(2)病人体位:协助病人取仰卧位,其肩背部可垫一枕头,使头部后仰并抬高8~10 cm,保持病人口、咽、气管在同一直线上。

(3)帮助开口:操作者位于病人头侧,用右手拇指推开病人的下唇和下颌,用示指和中指抵住上门齿,使病人嘴张开。

(4)暴露会厌和声门:操作者左手持喉镜沿右侧口角进入口腔,压住舌背,将舌体推向左侧,喉镜片得以移到口腔中间显露悬雍垂。再循咽部自然弧度慢推喉镜片,使其顶端抵达舌根,即可见到会厌。弯形喉镜片前端应放在舌根部与会厌之间的会厌谷,向前、向上提起喉镜片,即可显露声门。声门呈白色,透过声门可见呈暗黑色的气管,声门下方是食管黏膜,食管黏膜呈鲜红色且食管呈关闭状态。

(5)插入气管导管:暴露声门后,操作者右手持气管导管沿喉镜片压舌凹槽放入,到达声门时轻旋气管导管插入气管内,过声门1 cm后应将导管管芯拔出,以免损伤气管。将气管导管继续旋转深入气管,将气管导管轻轻送入声门下(成人为4~5 cm,小儿为2~3 cm)。退出喉镜,放置牙垫。

(6)确认插管部位:可通过观察气管导管是否有气体随呼吸进出而判断气管插管是否成功,无呼吸者用简易呼吸器压入气体,观察胸廓起伏情况。然后用听诊器听双肺呼吸音是否对称。若条件具备可首先检测呼气末二氧化碳,此为气管导管是否在气管的金标准。

(7)妥善固定:气管导管准确插入气管后,用胶布将牙垫和气管导管一起固定于两侧面颊部。

(8)气囊充气:向气管导管前端的气囊内注入适量空气(3~5 mL),使气管导管与气管壁密闭,以防止呕吐物、血液、分泌物流入气管,防止呼吸时漏气,便于辅助呼吸或控制呼吸,注气量不宜过大,以免压迫呼吸道。

(二)经鼻明视气管插管术

当病人开口困难或经口气管插管术妨碍手术进行时,可采用经鼻明视气管插管术。

(1)术前准备:术前选择合适的气管导管(不带气囊),并在所选气管导管前端外壁涂抹凡士林。检查病人鼻腔有无鼻中隔偏曲及纤维瘤等,选择合适的鼻腔侧,向气管插管侧鼻腔滴入少量液体石蜡和少量呋麻滴鼻液,并进行鼻黏膜表面麻醉。

(2)病人体位:病人取仰卧位,头部稍后仰。

(3)气管插管:操作者将气管导管与面部呈垂直方向插入鼻腔,使气管导管沿鼻底部出后鼻孔至咽腔。切忌将气管导管向头顶方向推进,以免引起严重出血。然后用左手持喉镜经口腔显露声门,右手继续推进气管导管入声门,如有困难,可用气管插管弯钳夹持气管导管前端送入声门。

(4)检查确认气管导管位置,并固定。

(三)经鼻盲探气管插管术

此方法适用于张口困难、无法置入喉镜的病人,基本方法与经口明视气管插管术相同,但病人必须保持自主呼吸。

(1)术前准备及病人体位:此方法术前准备及病人体位同经鼻明视气管插管术。

(2)气管插管:操作者左手托住病人枕部,右手持气管导管,用耳倾听呼吸音,依据气管导管内呼吸气流声的强弱,判断气管导管斜口端与声门之间的位置和距离。原则为气管导管向呼吸气流声强的方向推进,通过改变头部位置或活动喉结来调整方向。气管导管内不断呼出气体表示气管插管方向正确,趁病人吸气声门开大时,将气管导管缓缓推入声门。若遇呼吸气流中断并推行困难,可能是气管导管前端触及梨状窝或进入舌根会厌间隙,应退出气管导管并调整头部位置后重新进行气管插管。若气管导管虽能推进,但呼吸气流消失,为气管导管插入食管的表现。应将气管导管退至鼻咽部,将头部稍仰使气管导管尖端向上翘起,或可使气管导管对准声门以利于插入。

(3)检查确认气管导管位置并固定,向气囊内充气。

四、注意事项

（1）操作前充分准备,检查气管插管用具是否齐全、适用,特别是喉镜是否明亮、气囊有无漏气等。根据病人具体情况选择合适的气管导管。

（2）对有严重呼吸困难或呼吸停止的病人,气管插管前应先进行人工呼吸、吸氧等,以免因气管插管费时而延长病人缺氧时间。

（3）插管过程中应充分暴露喉部,使视野清晰。挑起会厌时,切忌以门齿作为支点,以避免门齿损伤、脱落。应将喉镜向上提,使喉镜的着力点在喉镜片前端。病人若有义齿,应在进行气管插管前取下义齿。如喉部暴露困难,可轻轻按压喉结或将气管导管沿会厌后下盲探插入。

（4）插管动作要轻柔、迅速,避免操作时间过长而引起病人缺氧,甚至反射性心搏骤停、呼吸骤停。

（5）对于严重颈椎骨折病人,进行气管插管时应注意轻轻搬动其头颈部,避免压迫或损伤颈髓而致高位截瘫。

五、置管期间的护理要点

（1）妥善固定气管导管,避免气管导管上下滑动或意外拔管。

（2）随时清理病人口、鼻的分泌物,加强口腔护理,经常用温水棉签擦洗鼻腔,以湿润黏膜;用液体石蜡涂于口唇和鼻前庭,保护口鼻黏膜;也可用生理盐水浸湿纱布盖于口唇部;口腔可用3%的双氧水和生理盐水的混合溶液冲洗。

（3）加强人工呼吸道护理,吸痰必须严格执行无菌操作,1次吸痰持续时间不应超过15 s,必要时吸氧后再吸引。经气管导管吸入的气体必须注意湿化,防止气管内分泌物稠厚、结痂,影响呼吸道通畅。

（4）定时进行气囊的充气与放气,导管留置期间每4～6 h气囊放气1次,每次休息3～5 min后重新充气。向气囊内充气不宜超过3～5 mL,若充气过度或时间过长,则气管壁黏膜可因受压发生缺血性损伤。

（5）气管导管留置时间一般不超过72 h,避免压迫时间过久引起气管黏膜水肿、溃疡、坏死。如72 h后病情不见改善,可考虑进行气管切开术。

（6）密切观察病人的病情变化,及时发现和处理相关并发症。

①喉炎:与插管时间正相关。表现为拔管后的声音嘶哑和刺激性咳嗽,重症表现为吸气性呼吸困难而出现缺氧。可用0.1%肾上腺素1 mg＋地塞米松5 mg＋生理盐水10 mL超声雾化吸入,每日3～4次,必要时做气管切开。

②肺炎与肺不张:可因呼吸道分泌物堵塞细小支气管、插管过深造成单侧通气、插管和吸痰不注意无菌操作所致。应加强观察,严格遵守无菌技术操作,及时吸痰以减少呼吸道分泌物滞留。

③窒息:可见于脱管、导管堵塞或呼吸机故障等意外情况。主要是加强观察,发生意外及时处理。

第七节　气管切开术及其护理

扫码看课件

导学案例

临床情景:

病人,男,33岁,因天然气爆炸烧伤头、面、颈2 h入院。系在密闭空间内烧伤,当时疼痛剧烈,无意识障碍,自述轻微呼吸困难,未行任何处理。入院后给予清创、抗感染、输液等治疗。于28 h后,突发呼吸困难、烦躁不安,不能言语,皮肤颜色发绀,呈窒息状态。立即行环甲膜穿刺,并准备即刻进行气管切开术。

既往身体健康,嗜好烟酒,无长期用药及药物过敏史。

请思考:

1. 为该病人行气管切开术的目的是什么?

2. 气管切开术需准备哪些用物?

3. 气管切开术可能有哪些并发症? 如何加强观察与护理?

气管切开术(tracheotomy)主要用于严重喉阻塞的紧急救护或需要长期机械辅助呼吸的病人,是一种解除呼吸困难、抢救病人生命的急症手术,即将颈段气管的前壁切开以置入气管套管的技术操作。通过气管切开置管术可达到有效解除上呼吸道梗阻、降低呼吸道阻力及减少无效腔,易于清除气道内的分泌物和脓血,便于吸氧和气管内给药等目的。

一、适应证与禁忌证

(一) 适应证

(1) 呼吸道吸入性损伤或颌面部严重创伤影响正常呼吸及呼吸道清理困难者。

(2) 喉部外伤、炎症、异物、肿瘤等引起严重喉阻塞,导致呼吸困难甚至窒息者。

(3) 各种原因导致的气管内分泌物多而无法自行咳出者,如颅脑外伤、颅内或周围神经疾患,胸、腹部严重损伤或手术后所致的咳嗽、咳痰能力减弱等。

(4) 需要较长时间应用呼吸机辅助呼吸者。

(5) 无法经口取出气道异物,需要经气管切开途径取出者。

(二) 禁忌证

(1) 严重出血性疾病病人。

(2) 凝血机制异常者。

(3) 气管切开部位以下有占位性病变引起呼吸道梗阻者。

二、操作准备

1. 评估病人

(1) 评估病人的年龄、病情、意识状态以及体型、体位,有无麻醉药物过敏史。

(2) 评估病人的呼吸状况,头颈部的活动度,鼻腔、咽喉及气管是否通畅,颈部皮肤有无感染或异常。

(3) 评估病人的心理状况及配合程度。

向病人及家属讲解气管切开术的目的、操作程序,争取其同意与配合,消除不必要的顾虑。

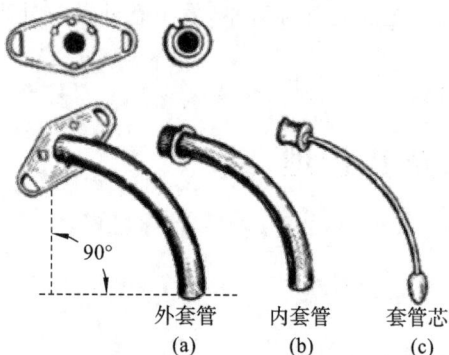

图 2-31　气管套管的构造

2. 环境准备　室内温度和湿度适宜,光线充足,除紧急气管切开外,一般要求在洁净消毒环境下实施。

3. 用物准备

(1) 气管切开包:内有甲状腺拉钩、气管扩张钳、手术刀、组织剪、止血钳、持针钳、医用缝针、手术镊、乳胶管、无菌孔巾等物品。紧急状况下准备一刀、一钳、一剪、一镊即可。

(2) 适宜的气管套管:常用的气管套管包括内套管、外套管及套管芯(图 2-31),放入内套管时功能同普通气管导管,拔出内套管后气流尚可经外套管开口流入呼吸道,外套管还可用于拔管前封管或长期带管者。

气管套管分为10个型号,可参照表2-2选择。

表 2-2　气管套管的选择

导管型号	1	2	3	4	5	6	7	8	9	10
内径/mm	3.6	4.0	4.5	5.0	5.5	6.0	7.0	8.0	9.0	10.0
长度/mm	40	42	46	55	55	60	65	70	75	80
使用年龄/岁	<1	1	2	4	6	8	10	14	成年女	成年男

（3）吸痰管与负压吸引装置。

（4）其他物品：必要的抢救药品、供氧装置、麻醉药品（1％普鲁卡因或利多卡因）、生理盐水、消毒药品、无菌手套、手术照明灯等。

三、操作方法

气管切开术视情况可紧急手术或择期进行。

（1）操作者准备：衣帽整洁、洗手、戴口罩，熟悉气管切开方法。

（2）病人准备：核对解释，常规颈部备皮，普鲁卡因皮试，建立静脉输液通路并保持通畅。

（3）体位：协助病人取仰卧位，肩下垫薄枕，由助手扶住头部以保持正中体位（图 2-32）。呼吸困难不能仰卧的病人可以采取坐位或半坐卧位，头后仰，由助手扶住以固定。

（4）消毒铺巾：操作者戴无菌手套，对病人颈部皮肤常规消毒，铺洞巾。

（5）实施麻醉：清醒病人可沿手术切口采用局部浸润麻醉，若病人躁动、抽搐或不配合，可采用基础麻醉或全身麻醉。深昏迷病人可不用麻醉。

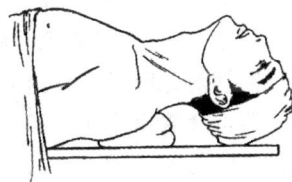

图 2-32　气管切开术病人体位准备

（6）切开置管：

①传统气管切开术：选择颈中线切口，上起甲状软骨下缘，下至胸骨上切迹以上一横指。操作者以左手拇指及中指固定环状软骨，右手执刀于环状软骨下缘至颈静脉切迹处做纵形切口，切开皮肤、皮下组织，分离舌骨下肌群，酌情分离甲状腺峡部，暴露气管环。用空针穿刺抽到气体即可确认气管，用手术刀于第 2、3（或 3、4）气管环正中自下向上挑开气管前壁，以血管钳撑开气管切口后置入气管套管，迅速取出套管芯，立即抽吸气道分泌物。证实套管在气管内后，插入内套管。检查伤口并妥善止血，套管上下酌情缝合 1～2 针。固定气管套管，向气囊充气，将无菌纱布块从中间剪开约 3/5，然后从套管底板下面围住外套管，以保护切口。

②经皮扩张气管切开术：此操作并发症少于传统方法，缺点是需要特制的器械且价格昂贵。术前准备同传统方法，消毒、局麻后，于颈前正中线第 1、2 软骨环间或第 2、3 软骨环间做穿刺点穿刺进针。确定穿刺针进入气管后，经穿刺针将导丝插入气管，退出穿刺针，沿导丝依次用扩张管和扩张钳穿透扩张开气管前组织及气管前壁，将气管套管的套管芯穿入导丝，沿导丝将气管套管置入气管，拔出导丝及套管芯。确认套管在气管内，护士将负压吸引管插入气管套管，充分吸尽气管套管内分泌物并证实气道通畅后，将气囊充气，固定气管套管，接呼吸机机械通气或接人工鼻吸氧。

（7）术后处理与健康指导：洗手，整理用物，垃圾按要求分类处理，向病人交代置管后的注意事项。

四、注意事项

（1）操作过程中应始终保持病人头部处于中立位，以预防损伤颈前血管和甲状腺。

（2）切开气管时注意刀尖向上，用力适当，以免穿透气管后壁甚至形成气管食管瘘。

（3）切开气管时不可伤及环状软骨和第一软骨，以防引起喉狭窄。

（4）遵守操作规程，防止下列并发症：

①气胸：较严重的并发症，多为术中误伤胸膜所致。

②出血:多由于术中误伤大血管、止血不完善或病人有凝血机制障碍,少见于气管套管下端磨破血管。出血速度慢者可出现压迫症状或导致外出血,速度快者可导致休克或窒息。

③其他:纵隔气肿、感染、气管-食管瘘等皮下气肿等。

五、置管期间的护理要点

(1)保持病室内适宜的温、湿度,一般调节室温在22~25 ℃,相对湿度在60%以上。

(2)加强气道湿化护理,可于气管套管外口覆盖1~2层盐水纱布,并保持湿润状态,必要时给予雾化吸入。

(3)及时吸痰以清理呼吸道分泌物,防止分泌物堵塞内腔阻塞呼吸道,定期消毒、更换内套管。

(4)加强置管期间的口腔护理,每天可用呋喃西林溶液做口腔护理两次,用湿盐水纱布敷盖口鼻部。

(5)置管后不论是否行机械通气,套管气囊应常规充气,防止发生误吸和漏气。

(6)气管切开的病人易产生恐惧感,觉得自己病情严重,情绪悲观,思想负担重,应重视病人的心理护理,鼓励病人树立战胜疾病的信心。

(7)拔管护理:拔管前,必须先行用软木塞或胶布堵塞管口1/2,如无呼吸困难,可进一步堵塞2/3,直至全部堵塞1~2日而无呼吸困难,确认呼吸道通畅后可拔管。

①拔管前先吸尽气管内分泌物,然后松开固定带,顺套管弯度慢慢拔出。如出现呼吸困难,应立即用另一消毒套管由原切口插入。

②拔管后不需缝合伤口,伤口用蝶形胶布拉拢对合,外覆盖无菌敷料,也可用油纱布包扎。

③拔管后48 h密切观察呼吸的变化,病人床头放置一套气管切开器械和同型号气管套管,以备万一拔管后出现呼吸困难时重新插管。

第八节　呼吸机应用护理

导学案例

临床情景:

病人,男,75岁,"反复咳嗽、咳痰20余年,气促5年,再发加重并神志模糊、躁动1 h"入院。既往吸烟史30年。

入院体检:T 38.2 ℃,P 122次/分,R 30次/分,BP 140/90 mmHg。半坐卧位,意识模糊,唇颊发绀,球结膜充血,皮肤湿润,杵状指(趾);桶状胸,双侧语颤减弱,叩诊呈过清音,肺部可闻及哮鸣音及湿啰音。心尖搏动不明显,心律尚齐,心尖部有Ⅱ级收缩期杂音。肝肋下触及2 cm,质软,脾未及。

辅助检查:血常规示WBC $13×10^9$/L,NC 92%;血气分析示PaO_2 52 mmHg,$PaCO_2$ 60 mmHg。

拟立即应用呼吸机治疗。

请思考:

1.呼吸机应用指征有哪些?有无禁忌证?

2.根据该病人情况宜选用何种呼吸机工作模式?各项参数如何调节?

3.应用呼吸机期间的护理要点有哪些?

呼吸机的应用即为机械通气,是指用人工方法或机械装置的通气代替、控制或辅助病人的呼吸,以达到增加肺通气量,改善呼吸功能,以及减少呼吸功耗、减轻心肺负担、缓解呼吸困难等目的。呼吸机广

扫码看课件

Note

泛应用于急救、麻醉、各种重症呼吸功能不全病人的呼吸支持。

一、适应证与禁忌证

（一）适应证

1. 预防性机械通气

（1）血流动力学不稳定的病人，如任何原因引起的休克。

（2）术后恢复期的病人，如行腹部手术的显著肥胖病人、合并慢性阻塞性肺疾病行胸部和腹部手术的病人、围手术期严重电解质紊乱的病人等。

（3）心脏手术后尤其是二尖瓣狭窄合并肺动脉高压的病人（可减轻心血管系统的应激反应）。

（4）酸性物质误吸综合征病人。

（5）恶病质病人或严重衰弱合并其他生理损伤的病人。

2. 治疗性机械通气

（1）心肺复苏后期治疗的病人。

（2）肺泡通气功能不足或呼吸暂停的病人，如需要用肌肉松弛剂治疗的重症肌无力的病人。

（3）低氧血症病人，在以面罩吸氧时 PaO_2 小于 70 mmHg，如急性呼吸窘迫综合征、肺水肿、肺不张、肺炎及肺栓塞的病人。

（4）呼吸功能失调的病人，如连枷胸、横膈破裂的病人。

（5）非特异性呼吸衰竭且不能适应呼吸做功增加的需要的病人。

（二）禁忌证

一般认为，呼吸机应用无绝对禁忌证，但有一些特殊情况，需先进行必要处理或需采取特殊的机械通气手段，这些特殊情况为相对禁忌证。

（1）中等量以上的活动性咯血的病人。

（2）伴肺大疱的呼吸衰竭的病人。

（3）支气管胸膜瘘的病人。

（4）未经减压或引流的气胸或大量胸腔积液的病人。

（5）心肌梗死或严重的冠状动脉供血不足的病人。

（6）血容量未补足前的低血容量性休克的病人。

二、呼吸机结构与种类

（一）结构

呼吸机必须具备四项基本功能，即向肺充气、吸气向呼气转换、排出肺泡气以及呼气向吸气转换，依次循环往复。一个完善的呼吸机通常由供气装置、控制装置和病人气路三部分构成。

（1）供气装置：由空气压缩机(提供高压空气)、氧气供给装置或氧气瓶(提供高压氧气)和空氧混合器组成。主要为病人提供氧浓度在 21%～100% 的含氧气体。

（2）控制装置：由计算机对设置参数及实测值进行智能化处理，通过控制器发出不同指令来控制各传感器、呼出阀、吸气阀来满足病人呼吸的要求。

（3）病人气路：由气体管道、湿化器、过滤器等组成。

（二）种类

临床应用的呼吸机主要有以下几种类型：

（1）定时通气机(时间切换)：指按预设时间完成呼气与吸气的转换。

（2）定容通气机(容量切换)：指按预设输出气量完成呼气与吸气的转换。

（3）定压通气机(压力切换)：指按预设呼吸道压力值完成呼气与吸气的转换。

（4）定流通气机(流速切换)：指按预设气体流速值完成呼气与吸气的转换。

三、操作准备

1. 评估病人

（1）评估病人的年龄、病情、意识状态及有无与呼吸功能不全发病相关的因素。

（2）评估病人有无建立人工呼吸道及其方式。

（3）评估病人有无紧张、焦虑、恐惧等心理反应，以及对使用呼吸机相关知识的了解情况。

向神志清醒的病人及家属做好解释、指导，说明呼吸机的应用目的、操作程序、注意事项及配合要点，消除不必要的顾虑。

2. 环境准备　室内温度、湿度适宜，环境安静、整洁，光线充足。

3. 物品准备　呼吸机、管道、附件、湿化器、1000 mL 无菌蒸馏水、气源（包括氧气和空气）、吸引装置及用物、模拟肺、电插板、减压表、扳手、管道固定夹、仪器使用登记本及笔。

四、操作方法

（1）操作者准备：保持衣帽整洁，洗手、戴口罩，准备一台性能良好的呼吸机及其管道、附件，熟悉呼吸机的原理及操作方法。

（2）核对解释：核对医嘱并向病人解释说明使用呼吸机的目的，取得病人的合作。

（3）连接回路：连接呼吸机回路、测压管、雾化管及模拟肺，开机自检，检查呼吸机是否漏气。

（4）打开湿化器：湿化器的水罐中放入过滤纸和适量无菌蒸馏水，将湿化器的温度调节至 34～36 ℃。

（5）确定呼吸模式：常用呼吸机工作模式如下。

①自主呼吸（SPONT）：用于病人自主呼吸良好时，辅助病人呼吸，增加氧气吸入，减小呼吸肌做功。

②同步间歇指令通气（SIMV）：一种容量控制通气与自主呼吸相结合的特殊通气模式，两种通气共同构成每分通气量，一般用于撤机前的过渡准备。

③机械辅助通气（AMV）：在自主呼吸的基础上，呼吸机补充自主呼吸通气量不足的部分。

④机械控制通气（CMV）：呼吸机完全取代自主呼吸，是病人无自主呼吸时最基本、最常用的支持通气模式。

⑤持续气道正压通气（CPAP）：在自主呼吸的基础上，无论吸气还是呼气均使呼吸道内保持正压的一种特殊通气模式。CPAP 有助于防止肺萎缩及改善肺顺应性，增加功能残气量。CPAP 可用于病人撤机前。

⑥呼气末正压（PEEP）：在呼气末维持呼吸道一定正压的呼吸方式，其目的在于呼气终末时保持一定的肺内压，防止肺泡塌陷。PEEP 通常设置的范围为 5～15 cmH$_2$O。

（6）设置各项参数：每分通气量一般为 10～12 mL/kg，呼吸频率为 10～20 次/分，潮气量为 8～12 mL/kg，吸呼比为 1∶（1.5～2）；FiO$_2$ 一般从 0.3 开始，根据 PaO$_2$ 的变化逐渐增加，长时间通气时 FiO$_2$ 不超过 0.5。

（7）设置报警界限和气道安全阀：不同呼吸机的报警参数不同，参照说明书进行调节。气道压安全阀或压力限制最高值一般设置为比正压通气峰压高 5～10 cmH$_2$O。

（8）调节同步触发灵敏度：根据病人自主吸气力量的大小调节同步触发灵敏度。同步触发灵敏度一般为 -4～-2 cmH$_2$O 或 0.1 L/s。

（9）连接病人气道：再次检查管道是否连接正确，有无漏气，测试各旋钮功能，试机运行正常后将管道与病人连接。呼吸机与病人的连接方式有三种：

①面罩：适用于神志清楚合作者，短期或间断应用，一般为 1～2 h。

②气管插管：用于半昏迷、昏迷的重症病人，保留时间一般不超过 72 h，如经鼻、低压力套囊插管可延长保留时间。

③气管切开：用于长期做机械通气的重症病人。

（10）根据病情调整参数：密切观察病人的生命体征、呼吸改善情况和呼吸机监测指标，依据血气分析的结果调整呼吸机参数。

（11）整理与记录：操作完毕洗手，整理床单位，物品归还原处。记录呼吸机使用时间、呼吸模式及设置参数情况。

（12）健康指导：向病人及家属交代呼吸机使用过程中的要求及注意事项。

（13）停机：病人自主呼吸恢复、缺氧情况改善后，遵医嘱停机。

五、应用呼吸机病人的护理

在使用呼吸机的过程中，为确保其有效性和安全性，医护人员应掌握呼吸机的监测技术，加强呼吸道管理，预防并发症的发生，解除病人心理障碍，缩短机械通气时间。

（一）一般护理

（1）观察并记录监测指标：在使用呼吸机前，应提前监测呼吸机的工作状态，设定好各种参数，使用呼吸机后，应密切观察呼吸机的运转情况，并对呼吸机的报警原因及时、正确地进行处理。做好各项监测指标的记录，定时做动脉血气分析。密切观察神经精神症状，及时调整呼吸参数，纠正通气不足或通气过度所致的酸碱失衡。

（2）密切观察病情变化：使用呼吸机治疗的病人应设专人护理，观察治疗的效果和病情变化，并应做好详细的记录。

（3）加强营养支持：使用呼吸机治疗的病人，机体处于高分解状态，耗能增加，因此，应根据病情给予肠内营养（enteral nutrition，EN）支持及肠外营养（parenteral nutrition，PN）支持，以纠正负氮平衡。

（4）加强基础护理：口腔护理每日 2～3 次，会阴护理每日 2 次，长期导尿病人应行膀胱冲洗；使用眼部润滑剂防止眼部并发症；在病情允许下每 2 h 翻身 1 次，按摩受压皮肤；鼓励病人加强被动活动和主动活动，积极开展康复锻炼。

（5）心理护理：使用呼吸机治疗的病人，由于人工呼吸道的建立失去正常的发音功能，往往产生心理障碍，医护人员应加强人性化和个性化护理。

（二）呼吸道护理

（1）保持呼吸道通畅：可对病人进行翻身、拍背及胸部叩击。病人每小时翻身 1 次，同时拍背，注意防止管道脱出，在翻身、拍背、湿化呼吸道后给予吸痰。

（2）加强呼吸道的湿化和温化：使用湿化器予以湿化和温化，湿化器的水温一般在 50 ℃。向湿化器内加无菌蒸馏水，还可直接向气管内滴入无菌蒸馏水或生理盐水，以保证呼吸道内的湿化。

（3）有效吸痰：吸痰时观察病人的心率、血氧饱和度、面部表情及四肢的动作，判断吸痰时病人的痛苦和憋气情况。病人一旦发生缺氧，应立即停止吸痰，并给予高浓度的氧气吸入。病人出现咳嗽、呼吸困难、听诊有痰鸣音及呼吸机显示病人呼吸道压力增高等时，提示病人需要吸痰。

（三）撤离呼吸机的护理

（1）拔管尽量选择在病人良好的睡眠后的上午，并保证足够的人力和时间可以观察病人呼吸情况，做好再次气管插管的准备。

（2）协助病人取坐位，彻底清除呼吸道及气囊上滞留物后行气囊放气，使用简易呼吸器给予高浓度氧正压通气，然后缓慢拔出导管。拔管过程中密切监测病人的呼吸频率、心率、血压、血氧饱和度、末梢循环情况、意识状态等的变化。

（3）拔管后护士要在床边陪伴、鼓励病人，消除其紧张情绪。保持呼吸道通畅，鼓励并协助病人咳嗽、排痰；病人若自觉明显气促、口唇发绀、烦躁不安、肺内有大量分泌物又无力咳出、末梢湿冷等，应考虑紧急气管插管。

第九节　多参数监护仪的应用护理

导学案例

临床情景：

病人，男，71岁，右股骨转子间骨折、Ⅱ型呼吸衰竭入院。入院时神志清楚，精神差，口唇、指(趾)甲轻度发绀，呼吸浅促，28次/分，双上肢水肿。血气分析：PaO_2 4.30 kPa，$PaCO_2$ 9.46 kPa。2 h后病人呈浅昏迷状态，瞳孔等大，对光反射存在。

拟立即应用多参数监护仪进行病情监测。

请思考：

1. 监护前应做好哪些准备工作？

2. 多参数监护仪有哪些功能组件？这些组件应如何与病人连接？

3. 使用过程中需注意哪些事项？

多参数监护仪是临床上常见的用于疾病诊断、病情监测的医疗仪器，可连续监测病人的心电图变化，及时发现和诊断心律失常，同时还可监测呼吸(R)、无创血压(NIBP)、脉率(P)、体温(T)、SpO_2等重要生命体征。多参数监护仪除能显示各项重要参数外，还设有报警装置，可进行信息存储、信息回放及信息传输，对心律失常进行自动分析，具有实时性、长时间性、可干预性、自动性与适应性等特点。

一、应用指征

凡是病情危重需要进行持续不间断的监测心率、心律、体温、呼吸、血压、脉搏及SpO_2等的病人，均可对其进行多参数监护仪监测。

二、操作准备

1. 评估病人

(1) 评估病人的年龄、病情、意识状态及生命体征等情况。

(2) 评估病人胸前区皮肤状况，有无破损或出血点。

(3) 评估病人有无紧张、焦虑、恐惧等心理反应。

向神志清醒的病人及家属解释使用多参数监护仪的目的、方法、注意事项及配合要点，使其愿意接受和配合治疗。

2. 环境准备　室内温度、湿度适宜，环境安静、整洁，光线充足。

3. 物品准备　主要有多参数监护仪及其附件、电极片、生理盐水棉球、纱布。

三、操作方法

(1) 操作者准备：保持衣帽整洁、洗手，了解病人病情及使用多参数监护仪的目的、操作方法。准备一台性能良好的多参数监护仪(包括监测导联线)以及电极片、生理盐水棉球、纱布。

(2) 核对解释：核对医嘱并向病人解释说明使用多参数监护仪的目的，以取得病人的合作。

(3) 连接导线：连接多参数监护仪各导联及功能模块，接通电源，开机自检。

(4) 将各功能组件正确与病人连接。

①心电图监测：病人取平卧或半坐卧位，清洁贴放电极片部位的皮肤，使之脱脂以降低皮肤的电阻；在相应部位皮肤上贴上一次性电极片，通过电极片向外的金属小扣与电极导联线相连接。临床上多参数监护仪的导联装置有三导联装置和五导联装置两种，其电极片安放位置如下。

Ⅰ三导联装置电极片安放位置：

a. 左上(LA)：左锁骨中线锁骨下或左上肢连接躯干的部位,即胸骨左缘锁骨中线第一肋间。

b. 右上(RA)：右锁骨中线锁骨下或右上肢连接躯干的部位,即胸骨右缘锁骨中线第一肋间。

c. 左下(LL)：左锁骨中线第六、七肋间,即左锁骨中线剑突水平处。

Ⅱ五导联装置电极片安放位置：

a. 右上(RA)：胸骨右缘锁骨中线第一肋间。

b. 右下(RL)：右锁骨中线剑突水平处。

c. 中间(C)：胸骨左缘第四肋间。

d. 左上(LA)：胸骨左缘锁骨中线第一肋间。

e. 左下(LL)：左锁骨中线剑突水平处。

选择合适的导联,设置心率、ST 段报警界限。一般心率报警上限为 110 次/分,报警下限为 50 次/分。

②SpO_2 监测：将 SpO_2 传感器的一端与多参数监护仪连接,另一端夹在病人的手指、脚趾或者耳廓处,观察其波形变化并根据病情设置波幅及报警界限,SpO_2 报警上限为 100%,报警下限为 96%。

③无创血压监测：将袖带缠在病人上臂(方法同水银血压计袖带测压法),按"START"键开始测压,观察显示器上收缩压、舒张压、平均动脉压等参数的数值,根据病情设定间隔测压的时间及血压报警界限。

④体温监测：将体温导联线的一端连接多参数监护仪,测量体温的探头固定于测量体温的部位,根据病情设定体温报警的界限。

(5)记录监测参数：及时记录多参数监护仪显示器上的各项参数,动态观察病人的病情变化。

(6)整理用物：整理用物及床单位,告知病人监测过程中的注意事项。

四、注意事项

(1)注意安全,地线必须完全接地,避免机器漏电而影响人身安全。

(2)胸前导联所描记的心电图不能代替常规心电图检查。

(3)贴放电极片时要使皮肤脱脂干净,尽可能地降低皮肤电阻,避免 QRS 波振幅过低或 QRS 波干扰变形。电极片与皮肤紧密接触,出汗时随时更换。为了便于电除颤时安放电极板,需留出易于暴露的心前区位置。

(4)连续监测 72 h 时需更换电极片位置,以防过久刺激皮肤而引起损伤。若病人对电极片有过敏迹象,则每天更换电极片或改变电极片位置。

(5)监测过程中出现报警,一定要查明原因。

(6)SpO_2 监测应每隔 2 h 观察监测部位的末梢循环情况和皮肤情况,并更换 SpO_2 传感器安放位置。需注意病人如涂有指甲油可能导致监测结果不准确。

(7)避免频繁的开机、关机,多参数监护仪屏幕每周用 95% 酒精棉球擦拭。

第十节 心脏电除颤术

扫码看课件

导学案例

临床情景：

病人,男,54 岁,因压榨性胸前区疼痛,伴恶心、呕吐、濒死感 6 h 入院。体格检查:血压 130/90 mmHg,心率 100 次/分,心律齐,双肺底可闻及少量湿啰音。实验室检查:肌红蛋白明

Note

显升高,肌钙蛋白轻度升高,CK-MB正常高值,ECG见V_1-V_5ST段抬高,与升高的T波形成单向曲线。诊断为急性广泛前壁心肌梗死,予以静脉溶栓治疗。

在心电监护过程中发现病人出现心室颤动。

请思考:

1. 作为值班护士,你该如何紧急对该病人施救?

2. 心脏电除颤术适应证有哪些?需注意哪些事项?

心脏电除颤术是利用除颤仪发出的高能脉冲电流,通过电极板直接或经过胸壁作用于心脏,使所有心肌纤维瞬间同时除极,以消除快速异位心律失常,使之恢复为窦性心律的方法。心脏电除颤术分为非同步心脏电除颤术和同步心脏电除颤术。

一、非同步心脏电除颤术

非同步心脏电除颤是指除颤器不用同步触发装置,在心动周期中的任何时间放电。

(一) 适应证

非同步心脏电除颤适用于消除心室颤动、心室扑动。

(二) 操作准备

1. 评估病人

(1) 评估病人意识状态、生命体征、心电图情况。

(2) 评估病人胸部皮肤有无炎症、损伤或其他情况。

(3) 若为神志清醒病人,评估有无紧张、焦虑、恐惧等情绪及对电复律的认知。

向神志清醒的病人或家属解释心脏电除颤的必要性、操作过程及可能出现的不适感,取得支持配合。

2. 环境准备　室内环境安静、整洁、安全,光线充足。

3. 用物准备　心电监护仪、除颤器、抢救车、气管插管箱、供氧装置、盐水纱布、导电糊、吸引器、各种抢救药品等。检查除颤器、心电监护仪及连接线路是否完备,除颤器同步性能是否正常,除颤器应处于备用状态。

(三) 操作方法

(1) 通过心电监护或心电图确认病人存在心室扑动或心室颤动。

(2) 打开除颤器电源开关,选择"非同步"按键。

(3) 两电极板准备好导电层,或包以盐水纱布。

(4) 调节除颤器并进行充电。旋转电除颤能量选择键,选择适当电除颤能量,单相波电除颤的电除颤能量目前推荐采用360 J,双相波电除颤首次电除颤能量为200 J,若无效则电除颤能量可增至300 J,仍无效时电除颤能量可增至360 J,每次电除颤间隔不应小于3 min。按下"充电"按键,将除颤器充电到所需水平。

(5) 将电极板分别置于左乳头下(心尖部)和胸骨右缘第二肋间(心底部)处,紧贴皮肤并稍施压力,嘱所有人员离开床边,避免与病人和床接触。操作者两手同时按下"放电"按键。

(6) 观察心电图波形,评价非同步心脏电除颤效果,如仍未恢复正常窦性心律,间隔3~5 min后,酌情重复上述过程。

(7) 除颤后用纱布擦净病人皮肤,擦净电极板,整理电源线、地线等用物,并将用物放回原处备用。将除颤器能量开关回复至零位,除颤器充电备用。

(四) 注意事项

(1) 非同步心脏电除颤前应建立静脉通道,对病人实施心电监护,详细检查用物,及时做好抢救准备。

(2) 非同步心脏电除颤时电极板的位置要放置准确,并与病人皮肤接触良好,适当加压于两电极

视频资源

体外非同步
电除颤

Note

板,保证电极板导电良好。

(3)除颤器放电时,任何人不准接触病人及病床,以免电击伤。

(4)除颤器、心电监护仪连接正确。

(5)非同步心脏电除颤完毕应擦净电极板上的导电糊,防止其干涸后使电极板表面不平,影响下次使用,并造成病人皮肤烧伤。

(6)非同步心脏电除颤仅是心肺复苏的一部分,非同步心脏电除颤后应立即继续进行心肺复苏术,有指征时再次给予非同步心脏电除颤。

二、同步心脏电除颤术

同步心脏电除颤是指利用心电图(ECG)R 波的电信号来控制放电,使脉冲电流落在 R 波降支,以保证其不落在易损期,避免诱发心室颤动。

（一）适应证与禁忌证

1. 适应证 同步心脏电除颤适用于转复心室颤动以外的各种快速心律失常,如阵发性室上性心动过速、室性心动过速、心房颤动等快速异位性心律失常病人,在药物治疗无效并且严重影响血流动力学时选用同步心脏电除颤。

2. 禁忌证

(1)洋地黄中毒及电解质紊乱特别是低钾血症所致快速心律失常病人。

(2)伴有高度或完全性房室传导阻滞的病人。

(3)病态窦房结综合征病人。

(4)心房颤动持续时间 1 年以上,转律成功可能性小,且反复发作的病人。

(5)心房颤动心室率小于 60 次/分的病人。

(6)其他:如近 3 个月有栓塞病史、心脏明显增大、甲状腺功能亢进引起的心律失常、心力衰竭未纠正的病人。

（二）操作准备

1. 评估病人

(1)评估病人意识状态、生命体征、心电图情况。

(2)评估病人胸部皮肤有无炎症、损伤或其他情况。

(3)若为神志清醒病人,评估有无紧张、焦虑、恐惧等情绪及对电复律的认知。

向神志清醒的病人或家属解释心脏电除颤的必要性、操作过程及可能出现的不适感,取得支持配合。如拟择期进行同步心脏电除颤,需向病人及家属解释除颤前的一些要求和准备,包括除颤前检查血钾、肝功能、肾功能,纠正低血钾和酸中毒;嘱病人停用洋地黄类药物 24～48 h;除颤前 1～2 天口服奎尼丁,以预防心律失常转复后复发;除颤前禁食 6 h,排空大、小便。

2. 环境准备 室内环境安静、整洁、安全,光线充足。

3. 用物准备 心电监护仪、除颤器、抢救车、气管插管箱、供氧装置、盐水纱布、导电糊、吸引器、各种抢救药品等。检查除颤器、心电监护仪及连接线路是否完备,除颤器同步性能是否正常。除颤器应处于备用状态。

（三）操作方法

(1)让病人去枕平卧于木板床上,暴露胸部。

(2)给病人静脉注射地西泮 0.3～0.5 mg/kg,当病人睫毛反射开始消失时即可实施同步心脏电除颤。

(3)打开除颤器电源开关,选择 1 个 R 波高耸的导联进行心电图波形观察,按下"胸外电除颤"按键和"同步"按键。

(4)在两电极板上准备好导电层,或包以盐水纱布。

53

（5）调节除颤器并进行充电。旋转电除颤能量选择键,选择适当电除颤能量,按下"充电"按键,将除颤器电除颤能量充电到所需水平。一般心房扑动需要的电除颤能量最小,为 50～100 J,心房颤动电除颤能量为 150～200 J,阵发性室上性心动过速、室性心动过速电除颤能量为 100～200 J。

（6）将电极板分别置于左乳头下（心尖部）和胸骨右缘第二肋间（心底部）处,紧贴皮肤并稍施压力,嘱所有人员离开床旁,避免与病人和床接触。操作者两手同时按下"放电"按键。

（7）除颤器放电后立即观察病人心电图波形,进行心脏听诊,测血压、呼吸,观察神志情况,评价同步心脏电除颤效果。

（8）同步心脏电除颤后的护理包括用纱布擦净病人皮肤,擦净电极板,整理电源线、地线等用物,并将用物放回原处备用。将除颤器电除颤能量开关回复至零位,除颤器充电备用。

（四）注意事项

（1）同步心脏电除颤前建立静脉通道,给病人供氧,同步心脏电除颤后病人需绝对卧床休息 24 h。

（2）同步心脏电除颤后需持续心电监护病人至少 24 h,密切观察病人的呼吸、血压、神志、瞳孔变化,观察病人皮肤及肢体活动情况,及时发现病人有无栓塞征象。

（3）同步心脏电除颤放电时需要与心电图 R 波同步,以避开心室的易损期,避免放电引起室上性心动过速或心室颤动。

（4）观察同步心脏电除颤位置的皮肤有无损伤,如有灼伤按一般烧伤处理。

（5）除颤器用后需检查性能,并及时充电,使其处于备用状态。

案例解析 2-1   案例解析 2-2   案例解析 2-3   案例解析 2-4

案例解析 2-5   案例解析 2-6   案例解析 2-7

直通护考在线答题

（杨桂荣   彭淑华）

第三章　ICU 常用监测技术

学习目标

1. 知识目标

(1) 描述体温、心率、血压、中心静脉压、肺动脉压与肺毛细血管楔压、心排血量、呼吸频率、肺容量、经皮动脉血氧饱和度、呼气末二氧化碳分压、颅内压、尿量、尿比重、血清尿素氮、血肌酐、pH 值、动脉血氧分压、动脉血氧饱和度等测定的正常值。

(2) 阐述体温监测、血流动力学监测、心电图监测、呼吸功能监测、脑功能监测、肾功能监测、动脉血气分析的临床意义。

(3) 解释中心静脉压、心排血量、经皮氧饱和度、血气分析等概念。

2. 能力目标

(1) 能独立完成体温监测、无创血流动力学监测、心电图监测、呼吸运动监测、经皮氧饱和度监测以及尿量、尿比重监测等技术操作。

(2) 能配合医生完成有创血流动力学监测、肺容量与肺通气功能监测、脑功能监测、肾功能监测、动脉血气分析监测。

3. 素质目标

(1) 具有救死扶伤的人道主义精神和人文关怀理念,敬畏生命、临危不惧。

(2) 具有生命第一、时效为先的急救理念,忠于职守、乐于奉献。

(3) 具有良好的心理素质和团队精神,处事不惊、从容应对。

导学案例

临床情景:

病人,女,55 岁,因"背部肿物 10 天,低热、少尿 1 天"入院。10 天前左背部出现 1 cm×1 cm 大小的疖肿,在家曾多次自行挤压,未正规治疗,疖肿逐渐扩大而且出现脓疱,1 天前开始出现乏力不适、低热、少尿。既往无其他病史。

入院时病人 T 38.5 ℃,P 125 次/分,R 25 次/分,BP 70/35 mmHg,中心静脉压 4 cmH_2O。意识模糊,口唇发绀,四肢厥冷,轻度水肿,双肺呼吸音粗,无啰音,左肩胛下角区有一 4 cm×5 cm 类圆形结节,边界不清,位置较深,表面破溃、流脓,周围色红,皮温高。血常规:白细胞 $11.5×10^9$/L,中性粒细胞百分比 95%,肾功能检查血 BUN 10 mmol/L,Cr 248 mmol/L。动脉血气分析:pH 7.08,$PaCO_2$ 26.6 mmHg,PaO_2 68 mmHg,HCO_3^- 8.7 mmol/L,BE −22 mmol/L,Lac 5.2 mmol/L。

请思考:

1. 分析该病人有哪些严重状况? 主要的护理问题/护理诊断有哪些?

2. 该病人入住 ICU 后需严密监测哪些方面的病情变化?

Note

第一节　体温监测

体温监测又称体温测量,是指对人体内部温度进行测量从而为疾病诊治提供依据的方法。

一、体温计种类

1. 玻璃内汞温度计　即水银温度计,是临床上最常用的一种温度计。

2. 电子温度计　有热敏电阻温度计和温差电偶温度计两种。电子温度计不仅可以制作成为类似水银温度计一样的断续测量的温度计,还可以做成可以连续测量的温度计(每秒测量1次),这为体温的连续测量的实现提供了极大的帮助。

3. 红外线温度计　主要用于鼓膜温度的测定。

二、体温测量部位

(1) 直肠温度:直肠温度为中心温度,亦称肛温。测量时可将温度计置于肛门深部,小儿插入肛内2～3 cm,成人插入肛内6～10 cm。临床上应用较多,但易受粪便影响。

(2) 食管温度:中心温度,将体温测量电极放置在咽喉部或食管下段。

(3) 鼻咽温度:将温度计插到鼻咽部或鼻腔顶测得鼻咽温度,该温度可间接反映脑部温度。

(4) 鼓膜温度:将专用的鼓膜体温测量电极置于外耳道内鼓膜上即测得鼓膜温度,该处的温度可反映流经脑部血流的温度,常认为与脑部温度非常接近。

(5) 口腔温度和腋下温度:腋下温度一般比口腔温度低0.3～0.5 ℃,将腋下温度加0.5～1 ℃则与直肠温度接近。腋下是常用监测体温的部位。麻醉和昏迷病人及不合作者不宜测量口腔温度。

(6) 皮肤温度:皮肤温度能反映末梢循环状态,在血容量不足或低心排血量时,外周血管收缩,皮肤温度下降,皮肤各部位温度差别很大,主要是因为受皮下血液循环、出汗等因素的影响。平均皮肤温度(℃)=0.3×(胸壁温度+上臂温度)+0.2×(大腿温度+小腿温度)。大腿内侧皮肤温度与平均皮肤温度非常接近,故现在常规将皮肤温度探头置于大腿内侧。测量皮肤温度时,应注意环境温度的直接影响。

三、临床意义

目前,临床上的监护设备均有T1、T2两个插孔,这两个插孔用于监测中心温度与平均皮肤温度,并显示温度差值。正常情况下,温度差值不超过2 ℃。严重休克病人,温度差值增大;温度差值减少,提示病情好转,外周循环改善;温度差值逐渐进行性扩大,提示病情恶化。

第二节　血流动力学监测

血流动力学监测可分为无创和有创两大类。无创的血流动力学监测是应用非机械损伤的方法,经皮肤或黏膜等途径间接取得有关心血管功能的各项参数,如自动的无创血压(non-invasive blood pressure,NIBP)监测、心电图等,已成为常用的监测手段。有创的血流动力学监测是指经体表插入各种导管或监测探头到心脏和(或)血管腔内,利用各种监测仪或监测装置直接测定各项生理参数。

血流动力学监测的适应证是各科危重症病人,如创伤、休克、呼吸衰竭和心血管疾病病人,以及行心胸外科、神经外科及较大而复杂手术的病人。

一、心率监测

(一) 正常值

正常成人安静时心率(heart rate,HR)应在 60～100 次/分,随着年龄的增长而变化。小儿心率较快,老年人心率较慢。现在的生命体征监测仪均有心率的视听装置,可在生命体征监测仪屏幕上显示出心率的数字。心率报警的上限、下限可随意设置,当心率超过设置的上限、下限或心脏停搏 4 s 之内,生命体征监测仪能够自动报警。

(二) 临床意义

(1) 判断心排血量:心率对心排血量影响很大,心排血量等于每搏输出量与心率的乘积,在一定的范围内,随着心率的增加,心排血量会增加,但当心率太快(大于 160 次/分)时,由于心室舒张期缩短,心室充盈不足,每搏输出量减少,而使心排血量减少。心率减慢(小于 50 次/分)时,由于心搏次数减少而使心排血量减少。进行性心率减慢是心脏停搏的前奏。

(2) 求算休克指数:失血性休克时,心率的改变最为敏感,故严密监测心率的动态改变,对早期发现失血极为重要。休克指数＝心率/收缩压。血容量正常时,休克指数应等于 0.5;休克指数等于 1 时,提示失血量占血容量的 20%～30%;休克指数大于等于 1 为休克,大于 1.5 为严重休克,提示失血量占血容量的 30%～50%。

(3) 估计心肌耗氧:心肌耗氧与心率的关系极为密切,心率的快慢与心肌耗氧量成正相关。心率与收缩压的乘积(rate pressure product,RPP)反映了心肌耗氧量情况。心肌耗氧量正常值应小于 12000,若大于 12000 提示心肌耗氧量增加。

二、动脉压监测

(一) 影响血压的因素

影响动脉压(arterial blood pressure,ABP)的因素包括心排血量、血容量、周围血管阻力、血管壁的弹性和血液黏滞度 5 个方面。血压能够反映心室后负荷、心肌耗氧量及周围血管阻力。虽然血压能反映循环功能,但不是唯一指标。因为组织灌注取决于血压和周围血管阻力两个因素。若血管收缩,周围血管阻力增高,血压虽高,而组织血流却减少,因此判断循环功能不能单纯依靠血压,应结合多项指标,综合分析。

(二) 测量方法

1. 无创血压监测 常用袖套测压和自动化无创动脉测压。前者用于手法控制袖套充气,压迫周围动脉(常用肱动脉)间断测压。后者用特制气泵自动控制袖套充气,可定时间断测压。自动间断测压法通常称为自动化无创性测压法,是 ICU、麻醉手术中应用最广泛的血压监测方法,也是 20 世纪 80 年代以来心血管监测史上一个重大发展。

间接监测血压方法的优点:①无创伤,重复性好;②操作简便,容易掌握;③适应人群广,包括不同年龄病人及各种大手术、小手术病人;④自动化血压监测,按需定时测压,省时、省力;⑤袖套测压与直接穿刺插管测压有良好的相关性,测平均动脉压尤为准确。缺点是不能够连续监测,不能够反映每一个心动周期的血压,不能够显示动脉波形。低温、外周血管收缩、血容量不足及低血压,这些都可能会影响测量的结果。测压间隔时间太短、测压时间过长都可引起上肢缺血、麻木等。

2. 动脉穿刺插管直接测压法 这是一种有创性测量血压的方法,可反映每一个心动周期的收缩压、舒张压和平均动脉压。通过动脉压波形能初步判断心脏功能,计算其压力升高速率,以估计左心室的收缩功能。由于动脉穿刺插管直接测压方法具有诸多优点,因此成为 ICU 中最常用的血压监测方法之一。但该法具有创伤性,有动脉穿刺插管的并发症如局部血肿、血栓形成等,故应从严掌握指征,并熟悉穿刺技术和测压系统的原理和操作。

(三) 临床意义

(1) 收缩压(systolic blood pressure,SBP)的重要性在于克服各器官临界关闭压,以保证器官的供血。如肾的临界关闭压为 70 mmHg(9.33 kPa)。当收缩压低于此值时,肾小球滤过率(glomerular filtration rate,GFR)减少,将发生少尿。

(2) 舒张压(diastolic blood pressure,DBP)的重要性在于维持冠状动脉灌注压(coronary perfusion pressure,CPP),冠状动脉灌注压等于舒张压和左心室舒张末压(left ventricular end diastolic pressure, LVEDP)的差值。

(3) 平均动脉压(mean arterial pressure,MAP)是心动周期血管内平均压力。平均动脉压＝舒张压 $+1/3$ 脉压＝($2\times$舒张压＋收缩压)$\times1/3$。平均动脉压与心排血量、体循环血管阻力有关(平均动脉压 ＝心排血量×体循环血管阻力),是反映器官、组织灌注的良好指标之一。平均动脉压正常值为 $60\sim$ 100 mmHg($8\sim13.3$ kPa),受收缩压和舒张压双重因素影响。

三、中心静脉压监测

（一）正常值

中心静脉压(central venous pressure,CVP)是指胸腔内上腔静脉、下腔静脉的压力,成人中心静脉压正常值为 $5\sim12$ cmH$_2$O($0.49\sim1.18$ kPa)。

（二）适应证

(1) 各类大型、中型手术病人,尤其是心血管、颅脑和胸部的大而复杂的手术病人。
(2) 各种类型的休克病人。
(3) 脱水、失血和血容量不足的病人。
(4) 右心功能不全的病人。
(5) 需大量静脉输血、输液的病人。

（三）监测方法

经皮穿刺监测中心静脉压,主要操作为经颈内静脉或锁骨下静脉,将导管插至上腔静脉。中心静脉压受如下四种因素影响:①右心室充盈压;②静脉内壁压,即静脉内血容量;③作用于静脉外壁的压力, 即静脉收缩压和张力;④静脉毛细血管压。

（四）临床意义

中心静脉压的高低主要反映右心室前负荷和血容量。静脉毛细血管压与静脉张力、右心功能有关, 不能反映左心功能,这是因为三尖瓣和肺动脉瓣对中心静脉血流有阻滞作用,肺循环阻力的改变使来自 左心的压力下降。

中心静脉压小于 $2\sim5$ cmH$_2$O,提示右心充盈不佳或血容量不足;中心静脉压大于 $15\sim20$ cmH$_2$O, 提示右心功能不良。当病人出现左心功能不全时,单纯监测中心静脉压没有临床意义。中心静脉压监测是反映右心功能的间接指标,对了解循环血量和右心功能具有十分重要的临床意义,对指导治疗具有重要的参考价值,特别是持续监测其动态变化,比单次监测更具有指导意义。该指标与其他血流动力学参数一起进行综合分析,能使其具有更重要的临床意义。

（五）注意事项

(1) 判断导管插入上腔静脉、下腔静脉或右心房无误。
(2) 将玻璃管零点置于第四肋间右心房水平腋中线处。
(3) 确保静脉内导管和测压管道系统内无凝血、空气,测压管道无扭曲等。
(4) 测压时确保静脉内导管畅通。
(5) 加强管理,严格执行无菌操作。

（六）影响中心静脉压的因素

(1) 病理因素:中心静脉压升高见于右心衰竭及全心衰竭、心房颤动、肺梗死、支气管痉挛、输血及 输液过量、纵隔压迫、张力性气胸、血胸、各种慢性肺部疾病、心包填塞、缩窄性心包炎及导致胸腔内压升高的其他疾病等;中心静脉压降低的原因有失血引起的低血容量、脱水、周围血管阻力降低等。

(2)神经因素:交感神经兴奋导致静脉张力升高,体内儿茶酚胺、抗利尿激素、肾素和醛固酮等的分泌增多,可引起中心静脉压不同程度升高;低压感受器作用加强,使血容量相对减少和回心血量不足,从而导致中心静脉压降低。

(3)药物因素:快速补液及应用去甲肾上腺素等收缩血管药物会使中心静脉压升高;应用血管扩张药或右心功能较差病人应用洋地黄类强心药改善心功能后,中心静脉压降低。

(4)麻醉插管和机械通气:麻醉浅和进行气管插管时,中心静脉压随动脉压升高而升高,机械通气时胸腔内压升高,会引起中心静脉压升高。

(5)其他因素:如缺氧、肺血管收缩、肺动脉高压、应用 PEEP(呼气末正压通气)呼吸模式及肺水肿时,中心静脉压升高。

(七)并发症及防治

(1)感染:中心静脉置管感染率为 $2\%\sim10\%$,因此,在操作过程中应严格遵守无菌技术,加强护理,每天要更换敷料,每天用肝素溶液冲洗导管。

(2)出血和血肿:颈内静脉穿刺时,穿刺点或进针方向偏向胸锁乳突肌内侧时,易穿破颈动脉。进针太深可能穿破椎动脉和锁骨下动脉,在颈部可形成血肿,肝素化后或凝血功能障碍的病人更易发生出血和血肿。因此,颈内穿刺前应熟悉局部解剖,掌握颈内穿刺要点,一旦误穿入颈动脉,应局部压迫颈动脉,对肝素化病人更应延长局部压迫时间。

(3)其他:包括气胸、血胸、栓塞、神经和淋巴管损伤等。虽然中心静脉置管并发症发生率很低,但后果严重。因此,必须加强预防措施,熟悉解剖,认真操作,一旦出现并发症,应立即采取积极治疗措施。

四、肺动脉压监测

肺动脉压(pulmonary arterial pressure,PAP)监测又称漂浮导管监测或 Swan-Ganz 漂浮导管监测。

(一)基本原理

在心室舒张终末,主动脉瓣和肺动脉瓣均关闭,二尖瓣开放,在肺动脉瓣与主动脉瓣之间形成了一个密闭的液流内腔,如肺血管阻力正常,则左心室舒张末压、肺动脉舒张压(pulmonary artery diastolic pressure,PADP)、肺动脉楔压(pulmonary arterial wedge pressure,PAWP)和肺毛细血管楔压(pulmonary capillary wedge pressure,PCWP)近似相等。左心室舒张末压可代表左心室前负荷,并且受其他因素影响较小。但临床测量左心室舒张末压较困难,而肺动脉舒张压和肺动脉楔压在一定的条件下近似于左心室舒张末压,故监测肺动脉楔压可间接用于监测左心功能。

(二)适应证

(1)急性呼吸窘迫综合征(acute respiratory distress syndrome,ARDS)病人并发左心衰竭时,最佳的诊断方法是测定肺动脉楔压。低血容量性休克应用扩容治疗时,测定肺动脉楔压用来估计左心室前负荷,指导合理治疗。对施行各类大手术的高危病人监测肺动脉楔压,可预防和减少循环衰竭的发病率和死亡率。

(2)循环功能不稳定的病人,应用正性肌力药和血管扩张药等,通过肺毛细血管楔压测定,可以指导治疗并观察治疗效果。

(3)判断心源性肺水肿。通过监测血浆胶体渗透压(colloid osmotic pressure,COP)和肺动脉楔压(PAWP),并计算其差值(COP-PAWP),可对心源性肺水肿的发生做出判断,肺动脉楔压升高提示为左心衰竭或肺水肿。COP-PAWP 的正常范围为 $10\sim18$ mmHg,COP-PAWP 低于 9 mmHg 一般认为是肺水肿的先兆指标,COP-PAWP 在 $4\sim8$ mmHg 之间提示肺水肿发生的可能性明显增加,COP-PAWP 低于 4 mmHg 时将不可避免地发生肺水肿。左心衰竭时,COP-PAWP 可为负值。

(三)监测方法

1.器材和监护仪 根据临床需要可选用不同规格的 Swan-Ganz 漂浮导管,常用的是四腔管,成人用 F7,小儿用 F5,Swan-Ganz 漂浮导管不透 X 线。Swan-Ganz 漂浮导管长 100 cm,从顶端开始每隔 10 cm 有 1 个黑色环形标记,黑色环形标记可作为插管深度的指示。每根 Swan-Ganz 漂浮导管有 3 个空腔和 1 根金属导线。Swan-Ganz 漂浮导管顶端开口可供测量肺动脉压和采取血标本;Swan-Ganz 漂浮导管近端的开口(距顶端 30 cm)用于测量右心房压(right atrial pressure,RAP)或中心静脉压,以及供测量心排血量时注射生理盐水;第三个腔开口于靠近 Swan-Ganz 漂浮导管顶端的气囊内,气囊的充气量为 1.25～1.5 mL,气囊充气后利于 Swan-Ganz 漂浮导管随血流向前推进,金属导线终止于 Swan-Ganz 漂浮导管顶端近侧 3.5～4.0 cm 处,金属导线一端与热敏电阻相连,另一端接上心排血量计算机。

不同厂商生产的 Swan-Ganz 漂浮导管,插头可相互通用。施行 Swan-Ganz 漂浮导管测压时尚需配套中心静脉穿刺套管针及导引钢丝、静脉扩张器、导管鞘、三通开关、旁路输液管、充气用注射器、压力换能器、心电图机和压力监护仪等。

2. 插管方法 通常选择右侧颈内静脉插管,此处从皮肤到右心房的距离最短,Swan-Ganz 漂浮导管可直达右心房。操作方法与经颈内静脉穿刺插管行中心静脉压监测方法极为相似,易于掌握,并发症少。当颈内静脉穿刺成功后,将特制的导引钢丝沿 Swan-Ganz 漂浮导管鞘送入颈内静脉内,然后经导引钢丝送入静脉扩张器及外鞘管,拔除导引钢丝及静脉扩张器,留置外鞘管在血管内。然后经外鞘管将 Swan-Ganz 漂浮导管插入到颈内静脉内。Swan-Ganz 漂浮导管插入 15～20 cm,即可进入到右心房,心电示波器上显示右心房压波形,此时将气囊部分充气,这样有利于 Swan-Ganz 漂浮导管向前推进。Swan-Ganz 漂浮导管通过三尖瓣口进入到右心室后,压力突然升高,出现典型的平方根形右心房压波形,此时气囊完全充气。F7 Swan-Ganz 漂浮导管气囊充气 1.2～1.5 mL 后,既可减少 Swan-Ganz 漂浮导管尖端对右心室壁的刺激,减少心律失常的发生,又使 Swan-Ganz 漂浮导管容易向肺动脉推进。当 Swan-Ganz 漂浮导管插入到肺动脉时,舒张压较前显著升高,有重波切迹,再继续向前插管,Swan-Ganz 漂浮导管即可嵌入肺动脉分支,并出现肺动脉楔压波形。

(四)注意事项

(1) Swan-Ganz 漂浮导管顶端应位于左心房同一水平的肺动脉第一节分支,此时,肺动脉楔压才能准确反映左心房压(left atrial pressure,LAP)。

(2) Swan-Ganz 漂浮导管前端最佳嵌入部位应在肺动脉较大分支,当气囊充气后生理监测仪上即显示肺动脉楔压的波形和压力值,而放气后屏幕上又显示肺动脉压波形和肺动脉收缩压(pulmonary arterial systolic pressure,PASP)、肺动脉舒张压、肺动脉压值。

(3) 呼吸对肺动脉楔压有影响,用机械通气或自主呼吸时,均应在呼气末测肺动脉楔压。

(4) 用温度稀释法测心排血量时,注射液的温度与受试者体温的温度差值应大于 10 ℃,通常采用 0～4 ℃冰盐水,注射速度一般为 2 mL/s,连续测 3 次,取平均值。

(五)并发症与防治

(1) 心律失常:当 Swan-Ganz 漂浮导管进入到右心室时,由于其顶端裸露部分触及心内膜,可以引起室性心律失常。为防止或减少心律失常的发生,当 Swan-Ganz 漂浮导管进入到右心房时,宜将气囊充气,覆盖 Swan-Ganz 漂浮导管尖端,插入中遇到阻力时,不可用力插入。若心律失常频繁发生可暂停操作,并可静脉注射利多卡因。

(2) 气囊破裂:Swan-Ganz 漂浮导管可重复多次使用,气囊弹性消失后,易发生气囊破裂,气囊破裂多见于肺动脉高压的病人。应注意保护气囊。Swan-Ganz 漂浮导管应储存在室温小于 20 ℃的地方,室温过高会引起气囊破裂。气囊充气量应小于 1.5 mL,并注意小心、缓慢充气。若怀疑气囊破裂,应将注入的气体抽出,同时拔除 Swan-Ganz 漂浮导管,因为气囊乳胶碎片可形成栓子。对于患右向左分流先天性心脏病的病人应使用二氧化碳气体。

(3) 血栓形成和栓塞:Swan-Ganz 漂浮导管周围的血栓形成可堵塞插入导管的静脉,出现上肢水肿、颈部疼痛和静脉扩张。休克和低血压病人处于高凝状态,抽取这些病人的血标本后,Swan-Ganz 漂浮导管没有经冲洗、抗凝处理,则容易引起血栓形成。应注意定期用肝素盐水冲洗,有栓塞史和高凝状态病人需用抗凝药治疗。

（4）肺栓塞：Swan-Ganz漂浮导管尖端栓子脱落可导致肺动脉栓塞，Swan-Ganz漂浮导管插入过深、气囊过度膨胀和长期嵌顿，可压迫血管形成血栓。为减少此并发症的发生，气囊充气量不可超过1.5 mL，应间断缓慢地充气，必要时拍胸部X线片，检查Swan-Ganz漂浮导管尖端位置及气囊充气的情况。

（5）导管扭曲、打结、折断及损伤心内结构：如果Swan-Ganz漂浮导管插入过深，可引起Swan-Ganz漂浮导管扭曲、打结，F5 Swan-Ganz漂浮导管发生扭曲、打结的机会较多。遇到有扭曲时应退出和调换Swan-Ganz漂浮导管。退出有困难时，可注入冷生理盐水10 mL。打结的处理如下：可在X线透视下，放松气囊后退出。若打结不能解除，由于Swan-Ganz漂浮导管的韧性较好，可将其打结抽紧，然后轻轻拔出。在气囊充气状态下，退出Swan-Ganz漂浮导管可损伤肺动脉瓣或三尖瓣，因此，应注意气囊放气后才能退管。Swan-Ganz漂浮导管折断较罕见，但Swan-Ganz漂浮导管放置不宜太久，因为塑料老化或多次使用有可能发生Swan-Ganz漂浮导管折断，所以置管前应特别注意检查Swan-Ganz漂浮导管质量。

（6）肺出血和肺动脉破裂：肺动脉高压病人，Swan-Ganz漂浮导管尖端易进入肺动脉小分支，由于气囊过度充气和血管壁变性，可致肺动脉出血，甚至穿透血管壁。因此，气囊不能过度充气，并且测量肺动脉楔压的时间应尽量缩短。

（7）感染：感染可发生在穿刺点或切口处，也可引起细菌性心内膜炎。因此，操作过程中必须严格遵守无菌原则，并加强护理，定期更换敷料。

（六）临床意义

（1）评估左心室、右心室功能。正常情况下，肺动脉楔压较左心房压高1～2 mmHg，在无肺与二尖瓣病变时肺动脉楔压、左心房压、左心室舒张末压值大致相等，所以肺动脉楔压可反映左心室前负荷和右心室后负荷。

（2）指导治疗。为扩容补液，应用强心药、血管收缩药和血管扩张药治疗提供依据，同时还可判断治疗效果和预后。

（3）指导选择最佳的呼吸机PEEP模式。

（4）通过压力波形分析，可帮助确定Swan-Ganz漂浮导管位置。

五、心排血量监测

（一）适应证

心排血量（cardiac output，CO）是反映心脏泵血功能的重要指标，通过心排血量监测可判断心脏功能，诊断心力衰竭和低心排综合征，估计预后，指导治疗。

（二）测定方法

心排血量监测在临床上可分为无创法和有创法两种类型。无创法包括心阻抗图、多普勒超声心排血量监测等。有创法包括温度稀释法、改良有创血流动力学监测、经肺热稀释法等。

1. 温度稀释法 温度稀释法为常用的心排血量监测方法，是目前临床上判断心功能的金标准，能方便迅速地得到CO数值。通过Swan-Ganz漂浮导管向右心房注射2～10 ℃的冷生理盐水，冷生理盐水随血液流动而被稀释并吸收血液的热量，冷生理盐水温度逐渐升高，直到与血液温度一致。这一温度稀释过程被Swan-Ganz漂浮导管前端的热敏电阻感应，通过记录就可得知温度-时间曲线。心排血量可由公式计算得到。

经计算机输入相关参数，可自动计算出心排血量，并显示记录其数字的波形。同时，可以从心排血量、平均动脉压、平均肺动脉压（mean pulmonary arterial pressure，MPAP）等计算出体循环血管阻力（systemic vascular resistance，SVR）和肺循环血管阻力（pulmonary vascular resistance，PVR）。

2. 改良有创血流动力学监测 又称持续心排血量监测或持续温度稀释法心排血量监测。该方法的插管及测压方法与Swan-Ganz漂浮导管一样，只是在监测心排血量时，不是通过注入冷生理盐水，而是通过特有的脉冲能量加热线圈引起血液温度的变化,血液温度被位于肺动脉处的热敏电阻感应,通过计算机系统,计算出有关血流动力学参数。

3. 经肺热稀释法 需要在中心静脉和一条相对较大的动脉(如股动脉)上同时插管,导管不进入心腔,从静脉管注入冰水,动脉管可监测温度变化。

4. 心阻抗图(impedance cardiogram,ICG) 一项无创伤性的监测方法,主要研究每个心动周期胸部电阻抗的变化,其改变与心脏、大血管血流的容积密切相关。其操作安全、简单,与计算机相连可动态监测心排血量及其他血流动力学参数。

5. 多普勒超声心排血量监测 通过多普勒超声测量胸主动脉血流而监测心排血量的一种无创性、连续性监测方法。

(三)注意事项

(1)一般情况下,用 0～30 ℃生理盐水可测出心排血量,但最好是生理盐水的温度与肺动脉血温度相差 10 ℃以上,最大注射容量在 F7 Swan-Ganz 漂浮导管为 10 mL,F5 Swan-Ganz 漂浮导管为 5 mL。一般生理盐水在 4～13 s 内注入,否则测不到或测不准心排血量,室温和操作者手温可影响温度稀释法的准确性。

(2)计算心排血量时,需向计算机输入某些参数,如体表面积(body surface area,BSA)、中心静脉压和肺动脉楔压,可由计算机自动进行心血管功能计算,包括心排血量、每搏量。

(四)临床意义

心排血量由心率、前负荷、后负荷及心肌收缩性等因素决定,监测心排血量及计算心血管各项参数可以了解心脏泵血功能,并绘制心功能曲线,以判断心功能与前负荷、后负荷的关系,以便能正确地进行心血管治疗,心排血量监测有助于心力衰竭和低心排综合征的诊断、处理和预后判断。心排血量和心血管计算参数的正常值见表 3-1。

表 3-1　心排血量和心血管计算参数的正常值

血流动力学指标	公式	正常范围
心排血量(CO)	$CO=SV \times HR$	4～8 L/min
心脏指数(CI)	$CI=CO/BSA$	2.8～4.2 L/(min·m^2)
每搏量(SV)	$SV=CO \times 1000/HR$	60～90 mL
每搏指数(SI)	$SI=SV/BSA$	40～60 mL/m^2
每搏功(SW)	$SW=(MAP-PAWP) \times SV \times 0.136$	85～119 g·m
左心室每搏功指数(LVSWI)	$LVSWI=1.36 \times (MAP-PAWP) \times SI/HR$	45～60 g·m/m^2
右心室每搏功指数(RVSWI)	$RVSWI=1.36 \times (PAP-PAWP) \times SI/HR$	5～10 g·m/m^2
体循环血管阻力(SVR)	$SVR=(MAP-CVP) \times 80/CO$	900～1500 dyn·s/cm^2
肺循环血管阻力(PVR)	$PVR=(PAP-PAWP) \times 80/CO$	150～250 dyn·s/cm^2

注:①心脏指数(cardiac index,CI);②每搏量(stroke volume,SV);③每搏指数(stroke volume index,SI);④每搏功(stroke work,SW);⑤左心室每搏功指数(left ventricular stroke work index,LVSWI);⑥右心室每搏功指数(right ventricular stroke work index,RVSWI)。

第三节　心电图监测

一、应用范围

心电图反映心脏兴奋的电活动过程,它对心脏基本功能及其病理研究有重要的参考价值。心电图可以分析与鉴别各种心律失常,也可以反映心肌受损的程度和发展过程以及心房、心室的功能结构情况。特征性的心电图改变和演变是诊断心肌梗死最可靠和最实用的方法,心电图监测在指导心脏手术进行及指示必要的药物处理上有参考价值。因此,心电图监测多年来一直被列为常规的监测手段。

二、临床意义

(1) 持续监测心率、心律,及时发现和识别心律失常。

(2) 持续显示心电活动,及时发现水、电解质紊乱和心肌缺血及心肌梗死。

(3) 监测药物对心脏的影响,可作为临床用药的参考依据。

(4) 观察心脏起搏器的功能。

三、监测方法

(一) 心电监护仪的种类

1. 心电监护系统和床边监护仪 ICU 内常配备心电监护系统,由一台中央监护仪和 4～6 台床边监护仪组成。床边监护仪能同时监测病人的动态心电图、呼吸、体温、血压(分无创和有创)、血氧饱和度、脉率等生理参数,并可设置各参数的报警界限以提醒医护人员。床边监护仪的心电图信号可以通过导线、电话线或遥控输入中心监测站以便同时监护多个病人。

中央监护或床边心电图监测具有以下功能:①显示、打印和记录心电图波形和心率。②一般都设有心率上限报警、下限报警的视听装置,报警时可同时记录和打印。有心律失常分析功能的监护仪在室性期前收缩每分钟大于 5 次时即可报警,心脏停搏发生 4 s 以上可自动报警。③图像冻结功能可使心电图波形的显示停止在某一画面,以供仔细观察和分析此画面中的心电图波形。双线心电图显示,连接的第二行心电图波形,可以停止在特定的画面,并能及时记录。④数小时至 24 h 的心电图波形能趋势显示和记录。⑤有的生命体征监测仪配有计算机,可分析多种类型的心律失常,识别 T 波改变,并诊断心肌缺血。

2. 动态心电图监测仪(Holter 心电图监测仪) 由分析仪和记录仪组成。记录仪是可随身携带的小型心电图磁带记录仪,通过胸部皮肤电极慢速长时间(24 h)记录不同负荷状态下心电图波形。分析仪可应用计算机进行识别。Holter 心电图监测仪主要用于诊断冠心病和心律失常,也可用于监测起搏器的功能、寻找晕厥原因,并及时观察抗心律失常药的应用效果。

3. 遥控心电图监测仪 该监测仪不需用导线与心电图监测仪相连,遥控半径一般为 30 m,中心台可同时监测多位(一般 4～6 位)病人,病人身旁可携带 1 个发射仪器。

(二) 心电导联连接及其选择

参见第二章第九节"多参数监护仪的应用护理"。

四、使用注意事项

(1) 详细阅读使用说明书,熟悉操作方法,床边监护仪电极片不应粘在心前区,以便紧急时行胸外心脏电除颤。

(2) 正确识别及消除伪差干扰,如使用一次性电极、接紧各种接头、接好地线等。

(3) 心电图监测不能代替常规心电图检查。心电图监测只能监测心率、心律的动态变化,若需分析心电图异常波形应做常规导联心电图。

第四节　呼吸系统监测

呼吸系统监测的目的就是评价肺部氧气和二氧化碳的交换功能及观察呼吸通气与通气储备是否充

分、有效。呼吸系统监测包括呼吸运动监测、呼吸功能监测、经皮动脉血氧饱和度（SpO_2）监测、呼气末二氧化碳分压监测等。

一、呼吸运动监测

呼吸运动受呼吸中枢功能、呼吸肌功能、胸廓的完整性、肺功能、循环功能的影响。呼吸运动的一般性观察简单、方便，且直观、综合性强，在临床上有时更为实用。

（一）呼吸频率

呼吸频率是指每分钟的呼吸次数，它反映病人通气功能及呼吸中枢的兴奋性，是呼吸系统监测的最简单的基本监测项目。可简单目测呼吸频率，也可通过精密仪器测定呼吸频率。正常成人呼吸频率为10～18次/分，如成人呼吸频率小于6次/分或大于35次/分均提示呼吸功能障碍。小儿的呼吸频率随年龄减小而增快，8岁小儿呼吸频率为18次/分，1岁小儿呼吸频率为25次/分，新生儿呼吸频率约为40次/分。

（二）呼吸幅度、呼吸节律和呼吸周期

呼吸幅度是指呼吸运动时病人的胸部、腹部的起伏大小，一般男性及儿童以腹式呼吸为主，女性以胸式呼吸为主，正常胸式呼吸时两侧胸廓同时起伏。呼吸节律是指呼吸的规律性。吸呼比是指呼吸周期中吸气时间与呼气时间之比，可通过目测或使用人工呼吸机（非控制呼吸时）呼吸活瓣的运动情况来测定吸呼比，需精确测量时可通过呼吸功能监测仪测定。呼吸运动时胸部、腹部的起伏幅度可以大致反映潮气量的大小，通过观察呼吸节律的变化可以发现异常呼吸类型，并提示病变部位，如伴有喘鸣和呼气延长的呼吸状态多属于慢性阻塞性通气障碍、急性呼吸窘迫综合征、心脏疾病和其他疾病。异常呼吸，如Kussmaul呼吸、Biot呼吸、潮式呼吸（Cheyne-Stokes呼吸）等，多在危重症时出现。正常吸呼比为1:（1～1.5），吸呼比的变化反映肺的通气功能、换气功能。

常见的异常呼吸类型如下：

（1）哮喘性呼吸：哮喘性呼吸发生在哮喘、肺气肿及其他喉部以下有阻塞的病人，其呼气时间较吸气时间明显延长，并伴有哮鸣。心源性哮喘是哮喘性呼吸困难的一种，以左心室病变引起者为多，表现为阵发性端坐呼吸，呼吸困难常在夜间及劳累后出现，可持续数分钟到数小时之久。

（2）紧促式呼吸：呼吸运动浅促而带有弹性，多见于胸膜炎、胸腔肿瘤、肋骨骨折、胸背部剧烈扭伤、颈椎疾病及胸椎疾病引起疼痛的病人。

（3）深浅不规则呼吸：其多见于周围循环衰竭、脑膜炎或各种因素引起的意识丧失的病人。

（4）叹息式呼吸：呼吸呈叹息状，多见于神经质、过度疲劳等的病人，有时亦见于周围循环衰竭的病人。

（5）蝉鸣样呼吸：因会厌部发生部分阻塞，空气吸入困难使病人在吸气时发出高音调啼鸣声。吸气时病人的肋间及上腹部软组织内陷，形成所谓的"三凹征"。

（6）鼾音呼吸：病人在呼吸期间可闻及大水泡音，这主要是上呼吸道有大量分泌物潴留，并有空气进出气管时产生。鼾音呼吸多见于昏迷或咳嗽反射无力的病人。

（7）点头式呼吸：因胸锁乳突肌收缩，在吸气时下颌向上移动，而在呼气时下颌重返原位，类似点头样，故得此名。点头式呼吸常在垂危病人呼吸变得不规则时出现。

（8）潮式呼吸：呼吸由浅慢变深快，再由深快到浅慢后出现一段呼吸暂停，然后又重复如上的周期性呼吸，像潮水涨落一样。潮式呼吸常见于脑炎、尿毒症及老年脑动脉硬化症等的病人。

二、呼吸功能监测

1. 肺容量监测

（1）潮气量（tidal volume，TV）：指在平静呼吸时，一次吸入或呼出的气量。潮气量可用肺功能监测仪或肺量仪直接测定。成人潮气量正常值为8～12 mL/kg，男性的潮气量略大于女性的潮气量，平均约为500 mL。它反映人体静息状态下的通气功能，在使用人工呼吸机时还可通过测定吸气潮气量与呼气

潮气量的差值反映出呼吸管道的漏气状况。

（2）肺活量（vital capacity，VC）：指最大吸气之后缓慢呼出的最大气量（呼气肺活量）或最大缓慢呼气后用力吸入的最大气量（吸气肺活量），它反映肺每次通气的最大能力。正常成年男性肺活量为3.5 L，正常成年女性的为2.4 L。肺活量减少见于任何使呼吸幅度受限的疾病，如胸廓活动受限、肺组织受损、膈肌活动受限等。

（3）补吸气量（inspiratory reserve volume，IRV）：指在平静吸气后，用力做最大深吸气所能吸入的气量，或称吸气储备量，需通过肺功能监测仪测定。正常成年男性补吸气量为2100 mL，正常成年女性的为1400 mL。它反映胸廓的弹性和吸气肌的力量。

（4）补呼气量（expiratory reserve volume，ERV）：指在平静呼气后，用力做最大呼气所能呼出的气量，或称呼气储备量，需通过肺功能监测仪测定。正常成年男性补呼气量为900 mL，正常成年女性的为560 mL。它反映胸廓的弹性和呼气肌的力量。

（5）残气量（residual volume，RV）：指最大呼气后肺内残留的全部气量，正常值为1.5～2 L。功能残气量（functional residual capacity，FRC）是指平静呼气后肺内残留的气量，正常成年男性功能残气量为2300 mL，正常成年女性功能残气量为1600 mL。残气量与功能残气量均起着缓冲肺泡气体分压变化的作用，它们可以防止呼吸过程中小气道闭塞或肺泡塌陷。残气量与功能残气量增高见于肺组织弹性减退、末梢支气管狭窄、任何原因引起的呼气受阻或胸廓畸形等；残气量与功能残气量减少主要见于各种原因引起的胸肺弹性回缩力增加、肺泡缩小或肺泡塌陷。

2. 肺通气功能监测

（1）每分通气量（minute ventilation，MV）：在静息状态下每分钟呼出或吸入的气量。每分通气量＝潮气量×呼吸频率。每分通气量正常值为6～8 L/min，它是肺通气功能最常用的测定指标之一。成人每分通气量大于10 L/min常提示通气过度，每分通气量小于3 L/min常提示通气不足。

（2）生理无效腔（physiological dead space）：包括解剖无效腔和肺泡无效腔。解剖无效腔是指口、鼻、气管和细支气管这一段呼吸道。肺泡无效腔是指在肺泡中未参与气体交换的空间。正常情况下，解剖无效腔与生理无效腔基本相等，机体患病时生理无效腔可增加。生理无效腔/潮气量反映通气的效率，正常值为0.2～0.35，用于评价生理无效腔对病人通气功能的影响，可帮助寻找生理无效腔增加的原因。

（3）每分钟肺泡通气量（minute alveolar ventilation，MAV）：在静息状态下每分钟吸入气量中能到达肺泡进行气体交换的有效通气量称为每分钟肺泡通气量。每分钟肺泡通气量＝（潮气量－生理无效腔）×呼吸频率。每分钟肺泡通气量正常值为4.2 L/min，它反映真正的气体交换量。

（4）最大通气量（maximal voluntary ventilation，MVV）：为单位时间内病人尽力所能吸入或呼出的最大气量，具体测定方法是让病人做最大最快的深呼吸15 s，用肺功能监测仪测定其呼出或吸入的气量，以L/min表示。成年男性最大通气量正常值为104 L/min，成年女性最大通气量正常值为82.5 L/min。最大通气量是肺通气功能监测中较有价值的测定项目，它受神经-肌肉系统，以及肺组织、胸廓和气道等多个效应组织、器官影响，可显示呼吸肌的疲劳程度。

（5）用力肺活量（forced vital capacity，FVC）：深吸气后用最快速度、最大力气呼气所能呼出的全部气量，又称用力呼气量（FEV）。可用肺功能监测仪测定1 s、2 s、3 s的呼气绝对值，分别表示为FEV1、FEV2、FEV3。临床上更常用FEV1、FEV2、FEV3分别占FEV的百分比来表示FEV1、FEV2、FEV3，正常FEV1为83%，FEV2为96%，FEV3为99%。FEV主要用来判断较大气道的阻塞性病变，其中以FEV1意义最大。

三、经皮动脉血氧饱和度（SpO_2）监测

SpO_2监测是利用脉搏血氧饱和度仪测得的病人的血氧饱和度，从而间接判断病人的供氧情况。此方法简单、无创，可持续经皮监测血氧饱和度。临床上SpO_2与SaO_2（动脉血氧饱和度）有显著的相关性，它们的相关系数为0.90～0.98，SpO_2被广泛应用于ICU病人的监测。

（一）原理

脉搏血氧饱和度仪是一个电子分光光度计，它由三部分组成，即光电感受器、微处理机和显示部分。它是根据光电比色的原理，利用不同组织吸收光线的波长不同而设计的。氧合血红蛋白（HbO_2）可吸收可见红光（波长为 660 nm），血红蛋白可吸收红外线（波长为 940 nm）。组织中这两种光的吸收系数是恒定的，只有动脉血流中的氧合血红蛋白和血红蛋白浓度随着血液动脉周期性的变化而变化，从而引起光电感受器输出的信号强度随之发生周期性变化，微处理机将这些信号进行处理并计算出对应的 SpO_2。

（二）正常值

SpO_2 正常值为 $96\%\sim100\%$。

（三）临床意义

（1）SpO_2 监测可及时发现组织缺氧。SpO_2 监护主要用于监测组织氧合功能和循环功能，早期发现低氧血症。它是报告病人缺氧的最及时、最迅速的警告。

（2）SpO_2 监测有助于掌握吸痰时机和吸痰持续时间。当呼吸道被痰液阻塞时，肺通气功能下降，通气/血流降低，最终导致组织缺氧，SpO_2 低于正常，经过吸痰处理后 SpO_2 可恢复正常。对呼吸道内痰液较多一次不能吸净的病人，应先给病人吸氧或接上呼吸机，待 SpO_2 回升后再继续吸痰。使用呼吸机的病人吸痰前先提高氧浓度，使 SpO_2 升高到最佳状态，用外径不超过导管或套管内径 1/2 的吸痰管吸痰，吸痰时负压不宜过高，吸痰时间不超过 15 s；每次吸痰后应提高吸氧浓度，使病人的 SpO_2 及时回升，缩短缺氧时间。

（3）SpO_2 监测有利于调节氧流量和选择给氧方式。通过 SpO_2 监测，及时调节呼吸机氧浓度和导管吸氧流量，避免因氧流量过高而引起氧中毒或氧流量过低引起低氧血症。因此，当 SpO_2 低于 85%时，应增加氧流量；在停止吸氧 5 min 后，SpO_2 也能保持在 90%，此时可改为低流量吸氧；当 SpO_2 在 96%左右，可进行间断吸氧，最终不吸氧。对肺功能不全、充血性心力衰竭病人，通过 SpO_2 监测可指导选择合理的给氧方式，如鼻导管和面罩给氧。

（4）SpO_2 监测可及早发现病情变化及指导卧位病人翻身时机。

（四）影响因素

（1）严重低氧：当 SpO_2 低于 70%时，数据可能不准，应结合动脉血气评价氧合功能。

（2）机器方面：探头位置不正确、光线从指甲透过、机器故障等。

（3）病人方面：①体外循环心脏停搏期，危重病人心搏骤停、无脉搏，SpO_2 无法检测；②右心衰竭、二尖瓣关闭不全和中心静脉压升高者发生静脉血流搏动，此时测出的是小动脉和小静脉血氧饱和度的平均值；③糖尿病、动脉硬化时动脉血流减少，SpO_2 读数偏低；④寒冷刺激、交感神经兴奋或药物引起外周血管强烈收缩，末梢组织搏动性血流减少、贫血或血液过度稀释的病人动脉搏动信号明显减弱，均可导致 SpO_2 读数偏低；⑤正铁血红蛋白异常增多时，病人的血呈深褐色、脚趾涂指甲油、患增厚性灰指甲、指端有血痂或敷料覆盖等，这些都会导致 SpO_2 读数不准；⑥一氧化碳中毒时，碳氧血红蛋白（COHb）增多，SpO_2 读数显示偏高，而实际病人缺氧程度很重。

四、呼气末二氧化碳分压监测

呼气末二氧化碳分压（$PETCO_2$）监测是监测病人呼气终末部分气体中的二氧化碳分压。它是一种无创监护技术，已较多地应用于危重症病人。目前，临床上使用的一系列的呼气末二氧化碳分压监测仪主要根据红外线原理、质谱原理、拉曼散射原理测定呼气末二氧化碳分压。其正常值为 $35\sim40$ mmHg。

（一）$PETCO_2$ 监测的原理

组织细胞代谢产生的二氧化碳，经毛细血管和静脉运输到肺，在呼气时排出体外，体内二氧化碳产量和肺泡通气量决定肺泡内二氧化碳分压（$PACO_2$）。二氧化碳弥散能力很强，极易从肺毛细血管进入肺泡内。故 $PACO_2$、$PaCO_2$ 很快达到平衡，最后呼出的气体应为肺泡气，正常人 $PETCO_2$、$PACO_2$ 和

$PaCO_2$ 值大致相等,但在病理状态下,肺泡通气量/肺血流量(V/Q)及肺内分流量(Qs/Qt)发生变化,$PETCO_2$ 就不能代表 $PaCO_2$。$PETCO_2$ 的测定有红外线法、质谱法和比色法 3 种,临床上常用的是红外线法,红外线法又根据气体采样的方式分为旁流型和主流型两类。

（二）临床应用及意义

（1）监测通气功能:无明显心肺疾病的病人 V/Q 正常。一定程度上,$PETCO_2$ 可以反映 $PaCO_2$。

（2）维持正常通气量:全身麻醉期间或呼吸功能不全需使用呼吸机时,可根据 $PETCO_2$ 来调节通气量,避免发生通气不足和通气过度,从而造成高碳酸血症或低碳酸血症。

（3）判断导管的位置:通过 $PETCO_2$ 波形可迅速、直观地判断导管位置,特别是口腔手术经鼻插管,当导管越接近声门口时,$PETCO_2$ 波形会越明显,以此来指导将导管插入声门,如果导管插入食管,则不能观察到 $PETCO_2$ 波形,所以 $PETCO_2$ 波形对导管误入食管有较高的辅助诊断价值。

（4）及时发现呼吸机的机械故障:当呼吸机发生机械故障如接头脱落、回路漏气、导管扭曲、气管阻塞、活瓣失灵等,$PETCO_2$ 波形可发生变化,同时可伴有气管压力的骤然改变。因此,$PETCO_2$ 波形对呼吸机的机械故障有较高的诊断价值。

（5）调节呼吸机参数和指导呼吸机的撤除:①调节通气量;②选择最佳 PEEP 值,一般来说,能维持最小 $PETCO_2$ 值的 PEEP 值为最佳 PEEP 值;③$PETCO_2$ 为连续无创监测,可用来指导呼吸机的撤除,当能自主呼吸时,SpO_2 和 $PETCO_2$ 保持正常,可以撤除呼吸机;应注意异常的 $PETCO_2$ 存在,必要时进行撤机前、后血气比较。

（6）了解肺泡无效腔量及肺血流量变化:$PaCO_2$ 为有血液灌注的 $PACO_2$,$PETCO_2$ 为有通气的 $PaCO_2$,若 $PETCO_2$ 低于 $PaCO_2$,$PETCO_2$ 增加或二氧化碳波形上升呈斜形,说明肺泡无效腔增加及肺血流量减少。

（7）监测循环功能:休克、心搏骤停及肺梗死时肺血流减少或停止,二氧化碳浓度迅速降为零,二氧化碳波形消失,$PETCO_2$ 波形消失和 $PETCO_2$ 迅速下降持续 30 s 以上表示心搏骤停,$PETCO_2$ 可作为复苏急救时胸外按压是否有效的重要的无创监测指标,而且对判断预后价值更大,此时,$PETCO_2$ 水平与心排血量成对应关系。

第五节　脑功能监测

一、颅内压监测

颅内压(ICP)是指颅腔内容物对颅腔壁所产生的压力。正常生理情况下,大脑中的脑组织、脑血流、脑脊液的体积与颅脑的容积是相适应的,从而能保持颅内相对稳定的压力。当以上任何一种内容物的容量发生改变时,均容易导致颅内压的变化。颅内压的监测是早期确诊颅内高压的最可靠手段,也是评价治疗效果的可靠方法。

（一）适应证

（1）进行性颅内压升高的病人:如脑水肿、脑脊液循环通路受阻、脑脊液分泌增多或呼吸障碍、动脉压急剧增高、颅脑外伤、颅内感染等的病人。

（2）颅脑手术后的病人:病人可因颅骨骨瓣复位不当或包扎过紧出现不同程度的脑水肿,或因术后疼痛引起颅内压变化。

（3）使用 PEEP 的病人:包括重症颅脑损伤等的病人,可根据颅内压改变进行调整。

（二）测压方法

（1）脑室内测压:经颅骨钻孔后,将硅胶导管插入侧脑室,然后连接压力换能器,再接上监护仪即可测试颅内压。

（2）硬膜外测压：将压力换能器放置于硬膜外与颅骨之间，避免过紧或过松，以免读数不准，此法感染较少，可长期监测，但装置昂贵，不能普遍应用。

（3）硬脑膜下监测：硬脑膜下监测用于开颅术中将传感器置入蛛网膜表面或蛛网膜下腔，可对术中或术后病人进行颅内压监测。此法优点为可以避免脑穿刺损伤脑组织，缺点是其准确性较脑室内测压差，容易引起感染。

（4）脑实质的压力监测：在右侧额区颅骨钻孔，将纤维状传感器插入脑实质内 2～3 cm。其优点是监测准确、操作简便、容易固定，一般不发生零点漂移。其缺点是创伤大，传感器价格昂贵且要求较高。

（三）临床意义

正常成人平卧时颅内压为 10～15 mmHg(1.33～2 kPa)，颅内压在 15～20 mmHg(2～2.7 kPa)之间为轻度增高，颅内压在 20～40 mmHg(2.7～5.3 kPa)之间为中度增高，颅内压大于 40 mmHg(5.3 kPa)为重度增高。

（四）影响颅内压的因素

（1）$PaCO_2$：脑血管反应不受二氧化碳直接影响，而与细胞外液 pH 值改变有关。$PaCO_2$ 下降时，细胞外液 pH 值升高，脑血流量减少，颅内压降低。$PaCO_2$ 增高时，细胞外液 pH 值下降，脑血流量和脑容量增加，颅内压升高。脑外科手术时，用过度通气方式可降低 $PaCO_2$，使脑血管收缩，脑血流量减少，颅内压降低。但若 $PaCO_2$ 过低，致使脑血流量太少时，则可引起脑缺血、缺氧，导致脑水肿，其损害反而加重。

（2）PaO_2：PaO_2 下降至 50 mmHg(6.67 kPa)以下时，脑血流量明显增加，颅内压升高。PaO_2 增高时，脑血流量及颅内压均下降。如长期的低氧血症常伴有脑水肿，即使提高 PaO_2 至正常水平，颅内压也不易恢复正常。

（3）其他方面的影响：气管插管、咳嗽、打喷嚏均可使颅内压升高，颈静脉受压也能使颅内压升高。颅内压与体温有关，体温每降低 1 ℃，颅内压降低 3.7％～5.5％。影响颅内压的因素还有血压，颅内压随着血压的升高而升高。

二、脑电图监测

脑电图是应用脑电图记录仪，将脑部产生的自发性生物电流放大 100 万倍后，记录获得的图形，通过脑电活动的频率、振幅、波形变化，了解大脑功能状态的一种检查方法。脑电图显示的是脑细胞群自发而有节律的生物电活动，是大脑皮质锥体细胞群及其树突突触后电位的总和。

脑电图检查方法简单，经济方便，可在疾病过程中反复监测。近年来，国内、外十分重视对复苏后脑功能的恢复和预后的判断，在判断脑死亡方面，具有着重要的诊断价值。

三、脑血流图监测

脑是机体代谢最旺盛的器官之一，脑的重量仅为体重的 2％，脑血流量却占心输血量的 15％，脑的耗氧量占全身耗氧量的 20％～25％。脑功能的维持需要依赖足够的血供，一旦脑血供障碍或脑血流中断，脑功能就难以维持而发生一系列病理生理变化，甚至发生脑死亡。脑血流图监测也可以反映脑功能状态。目前，常用的脑血流图监测有脑电阻图(REG)检查、经颅多普勒超声(TCD)血流测定等。

1. 脑电阻图(REG)检查 头部通过微弱高频交流电时，可产生与脉搏一致的导电改变而描记的一种阻抗脉波，这种阻抗脉波为主动脉内脉压波向脑血管传递的容积脉搏波。一般认为头部阻抗脉波2/3来自颅内血流，头部阻抗脉波 1/3 来自颅外血流，故 REG 的变化主要受颅内动脉血流的影响。它主要反映脑血管的血流充盈度、动脉壁弹性和血流动力学变化，从而判断脑血管和脑功能状态。

2. 经颅多普勒超声(TCD)血流测定 通过发射的超声位相与折返的超声波音频变化来判断血流方向和血流速度，了解脑血流或其他部位的血流动态，从而进一步评估脑部的功能状态。

Doppler 血流测定为非创伤性的简单监测方法，只需要将探头置于颅骨较薄的部位，通常为颞部、眼眶及枕骨大孔,即可以用声音反映出局部脑血流情况或用荧光屏显示出局部脑血流情况。

临床应用TCD可准确反映病变部位和血管狭窄程度,可对颅内压增高进行持续监测,可指导降颅压治疗和评价治疗效果。

其他的脑功能监测方法还有脑地形图、脑诱发电位、头颅CT及头颅MRI等。

格拉斯哥昏迷量表(GCS)能客观反映颅脑损伤的严重程度,便于判断病情、分析预后,对脑功能的判定有可靠的可信度,但要参照其他参数全面分析。此量表包括如下内容:睁眼反应为1～4分,语言反应为1～5分,运动反应为1～6分。并以检查时最佳反应为评定标准,意识清楚时总分为15分,最低分值为3分。因此,对于急性颅脑损伤病人,分值越低说明其病情越重,分值越高说明其病情越轻。

第六节　肾功能监测

一、尿量

尿量的变化是肾功能衰竭最显著的特征之一。尿量变化是肾功能改变的最直接的指标,在临床上通常记录每小时及24 h尿量。成人一昼夜尿量为1000～2000 mL。当每小时尿量少于30 mL时,多为肾血流灌注不足,肾血流灌注不足间接提示全身血容量不足。当24 h尿量少于400 mL时称为少尿,少尿表示有一定程度肾功能损害;24 h尿量少于100 mL为无尿,无尿是肾功能衰竭的基础诊断依据。

二、肾浓缩-稀释功能

肾浓缩-稀释功能主要用于监测远端肾小管的重吸收功能。夜尿量超过750 mL常为肾功能不全的早期表现。白天每次的尿量几乎相等,最高尿比重低于1.018,则表示肾浓缩功能不全。尿比重固定在1.010左右(等张尿),则提示肾功能损害严重,常见于慢性肾炎、慢性肾功能衰竭、原发性高血压、肾动脉硬化等疾病的晚期。

三、血清尿素氮

血清尿素氮(BUN)是体内蛋白质代谢的终末产物。在正常情况下,血清尿素氮主要是经肾小球滤过,而随尿排出。当肾实质受损害时,肾小球滤过率(GFR)降低,致使血清尿素氮浓度增高。因此,测定血清尿素氮的含量,可以粗略估计肾小球的滤过功能。

(一) 正常值

血清尿素氮正常值为3.2～7.1 mmol/L(8～20 mg/dL)。

(二) 临床意义

血清尿素氮增高常见于以下情况:①肾脏疾病:如各种原发性肾小球肾炎、肾盂肾炎、肾肿瘤等所致的慢性肾功能衰竭,血清尿素氮尤其对尿毒症诊断有特殊价值,血清尿素氮增高的程度与肾脏疾病病情严重程度成正比,进行性升高是肾功能进行性恶化的重要指标之一。急性肾功能衰竭GFR下降到50%以下时,血清尿素氮才升高。②肾前因素或肾后因素引起的尿量显著减少或无尿时,如严重脱水、循环衰竭、尿道结石或前列腺肥大引起的尿道梗阻。③蛋白质分解或摄入过多:如急性传染病、高热、上消化道大出血、大面积烧伤、严重创伤、高蛋白质饮食等。

四、血肌酐(Cr)

肌酐是肌肉代谢产物,由肾小球滤过而排出体外,当肾实质损害时,GFR降低到正常人的1/3以下时,血肌酐浓度就会明显上升,故测定血肌酐浓度可作为GFR受损的指标。

（一）正常值

血肌酐正常值为 $88.4\sim176.8\ \mu mol/L(1\sim2\ mg/dL)$。

（二）临床意义

当有各种类型的肾功能不全时,血肌酐明显增高。

第七节　动脉血气监测

血气分析是利用血气酸碱分析仪直接测定动脉血中的 pH 值、二氧化碳分压($PaCO_2$)和氧分压(PaO_2)等指标,然后由计算机计算出相应的参数,从而对人体的呼吸功能、氧合状况和血液酸碱平衡状态做出评估的一种分析方法。血气分析可为诊断和治疗提供可靠的依据,也是监测危重症病人必不可少的手段。但是,应注意单凭一张血气分析报告做出的判断难免会得出错误结论,必须结合病人的病史、临床症状及采血时的状态,并且进行血气的动态观察,才能得出符合病人实际情况的结论。

三电极系统(pH 电极、$PaCO_2$ 电极、PaO_2 电极)的问世与广泛采用,为血气分析和酸碱监测提供了方便。在危重症病人的救治过程中,应用呼吸器治疗已成为常规的治疗手段。单凭临床观察不足以对呼吸功能状态做出精确的判断。

一、血液酸碱度(pH)

（一）正常值

动脉血 pH 值为 7.35~7.45,平均为 7.40;静脉血 pH 值比动脉血 pH 值低 0.03。若以[H^+]方法表示,正常值为 35~45 nmol/L,平均为 40 nmol/L。$pH=6.1+log[[HCO_3^-]/(0.03\times PaCO_2)]$。

（二）临床意义

pH 值小于 7.35 为失代偿性酸中毒或酸血症(失代偿性代谢性酸中毒或失代偿性呼吸性酸中毒);pH 值大于 7.45 为失代偿性碱中毒或碱血症(失代偿性代谢性碱中毒或失代偿性呼吸性碱中毒)。pH 值为 7.35~7.45 可有三种情况:正常,无酸碱平衡紊乱;代偿了的酸碱平衡紊乱(有酸碱平衡紊乱,但是为代偿了的);互相抵消的酸碱平衡紊乱。人体能耐受的最低 pH 值为 6.90,最高 pH 值为 7.70。

二、动脉血二氧化碳分压

动脉血二氧化碳分压($PaCO_2$)是指物理溶解在动脉血中的二氧化碳所产生的张力。由于二氧化碳的弥散能力很强,比氧气大 25 倍,因此动脉血、静脉血中二氧化碳分压的差值很小(差值为 6 mmHg)。$PaCO_2$ 是肺通气功能与二氧化碳产生平衡的结果。通常在二氧化碳产生量不变的情况下,$PaCO_2$ 是反映通气功能和酸碱平衡的重要指标。

（一）正常值

$PaCO_2$ 正常值为 35~45 mmHg,平均为 40 mmHg。

（二）临床意义

1. 判断肺泡通气量　$PaCO_2$ 正常表示肺泡通气量正常,$PaCO_2$ 降低表示肺泡通气量过度,$PaCO_2$ 升高表示肺泡通气量不足,两者成反比关系。这一点在应用机械通气时极为重要。

2. 判断呼吸性酸碱平衡紊乱　$PaCO_2$ 若大于 45 mmHg,表示通气不足,持久的通气不足可造成呼吸性酸中毒,从而引起高碳酸血症。呼吸性酸中毒时 $PaCO_2$ 应有原发性升高。呼吸性碱中毒时,$PaCO_2$ 应有原发性降低。

3. 判断代谢性酸碱平衡紊乱是否代偿及有无复合性酸碱平衡紊乱　代谢性酸中毒代偿后,$PaCO_2$

降低;代谢性碱中毒代偿后,$PaCO_2$ 应升高。

三、动脉血氧分压

动脉血氧分压(PaO_2)是指物理溶解于动脉血中的氧所产生的张力。氧在动脉血中溶解的多少,与吸入气中氧分压(PiO_2)高低成正比关系,而 PiO_2 的高低又取决于肺泡气的氧分量(FiO_2)。

(一)正常值

在标准条件下(在海平面、平静条件下)呼吸空气时,中青年 PaO_2 正常值为 90~100 mmHg。PaO_2 随年龄的增长而降低,其年龄预计值公式为 PaO_2(mmHg)=103-年龄(岁)×0.42±3.5,但年龄再大,PaO_2 不应低于 70 mmHg。

(二)临床意义

1. 衡量有无缺氧及缺氧的程度 PaO_2 为 90~100 mmHg 或在年龄预计值以上为正常,低于此值为低氧血症;PaO_2 在 60~90 mmHg 为轻度缺氧;PaO_2 在 40~60 mmHg 为中度缺氧;PaO_2 在 20~40 mmHg 为重度缺氧。

2. 诊断呼吸衰竭 呼吸衰竭的诊断标准为海平面、760 mmHg 大气压、休息状态、呼吸室内空气时测得的 PaO_2 小于 60 mmHg,伴有或不伴有 $PaCO_2$ 升高,并排除右向左分流先天性心脏病、肺动静脉瘘,即可诊断。

3. 诊断酸碱平衡紊乱的间接指标 实践证明,$PaCO_2$ 小于 40 mmHg 时,机体乳酸产量增加;$PaCO_2$ 小于 35 mmHg 时,可诊断为乳酸性代谢性酸中毒,如果循环功能尚好,$PaCO_2$ 小于 30 mmHg,也可诊断为乳酸性代谢性酸中毒。

四、动脉血氧饱和度

动脉血氧饱和度(SaO_2)是指动脉血中氧与血红蛋白(Hb)结合的程度,是指动脉血单位血红蛋白中氧气的百分比。SaO_2 计算公式:SaO_2=(血红蛋白实际含氧量/血红蛋白最大含氧量)×100%=$[HbO_2/(HbO_2+Hb)]×100\%$。

(一)正常值

96%~98%。

(二)临床意义

SaO_2 可作为判断机体是否缺氧和是否为低氧血症的客观指标,但 SaO_2 不如 PaO_2 灵敏,而且有掩盖缺氧的潜在危险。SaO_2 与血红蛋白的多少无关,而与 PaO_2 高低、血红蛋白与氧气的亲和力有关。PaO_2 越高,SaO_2 越高。二者并非呈直线关系,而呈 S 形曲线关系,PaO_2 与 SaO_2 的关系曲线即氧合血红蛋白解离曲线(ODC),此曲线可分为平坦段和陡直段两部分。PaO_2 在 60~100 mmHg 时,SaO_2 为 90%~100%,ODC 处于平坦部分;PaO_2 小于 60 mmHg 时,ODC 处于陡直部分。ODC 的这一特点,既有利于血流从肺泡摄取氧,又有利于氧在组织中的释放。同时氧与血红蛋白的亲和力还受到温度、$PaCO_2$、pH 值、2,3-二磷酸甘油酸(2,3-DPG)的影响。当 pH 值降低、$PaCO_2$ 升高、温度升高及 2,3-DPG 增加时,ODC 右移,氧合血红蛋白容易释放氧,供组织利用;反之,上述各指标发生相反变化,ODC 左移,氧合血红蛋白结合牢固,氧不易释放出来,组织可利用的氧减少,会加重组织缺氧。

五、动脉血氧含量

动脉血氧含量(CaO_2)指 100 mL 动脉血中携带氧气的毫升数。它包括与血红蛋白结合氧的量,还包括溶解于血浆中的氧量(以 mL/dL 表示),即 CaO_2=(Hb×1.34×SaO_2)+(0.003×PaO_2)。它是诊断缺氧和低氧血症的较可靠指标。

(一)正常值

19~21 mL/dL。

（二）临床意义

CaO_2 是反映动脉血携带氧量的综合性指标。CaO_2 受 PaO_2 与血红蛋白的质和量的影响,故呼吸、血液、循环系统变化对其都有影响。CaO_2 与血红蛋白成正比,贫血时 CaO_2 下降;红细胞增多时 CaO_2 增高。心肺功能受损时 CaO_2 下降。另外,可用它来求算 SaO_2。

其他方面的作用如下:①与混合静脉血氧含量(CvO_2)一起来估计组织氧的利用情况;②通过测定 CaO_2、CvO_2、右心房血二氧化碳分压、右心室血二氧化碳分压等,来判断先天性心脏病左向右分流及分流大小。

六、实际碳酸氢盐

实际碳酸氢盐(AB)是指在实际 $PaCO_2$ 和血氧饱和度条件下测得的动脉血浆 HCO_3^- 含量。测得的静脉血中以 HCO_3^- 形式存在的二氧化碳量称为二氧化碳结合力(CO_2CP)。

（一）正常值

$22 \sim 27$ mmol/L。

（二）临床意义

AB 受代谢因素和呼吸因素双重因素的影响。AB 下降为代谢性酸中毒或呼吸性碱中毒代偿调节的反映;AB 增高为代谢性碱中毒或呼吸性酸中毒代偿调节的反映;AB 正常不一定代表无酸碱平衡紊乱,如呼吸性酸中毒合并代谢性酸中毒时 AB 可正常,应具体情况具体分析。

七、标准碳酸氢盐

标准碳酸氢盐(SB)是指在 37 ℃、血红蛋白完全饱和、经 $PaCO_2$ 为 40 mmHg 的气体平衡后的标准状态下测得的动脉血浆 HCO_3^- 的浓度。

（一）正常值

$22 \sim 27$ mmol/L。

（二）临床意义

SB 是准确反映代谢性酸碱平衡紊乱的指标,不受呼吸因素的影响,所以 SB 升高为代谢性碱中毒,SB 降低为代谢性酸中毒。正常情况下 AB 与 SB 的值相等。AB 与 SB 的差值反映呼吸因素对血浆 HCO_3^- 影响的程度。若 AB>SB 为呼吸性酸中毒,即有高碳酸血症、二氧化碳潴留;若 AB<SB 为呼吸性碱中毒,即有低碳酸血症、二氧化碳呼出过多。

八、碱剩余

碱剩余(BE)是指在标准状态下(条件同 SB)将血液标本滴定到 pH＝7.40 时,所需要的酸或碱的量。需加酸者表示血中有多余的碱,BE 为正值;需加碱者表示血中有多余的酸,表示血中碱缺失,BE 为负值。

（一）正常值

0 ± 2.3 mmol/L。

（二）临床意义

BE 与 SB 完全相同,BE 是只反映代谢性因素的指标。BE 正值增大,表示代谢性碱中毒;BE 负值增大,表示代谢性酸中毒。但有的血气分析仪检测的 BE 也受呼吸因素的影响。

九、缓冲碱总量

缓冲碱总量(BB)也称碱储备,是指血液中具有缓冲能力的碱性物质(负离子)的总量。BB 主要包括 HCO_3^-(约占 50%)、血红蛋白、HPO_4^{2-} 和血浆蛋白。

（一）正常值

45～55 mmol/L。

（二）临床意义

BB 增加为代谢性碱中毒或代偿性呼吸性酸中毒;BB 减少为代谢性酸中毒或代偿性呼吸性碱中毒。

十、血浆阴离子间隙

血浆阴离子间隙（AG）是血浆中未测定的阴离子（UA）和未测定阳离子（UC）之差（AG＝UA－UC）。

（一）正常值

12±2 mmol/L（国外）,8～16 mmol/L（国内）。

（二）临床意义

（1）大多数情况下 AG 升高提示代谢性酸中毒,如乳酸性酸中毒、酮症酸中毒和肾性代谢性酸中毒。

（2）用于复合性酸碱失衡的鉴别诊断,如高 AG 代谢性酸中毒合并代谢性碱中毒时,pH、$[HCO_3^-]$的值可以完全正常,血气分析结果几乎完全正常,此时 AG 是诊断复合性酸碱平衡紊乱的唯一线索。

十一、二氧化碳总量

血浆二氧化碳总量（TCO_2）指存在于血浆中的一切形式的二氧化碳量的总和。

（一）正常值

TCO_2 正常值为 28～35 mmol/L。

（二）临床意义

$[HCO_3^-]$升高时 TCO_2 升高,$PaCO_2$ 升高时 TCO_2 升高。故代谢性碱中毒、呼吸性酸中毒、代偿性呼吸性酸中毒时 TCO_2 升高。$[HCO_3^-]$下降时 TCO_2 下降;$PaCO_2$ 下降时 TCO_2 下降。故代谢性酸中毒时 TCO_2 下降;呼吸性碱中毒时 TCO_2 下降;代偿性呼吸性碱中毒时 TCO_2 下降明显。

案例解析 3-1　　　案例解析 3-2　　　案例解析 3-3

直通护考在线答题

（李新娥　孙华君　刘大朋）

73

第四章 危重症病人的营养支持护理

🔯 学习目标

1. 知识目标

(1) 叙述肠内营养、肠外营养的适应证与禁忌证。

(2) 阐述重症病人的代谢特点及其营养、能量需要,营养支持原则。

(3) 解释负氮平衡、肠内营养、肠外营养、全胃肠外营养、多聚体膳、单体膳、组件膳等概念。

2. 能力目标

(1) 能全面评估危重症病人的营养状况。

(2) 能正确实施肠内营养、肠外营养支持方案。

(3) 能及时发现营养支持并发症及其他异常状况,并给予妥善处理。

3. 素质目标

(1) 具有救死扶伤的人道主义精神和人文关怀理念,敬畏生命、临危不惧。

(2) 具有生命第一、时效为先的急救理念,忠于职守、乐于奉献。

(3) 具有良好的心理素质和团队精神,处事不惊、从容应对。

👤 导学案例

临床情景:

患者,男,51 岁,铁路工人。1 个月前因"消化道穿孔"在当地医院予以保守治疗后效果不佳,12 天前转院行"剖腹探查+腹腔脓肿清创引流",4 天前因发现腹腔引流管流出肠液、伴高热而再次手术(剖腹探查+腹腔脓肿引流+右侧髂窝脓肿切开引流+胆囊造口+回肠造口术)。现发现引流管内再次流出肠液,伴发热,体温最高 39.7 ℃,给予抗感染、更换双套管冲洗引流、肠外营养支持等治疗,病情无明显好转,因而急诊转入肠瘘治疗中心。

患者入院时精神、体力差,消瘦,神志淡漠,未恢复经口饮食,排尿正常,T 38.5 ℃、P 92 次/min、R 25 次/min、BP 96/65 mmHg。全身皮肤及巩膜黄染,双下肢水肿,平车推入病房。自患病以来体重减轻 15 kg,入院时体重为 44 kg。

辅助检查结果如下。血常规:WBC $14×10^9$/L,RBC $2.56×10^{12}$/L,HGB 77g/L,PLT $106×10^6$/L,CRP 181.4 mg/L;凝血功能:PT 18.3 s,INR 1.58;血生化:TB 298.1 μmol/L,DB 185.4 μmol/L,TP 69.1 g/L,ALB 29.2 g/L,ALT 29 U/L,GGT 119 U/L,BUN 6.9 mmol/L,肌酐 55 μmol/L,钾 2.9 mmol/L,PCT 0.071 ng/mL,IL-6 23.47 ng/L,BNP 255.1 pmol/L;甲功五项:FT_3 2.77 pmol/L,T_3 0.60 pmol/L。

诊断:肠瘘、腹腔感染合并脓毒症。拟行完全胃肠外营养。

请思考:

1. 何谓 TPN?

2. 试述 TPN 营养制剂的种类及其输注方式。

3. TPN 支持期间的护理要点有哪些？可能发生哪些并发症？如何预防？

第一节 概 述

机体的正常代谢及良好的营养状态，是维护生命的重要保证。临床上许多病人由于疾病、创伤、感染或手术等引起摄食不足及代谢变化，机体糖原、脂肪储备及蛋白质迅速消耗而影响病人的营养状况，以至于出现营养不良、抵抗力降低，从而影响疾病的转归和痊愈，加重病情。近年来，营养支持（nutritional support，NS）已经成为救治危重病人的重要辅助治疗手段。在营养支持措施的保证下，不少疾病的治疗效果大为提高。因此，为病人提供及时、合理的营养支持，有助于疾病的防治，促进病人康复。

一、重症病人的代谢特点

（一）饥饿状态下的代谢改变

糖原储备在饥饿状态下仅能供机体使用 12 h。当禁食 24 h 时，肝糖原被耗竭，肌糖原仅能被肌肉本身利用。外科病人常因胃肠道梗阻、吞咽困难或手术需要而禁食等，使机体处于饥饿状态，此时脂肪虽是机体最大的能源储备，但脂肪分解、酮体氧化需要时间，故在饥饿早期，体内葡萄糖的来源主要由蛋白质的糖异生供给。当禁食时间延长，脂肪分解和酮体氧化可代替葡萄糖提供能量，从而蛋白质分解减少，尿素氮排出减少。长期饥饿可使蛋白质消耗，出现体重下降、肺通气量及换气能力减弱、心脏萎缩、免疫功能下降，最终导致死亡。

（二）手术、创伤和感染时机体代谢的改变

严重创伤、手术、感染等使机体处于应激状态，此时交感神经兴奋，体内分解代谢的激素如儿茶酚胺、糖皮质激素、生长激素、胰高血糖素等分泌增多，胰岛素分泌减少。机体能量消耗增加，胰岛素反应降低，导致机体对糖的利用率降低，从而易出现高血糖和尿糖阳性。蛋白质分解加速，尿素排出量增加，机体出现负氮平衡；脂肪动员、分解增强，体重下降，抵抗力降低，并发或加重感染。严重创伤或感染可致水、电解质与酸碱平衡紊乱。如能及时补充营养，则可减少糖原异生、脂肪分解，增加合成代谢，减少并发症的发生。

二、能量需要量及营养代谢

人体所需营养素有碳水化合物、脂肪、蛋白质、维生素、矿物质及微量元素，其中碳水化合物、脂肪、蛋白质是生命活动的重要供能物质，机体所需 85% 左右的能量由碳水化合物和脂肪提供，15% 左右的能量由蛋白质提供。

（一）能量需要量

病人的能量需要量可根据其体重值，结合病人的活动量和应激情况来估计。一般估算法有如下两种。

1. 简易估算法 每天每千克体重需要能量为 105～125 kJ。

2. 公式估算法

（1）基础能量消耗（BEE）：常用 Harris-Benedict 公式进行估算，即

男性： $BEE(kJ)=(66.5+5H+13.8W-6.8A)\times4.18$

女性： $BEE(kJ)=(655.1+1.9H+9.6W-4.7A)\times4.18$

式中，H 表示身高(cm)，W 表示体重(kg)，A 表示年龄(岁)。

（2）实际能量消耗（AEE）：

$$AEE = BEE \times AF \times IF \times TF$$

式中，AF 表示活动因素，完全卧床为 1.1，卧床加活动为 1.2，正常活动为 1.3；IF 表示手术、损伤因素，中等手术为 1.1，脓毒血症为 1.3，腹膜炎为 1.4；TF 表示发热因素，正常体温系数为 1.0，每升高 1 ℃则增加 0.1。

（二）营养素需要量

1. 碳水化合物　我国居民膳食的主要成分，热量的主要来源。供热占总能量的 50%～60%，占非蛋白质能量的 50%～70%。人体易获取并最符合生理需求和代谢利用的是葡萄糖。在禁食或其他病理情况下，如果每天自外源补给葡萄糖 100～150 g，就可明显降低体内蛋白质的分解，并降低酮血症发生的危险。

2. 脂肪　人体能量的主要储存形式，也是人体应激状态下主要的功能物质。供热占能量的 20%～30%，占非蛋白质能量的 30%～50%。成人脂肪需要量为 1～2 g/(kg·d)，高代谢状态下还可适当增加用量。

3. 蛋白质　构成机体的主要成分，供热占总能量的 15%～20%，成人蛋白质的需要量约为 1.0 g/(kg·d)，一般外科手术病人体内分解代谢增强，营养支持时蛋白质供给量可增加至 1.2～1.5 g/(kg·d)。

三、病人营养状况评估

（一）人体测量

1. 体质指数（BMI）　BMI＝体重(kg)/(身高(m))^2。理想值为 18.5～23.5，＜18.5 为消瘦，＞24 为超重。

2. 三头肌皮褶厚度（TSF）　间接判断体内脂肪量，是体脂储备指标。正常参考值：男性 11.3～13.7 mm，女性 14.9～18.1 mm。通常取上臂背侧肩缝与鹰嘴间距的中点，用卡针夹住皮褶 3 s 后读数并重复 3 次，取平均值。若测定值比正常值低 10%，提示存在营养不良。

3. 臂肌围（AMC）　测定全身肌肉及脂肪的情况。

$$AMC(cm) = 上臂中点周长(cm) - 3.14 \times TSF(cm)$$

正常值：男性为 22.8～27.8 cm，女性为 20.9～25.5 cm。

（二）实验室指标

1. 肌酐身高指数　尿中肌酐排泄量，判断体内骨骼肌含量。

2. 血浆蛋白质　血浆白蛋白。

3. 氮平衡　摄入氮与排出氮可评价体内蛋白质合成与分解代谢状况。

4. 整体蛋白质更新率　更精确评判体内蛋白质合成与分解情况。

第二节　营养支持方法

一、肠内营养

肠内营养(enteral nutrition, EN)指对于消化功能障碍不能耐受正常膳食的病人，经口服或管饲途径，将只需化学性消化或不需消化、由中小分子营养素组成的营养液直接注入胃肠道，提供营养素的方法。肠内营养符合生理、给药方便、费用价廉、使用安全，易监护，可维持肠黏膜结构和屏障功能的完整性，加速胃肠功能与形态的恢复。

EN 支持疗法是危重病人治疗中的重要一环,营养支持的目的是供给细胞代谢所需要的能量与营养底物,维持组织器官结构与功能,满足机体的需要;通过营养素的药理作用调节代谢紊乱,调节免疫功能,增强机体抗病能力,从而影响疾病的发展与转归,这是实现重症病人营养支持的总目标。

(一) 适应证

(1) 不能经口进食、摄食不足或有摄食禁忌者:包括经口进食困难、经口摄食不足、无法经口摄食者。

(2) 胃肠道疾病:短肠综合征、胃肠道瘘、炎性肠道疾病、吸收不良综合征、胰腺疾病、结肠手术与诊断准备、神经性厌食或胃瘫痪的病人。

(3) 胃肠道外疾病:术前、术后营养支持,肿瘤化疗、放疗的辅助治疗,烧伤,创伤,肝功能衰竭,肾功能衰竭,心血管疾病,先天性氨基酸代谢缺陷病,肠外营养的补充或过渡。

(二) 禁忌证

(1) 重症胰腺炎急性期。

(2) 严重应激状态、麻痹性肠梗阻、上消化道出血、顽固性呕吐、严重腹泻或腹膜炎。

(3) 小肠广泛切除 4～6 周内。

(4) 小于 3 个月的婴儿。

(5) 完全性肠梗阻及胃肠动力严重减慢的病人。

(6) 胃大部切除后易产生倾倒综合征的病人。

此外,严重吸收不良综合征及长期少食衰弱的病人,小肠缺乏足够吸收面积的空肠病人,休克、昏迷的病人,症状明显的糖尿病、糖耐量异常的病人,接受高剂量类固醇药物治疗的病人要慎用肠内营养。

(三) 营养支持途径的选择原则

(1) 消化道功能基本正常者,如无禁忌,应以经口进食为主。必要时可经肠外(静脉途径)补充部分热量、水分和电解质。

(2) 对不能摄食和拒绝摄食的病人且胃肠功能尚好者,可经管饲代替口服。常根据管饲预期时间的长短、病情需要等选择不同的管饲方式。

管饲途径如下:①经鼻胃管:适用于短期肠内营养支持以及胃肠功能良好的病人。②经鼻肠管:适用于胃功能不良,消化道手术后需胃肠减压且需长期营养支持的病人,以及误吸危险性较大的病人。③经胃造接:适用于长时间肠内营养支持的病人。④经空肠造瘘:适用于误吸危险性较大,或胃切除而又长时间需要营养支持的病人。

(四) 营养的制剂分类

(1) 非要素制剂(多聚体膳):以整蛋白或蛋白游离物为氮源,具有渗透压接近等渗、口感好、使用方便、病人易耐受等优点,既适用于经口喂养,也可管饲。它包括匀浆制剂,混合奶,以整蛋白为氮源的非要素制剂。

(2) 要素制剂:也称单体膳,是一种营养素齐全、不需消化或稍加消化即可吸收的少渣营养剂。一般以氨基酸为氮源,以葡萄糖、蔗糖或糊精为碳水化合物,以植物油、中链甘油三酯(MCT)为脂肪来源,并含多种维生素和矿物质,又称化学组成明确制剂,如氨基酸单体类(爱伦多)、短肽类(百普素)。优点:营养全面、无须消化即可直接或接近直接吸收、成分明确、不含残渣或残渣极少、不含乳糖、刺激性小、适合特殊用途等。

(3) 组件制剂:也称不完全营养制剂,是以某种或某类营养素为主的肠内营养制剂,它可对完全营养制剂进行补充或强化,以弥补完全营养制剂在适应个体差异方面欠缺灵活的不足;亦可采用两种或两种以上的组件制剂构成组件配方,以满足病人的特殊需要。常用的有蛋白质组件制剂、碳水化合物组件制剂、脂肪组件制剂、维生素组件制剂和矿物质组件制剂。

（五）营养制剂的输注方式

可根据病人实际情况采用分次推注、分次输注或连续输注的方式。

（六）并发症及防治

（1）误吸：若病人年老体弱、昏迷或存在胃潴留，当通过鼻胃管输入营养液时，可因呃逆后误吸而致吸入性肺炎，这是较严重的并发症。预防措施是让病人取半卧位，输营养液 30 min，若回抽液量大于 150 mL，提示有胃潴留存在，应暂停鼻胃管灌输，可改用鼻肠管输入。

（2）腹泻、腹胀：其发生率为 3%～5%，与输入速度及浓度有关，也与渗透压有关，主要原因是输注太快。因此要强调缓慢输入。因渗透压过高导致该症状出现，可酌情给予阿片酊等药物以减慢肠蠕动。

二、肠外营养

肠外营养（parenteral nutrition，PN）是指通过静脉途径提供人体代谢所需的营养素的方法。如果病人所需的合理配制的各种营养素完全由胃肠外途径供给，则称为全胃肠外营养（total parenteral nutrition，TPN）。胃肠功能障碍不能充分吸收营养时可采用此方法。

（一）适应证

（1）不能正常进食，放疗期间胃肠道反应过重。

（2）严重烧伤和严重感染。

（3）胃肠道需要休息或消化不良，如溃疡性结肠炎、局限性肠炎、长期腹泻等。

（4）特殊病情，如坏死性胰腺炎、急性肾功能衰竭、肝功能衰竭、短肠综合征等。

（二）禁忌证

（1）胃肠功能正常、适应肠内营养或 5 天内可恢复胃肠功能者。

（2）不可治愈、无存活希望、临终或不可逆昏迷病人。

（3）需急诊手术、术前不可能实施营养支持者。

（4）心血管功能或严重代谢紊乱需要控制者。

（三）常用营养制剂

（1）葡萄糖溶液：肠外营养的主要能源物质，每天补充 100 g 以上，能显著减少蛋白质分解。缺点：肠外营养液注射时葡萄糖浓度高，刺激外周静脉壁，需经中心静脉输入；机体利用葡萄糖能力受限，过量、过快输入可能导致高血糖、尿糖阳性，甚至高渗性非酮症糖尿病昏迷。

（2）脂肪乳剂：PN 的另一重要来源。10% 的脂肪乳为等渗，可经外周静脉输入。脂肪乳剂的最大用量为 2 g/(kg · d)。

（3）复方氨基酸溶液：按人体合理模式配制的结晶、左旋氨基酸溶液，符合人体合成代谢的需要，是肠外营养的唯一氮源。

（4）电解质：肠外营养需补充钾、钠、氯、钙、镁、磷等。

（5）维生素：有水溶性和脂溶性维生素两种，均为复方制剂。1 支注射液含量为正常人体每天所需量。

（6）微量元素复方注射制剂：含锌、铜、铁、碘、锰等多种微量元素，1 支注射液含量为正常人体所需量。

（四）营养支持途径的选择原则

（1）周围静脉途径：一般估计全胃肠外营养支持不超过 2 周时采用。

（2）中心静脉途径：如长期用全胃肠外营养支持时选用。

（五）营养液输注方式

（1）全营养混合液（TNA）方式：将每天所需要的各种营养物质，在无菌条件下按次混合后，装入由聚合材料制成的输液袋或玻璃容器后再输入。临床上多采用此类方式,混合后输注有利于体内代谢的平衡,高渗性糖溶液稀释后可减轻对血管的刺激,也避免减轻了单独输入糖或脂肪乳剂时的不良反应或并发症。

(2)单瓶输注:因各种营养素非同步输入而造成某些营养素的浪费,故在无 TNA 方式输注时才采用。

（六）并发症

(1)机械性并发症:多与中心静脉置管有关。常见的有如下几种。

①气胸:锁骨下静脉穿刺置入时损伤胸膜肺尖可引起气胸,常发生于瘦弱、营养不良病人,因为机体皮下脂肪组织少,皮肤穿刺点与胸膜顶距离近,当置管时病人体位不当或穿刺方向不正确,就极有可能刺破胸膜而发生气胸。

②空气栓塞:可发生在置管、输液及拔管过程中。置管时,当穿刺针已进入静脉,卸下注射器准备插管时,容易进入空气。此外,输液过程中、更换输液瓶及拔管时均可发生空气栓塞。

③血胸:导管穿刺时穿破静脉可导致血胸,穿刺时导致锁骨下动脉损伤,可引起局部皮下大范围的淤血及血肿形成。有时也可引起纵隔血肿。

(2)代谢性并发症:

①糖代谢紊乱:PN 时由于大量葡萄糖的输入,机体不能及时利用,使血糖水平骤增,易发生高血糖及高渗性并发症,病人可出现脱水、多尿、嗜睡或昏迷。

②氨基酸代谢紊乱:早年 PN 的应用研究主要氮源是水解蛋白,溶液内含氨量很高,输入后极易发生高氨血症或氮质血症。

③脂肪代谢紊乱:接受长时间 PN 支持病人,预防必需脂肪酸(EFA)缺乏的最好方法是每天补充脂肪乳剂,不仅供能,而且可同时提供 EFA。至少每周输注脂肪乳剂 2 次,即可预防 EFA 缺乏症。

④电解质、维生素及微量元素缺乏症:PN 时需补充一定量的电解质,如补充不足,可发生电解质缺乏症。为此,凡长期行 PN 治疗的病人,应每天补充微量元素。

(3)脏器功能损伤:长期肠外营养可导致肝损伤、破坏肠道黏膜的正常结构和功能,导致肠黏膜上皮萎缩、功能减退。

(4)感染性并发症:放置导管时发生污染、导管长期留置、营养液被污染、病人本身存在感染灶等,都可导致导管性脓毒症。此时病人可出现寒战、高热,重者可发生感染性休克。

第三节　营养支持病人的护理

一、护理评估

（一）健康史

(1)损伤性疾病的病史:是否有常见的损伤性疾病,如大面积烧伤、大手术前后、多发性损伤、严重感染。

(2)胃肠功能障碍性疾病的病史:是否有常见的胃肠功能障碍性疾病,如肠梗阻、坏死性胰腺炎、短肠综合征等。

(3)慢性消耗性疾病的病史:是否有常见的慢性消耗性疾病,如恶性肿瘤、肝肾功能衰竭、消化道瘘。

（二）身体状况

(1)消瘦:体重变化可反映营养状态,如实测体重比标准体重低 15%,提示存在营养不良,但应排除缺水或水肿等因素。

（2）贫血：可出现皮肤黏膜苍白、胃肠道功能紊乱、疲乏无力，严重时可发生心力衰竭。

（3）水肿：早期可出现眼睑等部位水肿，中期可出现全身软组织明显水肿，严重时可出现胸腔积液、腹腔积液。

二、护理诊断

1. 营养失调：低于机体需要量　与营养物质摄入不足或体内营养过度消耗等因素有关。

2. 有感染的危险　与中心静脉置管、胃肠造瘘术、营养不良、抵抗力下降和肠黏膜屏障受损有关。

3. 肠内营养的潜在并发症　腹胀、腹泻、反流、误吸、电解质紊乱、糖代谢紊乱等。

4. 肠外营养的潜在并发症　气胸、血胸、空气栓塞、电解质紊乱等。

三、护理措施

（一）肠内营养支持病人的护理

（1）保证营养液及输注用具清洁无菌。

（2）保护黏膜、皮肤：每天涂擦油膏保持鼻腔润滑，造瘘口周围皮肤保持清洁、干燥。

（3）预防误吸：①胃管移位及注意体位：注意保持鼻胃管的位置，不可上移，胃排空迟缓、由鼻胃管或胃造瘘输注营养液的病人取半卧位，防止反流而误吸。②测量胃内残余液量：每4h抽吸1次胃内残余量，如大于150 mL应暂停输注。③观察及处理：密切观察病人反应，一旦出现呛咳，咳出营养液样物、憋闷或呼吸急促，即可确定为误吸，鼓励病人咳嗽，吸出，必要时经气管镜清除吸入物。

（4）防止胃肠道并发症：①置管并发症：鼻咽及食管黏膜损伤，管道堵塞。②胃肠道并发症：恶心、呕吐、腹痛、腹胀、腹泻、便秘等。预防方法：a.控制配制营养液的浓度及渗透压：营养液浓度及渗透压过高易引起恶心、呕吐、腹痛和腹泻，从低浓度开始。b.控制输液量及输注速度，控制营养液的温度。③感染性并发症：吸入性肺炎由置管不当或移位、胃排空迟缓或营养液反流、药物或精神神经障碍引起反射能力低下所致。④代谢性并发症：高血糖、低血糖及电解质紊乱，是营养液不均匀或组件配方不当引起。

（二）肠外营养支持病人的护理

（1）保证营养液及输注器具清洁无菌：营养液要在无菌环境下配制，放置于4 ℃以下的冰箱内暂存，并于24 h内用完。

（2）营养液中严禁添加其他治疗用药。

（3）控制输注速度：避免输注过快引起并发症和造成营养液的浪费，葡萄糖输注速度应控在5 mg/(kg·min)以下，输注20%的脂肪乳剂250 mL需4～5 h。

（4）高热的护理：肠外营养输注过程中可能出现高热，其原因可能是营养液产热，也可能是营养物的过敏，还可能是导管感染，需查明原因予以处理。

（5）导管护理：①妥善固定；②防止扭曲、折叠、受压，输注结束时用肝素稀释液封管，防止血栓形成；③保持清洁无菌，插管部位每天消毒、更换敷料，并观察和记录有无红肿、感染现象，如有感染应通知医生并拔管，同时管端做细菌培养；④定时冲洗。

（6）做好肠外营养的监测：①记录每天出入液量、摄入热量及各种营养成分含量；②每6 h测1次体温、脉搏、呼吸、血压，注意观察有无脱水、水肿、发热、黄疸等情况发生；③肠外营养初期每天测血清电解质、血糖，并进行血气分析，3天后根据情况每周测1～2次；④肝肾功能每1～2周检测1次；⑤营养指标变化每1～2周查1次，包括体重、血淋巴细胞计数、血浆蛋白浓度等。

（7）注意发现并发症：病人一旦出现异常反应，应及时通知医生，及时处理。①静脉穿刺插管后，重点注意呼吸、循环、中枢神经系统表现，以防发生气胸、血胸、液胸、局部气肿、空气栓塞等并发症。②留置导管行营养支持期间，严格执行无菌操作，注意发现细菌性或真菌性脓毒血症。③代谢性并发症（高血糖、低血糖、电解质紊乱等）较常见，护理重点是控制滴注速度和营养液浓度。

Note

（三）健康教育

（1）给病人讲解营养不良对机体的危害使病人正确认识合理营养的重要意义。

（2）鼓励病人尽可能经口进食，并让病人充分认识肠内营养对维护肠道结构及功能、避免肠源性感染的重要意义。

（3）指导病人逐步恢复经口进食，并在今后的康复过程中保持饮食均衡。

案例解析 4-1

直通护考在线答题

（李新娥）

第五章　心搏骤停与心肺脑复苏

学习目标

1. 知识目标

（1）叙述心搏骤停的原因、类型及其临床判断。

（2）阐述 BLS、ALS/ACLS、PLS 各阶段主要的救护措施及注意事项。

（3）解释心搏骤停、复苏术、CPCR、BLS、ALS/ACLS、PLS 等概念。

2. 能力目标

（1）能熟练进行单人、双人徒手或使用简易呼吸器的心肺复苏技术操作。

（2）能配合医生开展 ALS/ACLS、PLS 阶段的救护工作。

3. 素质目标

（1）具有救死扶伤的人道主义精神和人文关怀理念，敬畏生命、临危不惧。

（2）具有生命第一、时效为先的急救理念，忠于职守、乐于奉献。

（3）具有良好的心理素质和团队精神，处事不惊、从容应对。

导学案例

临床情景：

某地马拉松赛事正在紧张进行，一名年轻男选手在越过终点后突然倒地，呼之不应。现场急救人员判断患者无意识、颈动脉无搏动、呼吸微弱，即刻进行徒手心肺复苏，6 分钟后患者转危为安，执勤救护车将患者送往医院急诊科观察治疗。

请思考：

1. 何谓心搏骤停？心搏骤停发生的原因有哪些？

2. 试述徒手心肺复苏的操作要领与注意事项？

3. 哪些征象表明心肺复苏有效？

4. 完整的心肺脑复苏（CPCR）包括哪几个阶段？各阶段的主要救护措施有哪些？

现代心肺复苏方法于二十世纪五六十年代逐步形成，其出现挽救了众多呼吸骤停、心搏骤停病人的生命。完整的心肺脑复苏（cardio pulmonary cerebral resuscitation，CPCR）是指对心搏骤停病人采取的使其恢复自主循环和自主呼吸，并尽早加强脑保护的紧急医疗救治措施，包括基础生命支持（basic life support，BLS）、高级心脏生命支持（advanced cardiac life support，ACLS）和延续生命支持（prolonged life support，PLS）三部分。

美国心脏协会（AHA）于 1974 年开始制订心肺复苏指南，并在医学发展的进程中逐步完善心肺脑复苏的内容，将其应用于心肺脑复苏主要机构和高级急救培训教程，为救护人员提供了有效、科学的救治建议，指导挽救了更多的心血管急症病人。《2020 年美国心脏协会心肺复苏及心血管急救指南》对一些心肺复苏重要问题和心肺复苏的操作技术变更进行了总结。

第一节 心搏骤停概述

心搏骤停(cardiac arrest)是指各种原因所致的心脏射血功能突然停止。心搏骤停后病人即处于意识丧失、心跳及呼吸停止的"临床死亡"状态,经及时、有效的心肺脑复苏,部分病人可能成功复苏并完全康复。

思政小课堂二

一、心搏骤停的原因

导致心搏骤停的原因可分为两大类,即心源性心搏骤停和非心源性心搏骤停。

（一）心源性心搏骤停

1. 冠状动脉粥样硬化性心脏病（简称冠心病） 急性冠状动脉供血不足或急性心肌梗死常引发心室颤动或心室停顿,这是造成成人心搏骤停的主要病因。由冠心病所致的心搏骤停,男女人数比例为(3~4)：1,大多数发生在急性症状发作 1 h 内。

2. 心肌病变 急性病毒性心肌炎及原发性心肌病常并发室性心动过速或严重的房室传导阻滞,易导致心搏骤停。

3. 主动脉疾病 主动脉瘤破裂、夹层动脉瘤、主动脉发育异常,如马方综合征、主动脉瓣狭窄。

（二）非心源性心搏骤停

1. 呼吸停止 如气管异物、烧伤或烟雾吸入致呼吸道组织水肿,淹溺和窒息等所致的呼吸道阻塞,脑血管意外、巴比妥类等药物过量及头部外伤等,均可致呼吸停止。此时气体交换中断,心肌和全身器官组织严重缺氧,可导致心搏骤停。

2. 严重的水、电解质紊乱及酸碱平衡失调 体内严重缺钾和严重高血钾均可致心搏骤停。血钠和血钙过低可加重高血钾的影响。血钠过高可加重缺钾的表现。严重高血钙也可致传导阻滞、室性心律失常甚至发生心室颤动。严重高血镁也可引起心搏骤停。酸中毒时细胞内钾外移,减弱心肌收缩力,又使血钾增高,也可发生心搏骤停。

3. 药物中毒或过敏 锑剂、氯喹、洋地黄类、奎尼丁等药物的毒性反应可致严重心律失常而引起心搏骤停。在体内缺钾时,上述药物毒性反应引起心搏骤停常以心室颤动为多见。静脉内较快注射苯妥英钠、氨茶碱、氯化钙、利多卡因等,可导致心搏骤停。青霉素、链霉素、某些血清制剂发生严重过敏反应时,也可导致心搏骤停。

4. 电击、雷击或淹溺 电击伤可因强电流通过心脏而引起心搏骤停。强电流通过头部,可引起生命中枢功能障碍,导致呼吸和心搏骤停。淹溺多因氧气不能进入体内进行正常气体交换而发生窒息。溺水较常引起心室颤动。

5. 麻醉和手术意外 如呼吸道管理不当、麻醉剂量过大、硬膜外麻醉药物误入蛛网膜下腔、肌肉松弛剂使用不当、低温麻醉温度过低、心脏手术等,也可能引起心搏骤停。

6. 其他 某些诊断性操作如血管造影、心脏导管检查,某些疾病如急性胰腺炎、脑血管病变等。

二、心搏骤停的类型

心搏骤停时心脏可能处于心室颤动状态,也可能完全停止活动。导致心搏骤停的电生理机制最常见的为心室颤动(ventricular fibrillation,VF)或无脉性室性心动过速(pulseless ventricular tachycardia,VT),其次为缓慢性心律失常或心室静止(ventricular asystole,VA),较少见的为无脉性电活动(pulseless electrical activity,PEA)。

（一）心室颤动

心室颤动简称室颤。心室肌发生极不规则的快速而又不协调的颤动;心电图表现为 QRS 波群消

Note

失,代之以大小不等、形态各异的颤动波,频率为200~400次/分(图5-1)。若颤动波波幅高且频率快,较容易复律;若颤动波波幅低且频率慢,则复律可能性小,多为心搏骤停的先兆。

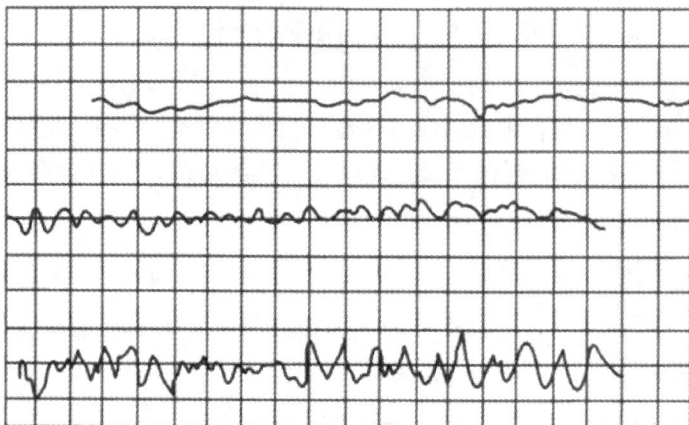

图5-1　心室颤动

(二) 心电-机械分离(electro mechanical dissociation,EMD)

心电图可呈缓慢(20~30次/分)、矮小、宽大畸形的心室自主节律,如图5-2(a)所示,但无心排血量,即使采用电除颤也常不能获得效果,为死亡率极高的一种心电图表现,易被误认为心脏仍在跳动。

(三) 心脏停搏

心脏停搏(ventricular standstill,VS)又称心室静止。心房肌、心室肌完全失去电活动能力,心电图上心房、心室均无激动波可见,呈一条直线,或偶见 P 波,如图5-2(b)所示。

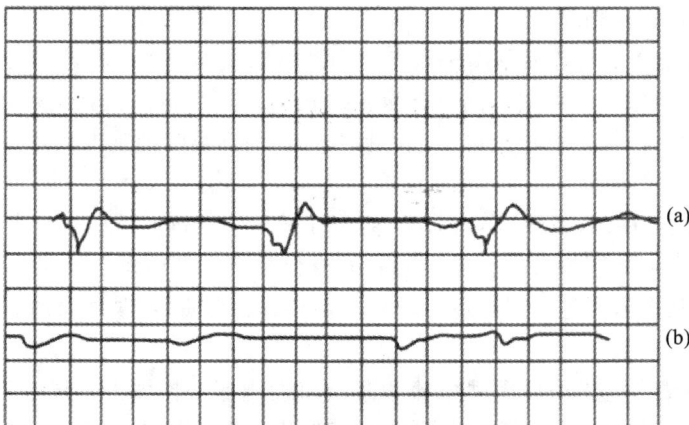

图5-2　心电-机械分离和心脏停搏

上述3种类型以心室颤动为最常见,复苏成功率最高。心室颤动多发生于急性心肌梗死早期或严重心肌缺血时,是冠心病猝死的常见原因,也见于外科心脏手术后。心电-机械分离多为严重心肌损伤的结果,常为左心室衰竭的终期表现,也可见于人工瓣膜急性功能不全、张力性气胸和心包填塞时。心脏停搏多见于麻醉、外科手术、缺氧、酸中毒、休克等。

三、心搏骤停的临床表现与判断

(一) 临床表现

心搏骤停后,血流运行立即停止。由于脑组织对缺氧最敏感,临床上以神经系统和循环系统的症状最为明显,具体表现如下。

(1) 意识突然丧失或伴有短暂抽搐。

（2）脉搏消失，血压测不出。

（3）心音消失。

（4）呼吸断续，呈叹息样，后即停止，多发生在心搏骤停后 30 s 内。

（5）瞳孔散大。

（6）面色苍白，兼有青紫。

（二）临床判断

最可靠而出现较早的临床征象是意识丧失伴大动脉搏动消失。大动脉搏动情况通常通过检查颈动脉搏动来获得，亦可通过触摸股动脉或肱动脉搏动来获得，时间不要超过 10 s。切勿依靠听诊器反复听诊，更不应因寻找检测仪器来判断而延误时间。因为心搏骤停后，心肺脑复苏术开始的迟早是抢救成功与否的关键，必须分秒必争。意识丧失和大动脉搏动消失这两个征象存在，心搏骤停的诊断即可以成立，并应该立即进行初步急救。

第二节 基础生命支持

基础生命支持（basic life support，BLS）是指在心搏骤停后病人在发病现场挽救生命进行的徒手心肺复苏技术，即心肺脑复苏中的第一个阶段的 C-A-B 三步。基础生命支持又称初期复苏处理或现场救护，其主要目标是向心脏、脑及其他重要器官供氧，延长机体耐受临床死亡时间（临床死亡时间指心跳、呼吸停止，机体完全缺血，但尚存在心肺复苏及脑复苏机会的一段时间，通常约 4 min）。基础生命支持的基本内容包括立即识别心搏骤停、启动急救医疗服务体系、早期心肺复苏（CPR）和迅速使用自动体外除颤器（AED）进行电除颤。根据《2020 年美国心脏协会心肺复苏及心血管急救指南》，成人基础生命支持操作包括心跳与呼吸停止的判定、建立有效循环（C：circulation）、畅通呼吸道（A：airway）、人工呼吸（B：breathing）和转运等环节，概括为心肺复苏的 C-A-B 步骤。

一、判断并启动急救医疗服务体系

1. 判断病人反应 在判定事发地点宜于就地抢救后，救护人员在病人身旁快速判断有无损伤，是否有反应。可轻拍或摇动病人，并大声呼叫。以上检查应在 10 s 以内完成，不可耗费时间太长。摇动肩部不可用力过重，以防加重骨折等损伤。如果病人有头颈部创伤或怀疑有颈部损伤，切勿轻易搬动，以免造成进一步损伤。

2. 检查循环体征 检查颈动脉搏动，时间不要超过 10 s。1 岁以上的病人，颈动脉比股动脉易触及，方法是病人头后仰，救护人员一只手按住前额，用另一只手的示指、中指找到气管，两指下滑到气管与颈侧肌肉之间的沟内即可触摸颈动脉搏动（图 5-3）。1 岁以下的婴儿则触摸肱动脉。

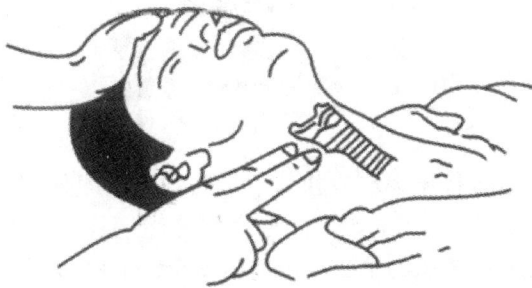

图 5-3 触摸颈动脉搏动

3. 启动急救医疗服务体系　一旦判定病人意识丧失,无论有无循环,在确定周围环境安全后救护人员都应立即实施心肺复苏。同时,立即呼救,呼喊附近的人参与急救或帮助拨打当地的急救电话启动急救医疗服务体系。经过培训的救护人员应位于病人一侧,或两人分别位于病人两侧,便于急救时人工通气和胸外心脏按压。

4. 病人体位　迅速将病人安置于硬的平面上,即硬的地面或硬板床,或在病人胸背部下方安插复苏板,使病人的头部、颈部、躯干呈一条直线,避免扭曲,双上肢分别放置于身体两侧。如果病人面朝下时,应将病人整体翻转以保护颈椎,即头部、肩、躯干同时转动,头部、颈部应与躯干始终保持在同一个轴面上。

视频资源

基础生命
支持

二、早期实施心肺复苏

(一) 第一步——C 步骤:建立有效循环

救护人员紧靠病人一侧。为确保按压力垂直作用于病人的胸骨,救护人员应根据个人身高及病人位置高低,采用踩踏脚凳或跪式等相应姿势。

> **知识链接**
>
> ### 胸外心脏按压的原理
>
> 心搏骤停病人的胸廓有一定弹性,胸骨和肋软骨交界处可因受压而下陷。因此,当按压胸骨时,对位于胸骨和脊柱之间的心脏产生直接压力,引起心室内压力的增加,二尖瓣、三尖瓣的关闭,主动脉瓣、肺动脉瓣开放,使血液流向肺动脉和主动脉。在按压松弛期,肺动脉血回流至左心房,二尖瓣开放,左心室充盈,此为"心泵机制"。而"心泵机制"为胸外心脏按压时,胸廓下陷,容量缩小,使胸腔内压增高并均匀地传至胸廓内所有大血管。由于动脉不萎陷,动脉压的升高全部用以促使动脉血由胸腔内向周围流动;而静脉血管由于两侧肋骨和肋软骨的支持,回复原来位置,胸廓容量增大,胸腔内压减小,当胸腔内压低于静脉压时,静脉血回流至心脏,心室得到充盈。如此反复,可建立有效的人工循环(图5-4)。研究表明,心肺复苏的时间长短可影响血流产生的机制,短时间的心肺复苏,更多的血流是由直接按压心脏产生的;心脏停搏时间较长或胸外心脏按压时间较长时,心脏顺应性降低,"胸泵机制"则占优势,胸外心脏按压产生的心排血量明显减少。
>
>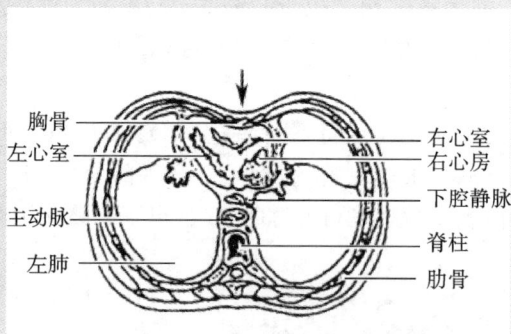
>
> 图 5-4　胸外心脏按压解剖示意图

1. 按压部位　正确的胸外心脏按压部位为胸部中央胸骨下半部分(图5-5),可通过胸前两乳头连线的中点或剑突上两横指来定位。

2. 按压手法与姿势　胸外心脏按压的手法与姿势如图5-6所示。救护人员一只手掌根部紧贴按压部位,另一只手重叠其上,指指交叉或并拢翘起;双臂伸直并与病人胸部呈垂直方向,用上半身重量及肩臂肌力量向下用力均匀而有节律地按压;救护人员双手在原位放松,使胸廓完全回弹,但手掌不要离开胸壁,以免再次按压时力量分散。儿童可用单手掌根按压法,婴儿可用拇指重叠环抱法或示指、中指两

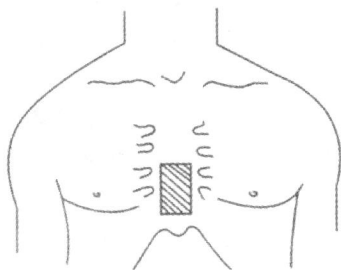

图 5-5 正确的胸外心脏按压部位

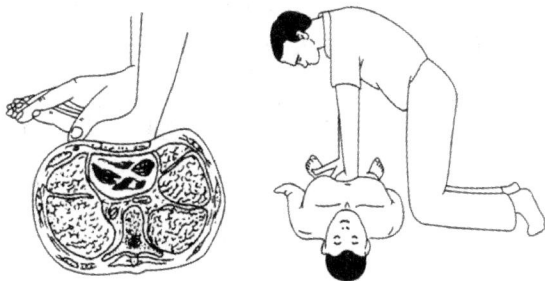

图 5-6 胸外心脏按压的手法与姿势

指按压法。

3. 按压深度 成人需使胸骨下陷至少约 5 cm,但不超过 6 cm。儿童和婴儿需使胸骨下陷距离至少为胸部前后径的 1/3,即分别约为 5 cm、4 cm。

4. 按压频率 按压频率至少为 100~120 次/分。

5. 注意事项

(1)按压部位要准确。如果按压部位太低,可能损伤腹部脏器或引起胃内容物反流;如果按压部位太高,可伤及大血管;如果按压部位不在中线,则可能引起肋骨骨折、肋骨与肋软骨脱离等并发症。

(2)按压力度要均匀适度。按压力度过轻达不到效果,按压力度过重易造成损伤。

(3)按压姿势要正确。救护人员注意肘关节伸直,双肩位于双手的正上方,手指不应加压于病人胸部,在按压间隙的放松期,救护人员不加任何压力,但手掌根仍置于胸骨中下部,不离开胸壁,以免移位。

(4)病人头部应适当放低,以避免按压时呕吐物反流至气管,也可防止因头部高于心脏水平而影响血液回流。

(5)当现场有多人时,鼓励两人或多人交替按压,以避免疲劳,保证按压效果。一般每隔 2 min 交换按压职责,尽可能将中断控制在 10 s 以内。

按压期间,密切观察病情,判断效果。胸外心脏按压有效的指标:按压时可触及颈动脉搏动及肱动脉收缩压不小于 60 mmHg(8.00 kPa);病人有知觉反应、呻吟或出现自主呼吸。

(二)第二步——A 步骤:畅通呼吸道

病人无意识时,肌张力下降,舌和会厌可能使咽喉部阻塞。舌后坠又是造成呼吸道阻塞最常见的原因。有自主呼吸,吸气时呼吸道内呈负压,也可将舌、会厌或二者同时吸附到咽后壁,产生呼吸道阻塞。因此,使下颌上抬,即可防止舌后坠,使呼吸道打开。如无颈部创伤,可以采用仰头抬颏法开放呼吸道,清除病人口中的异物和呕吐物,用指套或指缠纱布清除口腔中的液体分泌物;清除固体异物时,一只手压开下颌,另一只手食指抠出异物。

1. 仰头抬颏法 对于没有头部或颈部创伤的患者,使用仰头抬颏法开放呼吸道。为完成仰头动作,应把一只手放在病人前额,用手掌把额头用力向后推,使头部向后仰,另一只手的手指放在靠近颏部的下颌骨的下方,向上用力使下颏向上抬动。勿用力压迫下颌部软组织,否则有可能造成呼吸道梗阻,避免用拇指抬下颏。开放呼吸道后有助于病人自主呼吸,也便于心肺复苏时人工呼吸。如果病人牙齿松动,应取下,以防脱落阻塞呼吸道。

2. 托颌法 怀疑病人有颈椎损伤,应该使用托颌法开放呼吸道,不能拉伸头部。把手放置在病人头部两侧,肘部支撑在病人躺的平面上,握紧下颌角,用力向上托下颌。如病人紧闭双唇,可用拇指把口唇分开。如果需要行口对口呼吸,则将下颌持续上托,用面颊贴紧病人的鼻孔,以防自鼻孔漏气。此法效果肯定,但费力,有一定技术难度。对于怀疑有头部、颈部创伤的病人,此法更安全,不会因颈部动作而加重颈部损伤。

(三)第三步——B 步骤:人工呼吸

人工呼吸是用人工方法(手法或机械)借外力来推动肺、膈肌或胸廓的活动,使气体被动进入或排出肺,以保证机体氧的供给和二氧化碳的排出。心肺复苏时常用的呼吸支持方法包括口对口人工呼吸、口对鼻人工呼吸、简易呼吸器人工呼吸等。一般胸外心脏按压与人工呼吸按30∶2反复进行。若救护人员只进行人工呼吸，则成人通气频率应为10～12次/分，婴儿通气频率为20次/分，8岁以下儿童通气频率为15次/分。

1. 口对口人工呼吸　口对口人工呼吸是一种快捷有效的通气方法（图5-7）。进行人工呼吸时，要确保呼吸道通畅。捏住病人的鼻孔，防止漏气，救护人员用口唇把病人的口全罩住，呈密封状，缓慢吹气，每次吹气应持续1 s以上，吹气量为每次400～600 mL，避免过度通气。

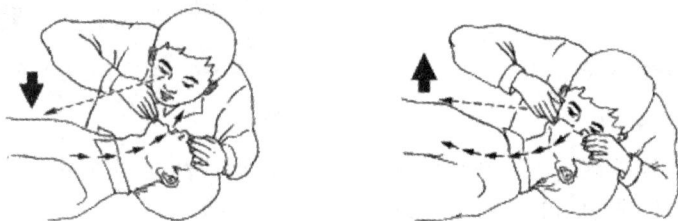

图5-7　口对口人工呼吸

2. 口对鼻人工呼吸　在病人不能经口呼吸时（如牙关紧闭不能开口、口唇创伤、口对口人工呼吸难以实施），应推荐采用口对鼻人工呼吸。救治淹溺水病人最好应用口对鼻人工呼吸方法，只要病人头部一露出水面即可行口对鼻人工呼吸。口对鼻人工呼吸时，救护人员将一只手置于病人前额后推，另一只手抬下颌，使病人口唇紧闭。用嘴封罩住病人鼻，深吹气后口离开鼻，呼气时气体自动排出。必要时，间断使病人口开放，或用拇指分开口唇，这对有部分鼻腔阻塞的病人呼气非常重要。在对婴儿进行人工呼吸时，救护人员的嘴必须将婴儿的口及鼻一起盖严。

3. 简易呼吸器人工呼吸　提倡尽早使用简易呼吸器代替口对口人工呼吸。单人操作时一只手以"EC"手法开放气道及固定面罩，另一只手挤捏气囊使每次吸气量在400～600 mL，可连接供氧装置以提高吸入氧气浓度。

三、快速除颤

所有基础生命支持施救者都应该接受电除颤的培训，因为心室颤动是成人心搏骤停最常见的心电图改变，而电除颤是治疗心室颤动的重要措施。对于心室颤动病人，如果旁观者能够在其倒下的3～5 min内立即施行心肺复苏和电除颤，病人存活率最高。对于发生短时间心室颤动的病人，如目击的院外心搏骤停病人或在心电监护的住院病人，迅速电除颤是首选的治疗方法。不论院外救护或院内救护，一旦除颤器准备好了，救护人员应该尽快使用。当现场有不止一名救护人员时，一名救护人员应该进行胸外心脏按压，同时另一名救护人员启动急救医疗服务体系和拿取除颤器。

四、复苏有效的指征

（1）触摸病人大动脉搏动恢复。

（2）病人面色、口唇、甲床由发绀转为红润。

（3）病人出现自主呼吸（规则或不规则），或由机械通气到呼吸恢复正常，$SpO_2 > 95\%$。

（4）病人瞳孔由大变小，并有对光反射或眼球活动。

心肺复苏终止指标：①病人已恢复自主呼吸和心跳；②确定病人已死亡；③心肺复苏进行30 min以上，检查病人仍无反应、无呼吸、无脉搏、瞳孔无回缩。

根据《2020年美国心脏协会心肺复苏及心血管急救指南》，如施救者未接受专门的心肺复苏培训，在判定病人无反应同时没有呼吸或不能正常呼吸（仅仅是喘息）时，应立即进行单纯胸外按压的心肺复苏，即仅为突然倒下的成人病人进行胸外按压，并强调在胸部中央"用力快速按压"，或者按照急救调度的指示操作，直至除颤器到达且可供使用，或者救护人员或其他相关施救者已接管病人。

自动体外除颤器

　　自动体外除颤器(AED)是一种便携、易于操作、稍加培训即能熟练使用、专为现场救护设计的急救设备,从某种意义上讲,AED 不仅是种急救设备,还是一种急救新观念,一种由现场目击者最早进行有效急救的观念。AED 有别于传统除颤器,可以经内置电脑分析和确定发病者是否需要予以电除颤,电除颤过程中,AED 的语音提示和屏幕显示使操作更为简便易行。AED 非常直观,对多数人来说,只需几小时的培训便能操作。美国心脏协会认为,学用 AED 比学习心肺复苏更为简单。使用 AED 需救护人员逐步操作。首先在电除颤前必须确定被抢救病人具有"三无"征,即无意识、无脉搏、无呼吸。具体操作步骤:打开电源开关,将两个电极固定在病人胸前,机器自动采集和分析心律失常,救护人员可获得机器提供的语音或屏幕信息。一经明确为致命性心律失常(如室性心动过速、心室颤动等),语音即提示救护人员按动电除颤键,如不经判断并按电除颤键,机器不会自行电除颤,避免错误电击。

第三节　高级心脏生命支持

　　高级心脏生命支持(advanced cardiovascular life support,ACLS)主要是在基础生命支持基础上应用辅助设备及特殊技术,建立和维持有效的通气和血液循环,识别及治疗心律失常,建立有效的静脉通道,改善并保持心肺功能及治疗原发疾病。ACLS 是心搏骤停后 5～10 min 的第二个处理阶段,一般在医疗单位中进行,包括建立静脉输液通道、药物治疗、电除颤、气管插管、机械通气等一系列维持和监测心肺功能的措施。高级心脏生命支持应尽可能早开始,如人员足够,基础生命支持与高级心脏生命支持应同时进行,可取得较好的临床疗效。

一、明确诊断

　　尽可能迅速地进行心电监护和必要的血流动力学监测,明确引起心搏骤停和心律失常的病因,以便及时采取相应的救治措施。

二、控制气道

　　心肺复苏时救护人员可采用口咽气道、鼻咽气道以及其他可选择的辅助气道(如食管-气管导管、喉罩气道)、气管插管、环甲膜穿刺、气管造口术等建立人工气道,以保证人工呼吸。

三、氧疗和人工通气

　　根据病情和急救条件选用简易呼吸器或人工呼吸机辅助呼吸,维持良好的通气。

四、开胸心脏挤压

　　实验证实开胸心脏挤压心排血量比胸外心脏按压的约高一倍,心、脑灌注也高于后者,其病人长期存活率高 28%。适应证:胸部创伤引起心搏骤停的病人;胸廓畸形或严重肺气泡、心包填塞病人;经常规胸外心脏按压 10～15 min(最多不超过 20 min)无效的病人;动脉内测压条件下,胸外心脏按压时的舒张压小于 40 mmHg。

五、药物治疗

　　用于心肺复苏的药物较多,包括肾上腺素、利多卡因、碳酸氢钠等,肾上腺素常为首选药物。这些药物的选用可达到以下目的：①提高按压效果，激发心脏复跳，增强心肌收缩力。②提高周围血管阻力，增加心肌血流灌注量和脑血流量。③纠正水、电解质紊乱及酸碱平衡失调，使其他血管活性药物更好地发挥作用。④降低电除颤阈值，为电除颤创造条件，同时防止心室颤动的发生。给药途径包括心腔内注射、静脉注射、气管内给药等，因心腔内注射给药有许多缺点，一般不主张采用。

六、电复律

心搏骤停病人可表现出多种心电图类型，一旦明确为心室颤动，应迅速选用除颤器进行非同步电除颤，这是心室颤动最有效的治疗方法。目前，强调电除颤越早越好。因为心室颤动发生的早期一般为粗颤，此时电除颤易于成功，故应争取在 2 min 内进行，否则心肌因缺氧由粗颤转为细颤，电除颤不易成功。在除颤器准备好之前，应持续进行胸外心脏按压。一次电除颤未成功，应当创造条件重新进行电除颤。

第四节 延续生命支持与心搏骤停后的综合救护

病人心肺脑复苏成功后病情尚未稳定，需继续严密监测、加强处理和精心护理。心搏骤停后综合治疗的初始目标和长期关键目标：①恢复自主循环后优化心肺功能和重要器官灌注；②转移/运输到拥有综合心搏骤停后治疗系统的合适医院或重症监护病房；③识别并治疗急性冠状动脉综合征（ACS）和其他可逆病因；④控制体温，以促进神经功能恢复；⑤预测、治疗和防止多器官功能障碍，包括避免过度通气和氧过多。

一、循环系统的监护

1. 心电监护 心肺脑复苏后的心律是不稳定的，应予以心电监护，密切观察心电图变化。如出现室性期前收缩、室性心动过速等心律失常时，立即予以相应的处理。

2. 脉搏、心率和血压的监测 每 15 min 测量脉搏、心率和血压 1 次，直至平稳。血压一般维持在 (90~100)mmHg/(60~70)mmHg。脉压小于 20 mmHg 时，可用血管活性药物。药物的浓度可根据血压回升情况及心率变化进行适当调节。使用血管扩张药物时，病人不可突然坐起或变换体位，以防直立性低血压。测量脉搏和心率时，要注意其频率、节律和强弱变化。

3. 中心静脉压的测定 中心静脉压的测定对于了解低血压的原因、决定输液量和指导用药有一定意义。

4. 末梢循环的观察 末梢循环可通过皮肤、口唇的颜色，四肢温度、湿度，指（趾）甲的颜色及静脉的充盈情况来观察。若肢体湿冷，指（趾）甲苍白、发绀，末梢血管充盈不佳，即使血压仍正常，也应认为有循环血量不足。若肢体温暖、指（趾）甲色泽红润、肢体静脉充盈良好，则提示循环功能良好。

二、呼吸系统的监护

1. 保持呼吸道通畅 加强呼吸道管理，经常注意呼吸道湿化，清除呼吸道分泌物。

2. 肺部并发症的监护 心搏骤停后由于肺循环中断，呼吸停止、咳嗽反射停止、免疫功能低下及应用冬眠药物（抑制咳嗽反射）等因素的影响，极易发生肺部感染，肺部感染是心肺脑复苏后期常见并发症。为此需要严密观察并及早进行防治，包括采取定时翻身、拍背、湿化呼吸道、排痰、应用抗生素等措施。

3. 应用人工呼吸机的注意事项 ①根据病情变化，调整潮气量、吸气比及呼吸的频率；②必须加强呼吸道湿化；③气管切开者注意更换局部敷料，预防感染，观察有无导管阻塞、衔接松脱、气管黏膜溃疡、皮下气肿、通气过度或通气不足等现象；④控制吸氧浓度及流量。

三、脑功能监护

脑缺氧是心搏、呼吸骤停后的主要致死原因之一,可造成不可恢复的脑损害。复苏后,应观察病人的神志、瞳孔的变化及肢体活动等情况。

(1) 应及早应用低温疗法及脱水剂。低温疗法以头部降温为主,体温保持在 $32\sim35$ ℃,不宜低于 30 ℃。体温保持在适当水平,避免体温过高或过低,否则有导致心室颤动等并发症的可能。

(2) 严密监测血容量及电解质的变化。

四、肾功能监护

(1) 使用血管收缩药物时应每小时测尿量 1 次,每 8 h 小结出入液量 1 次,每 24 h 总结 1 次。

(2) 观察尿的颜色及比重,如血尿和少尿同时存在,且尿比重大于 1.010,或血尿素氮和血肌酐水平升高,应警惕肾功能衰竭。

五、维持酸碱平衡

酸中毒常是心肺复苏后发生循环功能不全、呼吸功能不全、心律失常和低血压的重要因素,也是脑复苏失败的重要因素,必须迅速纠正,纠正的方法如下。

(1) 呼吸性酸中毒:呼吸性酸中毒主要通过呼吸支持,建立有效的人工呼吸来纠正。特别是气管插管人工通气时,可加强通气,既保证供氧,又使二氧化碳迅速排出,$PaCO_2$ 降低,呼吸性酸中毒即可纠正。

(2) 代谢性酸中毒:代谢性酸中毒纠正方法包括呼吸支持和碱性药物的应用。迅速恢复和改善通气和换气功能,使二氧化碳加速排出,并使 $PaCO_2$ 降至 $3.3\sim4.6$ kPa,形成呼吸性碱中毒,以代偿部分代谢性酸中毒。此外,可静脉滴注碳酸氢钠,以纠正脑、心、肺等重要脏器的酸中毒,不宜应用大剂量的碱性药物。适当应用利尿剂和补充血容量,保护肾脏排酸、保碱的功能,充分发挥肾脏代偿功能。

六、密切观察病人的症状和体征

(1) 出现呼吸困难、鼻翼扇动、呼吸频率明显增快或呼吸型态明显不正常时,应注意防止呼吸衰竭。

(2) 出汗或大汗淋漓、烦躁不安、四肢厥冷是休克体征,应采取相应措施。

(3) 观察病人意识状态,发现定向障碍、表情淡漠、嗜睡、发绀(其范围从手指、足趾向手和足扩展),说明脑缺血、缺氧,应采取紧急措施,防止脑损伤。

(4) 如瞳孔缩小,对光反射恢复,角膜反射、吞咽反射、咳嗽反射等也逐渐恢复,说明心肺脑复苏有效。

七、积极治疗原发病因

如外伤病人需清创、止血、扩容,中毒病人应用解毒剂等。

八、防治继发感染

心搏骤停的病人由于昏迷及体内环境紊乱、营养供应困难、机体防御能力降低、抢救时一些无菌操作不够严格及应用糖皮质激素等,易于并发感染,应及时防治。

(1) 保持室内空气新鲜,注意病人及室内清洁卫生。

(2) 应注意无菌操作,器械和物品必须经过严格消毒、灭菌。

(3) 如病情许可,应勤翻身、拍背,防止压疮及继发感染的发生。但病人如处于低心排血量状态时,则不宜翻身,防止引起心搏骤停的再次发生。

(4) 注意口腔及五官护理。眼部可滴入抗生素滴眼液或用凡士林纱布覆盖,防止角膜干燥、溃疡及角膜炎的发生。

（5）气管切开吸痰及更换内套管时，注意无菌操作。吸引气管内分泌物时，负压不宜过大，防止鼻咽黏膜破损。

案例解析 5-1

直通护考在线答题

（杨桂荣）

第六章　环境性急症病人的救护

学习目标

1. 知识目标

（1）叙述中暑、淹溺、触电等常见环境急症的原因及其发病机制。

（2）阐述中暑、淹溺、触电的救护原则与主要措施。

（3）解释中暑、先兆中暑、轻症中暑、重症中暑、热痉挛、热衰竭、热射病、淹溺、干性淹溺、湿性淹溺、单相触电、双相触电、跨步电压触电等概念。

2. 能力目标

（1）能及时识别中暑、淹溺、触电等环境急症，根据不同病情采取相应救护措施。

（2）能全面评估环境急症病人，提出护理诊断，为病人提供整体护理。

（3）能针对环境急症高发因素积极开展健康宣教。

3. 素质目标

（1）具有救死扶伤的人道主义精神和人文关怀理念，敬畏生命、临危不惧。

（2）具有生命第一、时效为先的急救理念，忠于职守、乐于奉献。

（3）具有良好的心理素质和团队精神，处事不惊、从容应对。

第一节　中暑病人的救护

导学案例

临床情景：

病人，男，建筑工人，在高温、闷热的夏天进行室外工作，4 h 后突然昏倒，神志不清，被同事立即送入院。体格检查：T 41 ℃（肛温），HR 120 次/分，R 32 次/分，BP 135/80 mmHg；浅昏迷，瞳孔等大、等圆，对光反射迟钝；全身皮肤干燥、无汗，颜面潮红，双下肢阵发性抽搐，大小便失禁。

请思考：

1. 初步判断该病人发生了什么状况？依据是什么？

2. 目前该病人主要存在哪些护理问题？

3. 根据病人目前的情况，应采取哪些有针对性的护理措施？

一、概述

(一) 概念

中暑(heat stroke)是指在高温和湿度较大的环境下,机体发生体温调节功能障碍和水、电解质紊乱及酸碱平衡失调,心血管和中枢神经系统功能紊乱等为主要症状的急性疾病。

(二) 病因

(1) 机体产热增加:如在高温环境中劳动、甲亢病人代谢率增高等。

(2) 机体散热减少:如穿着紧身不透气的衣裤、先天性汗腺缺乏症等。使用氯丙嗪、阿托品等影响出汗功能的药物,亦可为中暑的发病因素。

(3) 机体热适应能力下降:如年老体弱者、糖尿病病人、心血管疾病病人等。

(三) 发病机制

在正常生理情况下,当环境温度低于体表温度时,人体可通过辐射、对流、传导、蒸发方式散热,使机体的产热与散热保持平衡状态。当外界环境温度增高时,机体大量出汗,引起水、电解质丢失。若机体以电解质丢失为主或单纯补水,导致血钠浓度降低,易发生热痉挛;大量液体丧失会导致脱水、血液浓缩、血容量不足,若同时发生血管舒缩功能障碍,则易发生外周循环衰竭;当外界环境温度增高,机体散热绝对或相对不足,汗腺"疲劳",引起体温调节中枢功能障碍,致体温急剧增高,出现严重的生理和生化异常而发生中暑。

知识链接

正常人体体温的调节方法

正常人体在下丘脑体温调节中枢的控制下,体内产热与散热处于动态平衡,使体温维持在37℃左右。当周围环境温度在35℃以下时,人体可通过辐射、传导和对流而散热,其共占人体散热量的70%。当空气干燥、气温超过35℃时,人体主要通过皮肤汗腺蒸发散热。此外,外界空气通过鼻腔时加温,排泄大小便也可散热。

二、护理评估

(一) 病史

重点询问是否有引起机体产热增加、散热减少或热适应能力下降的原因存在,如有无在高温(气温超过34℃以上)、通风不良环境或烈日暴晒下长时间的工作和活动,而降温、防暑措施不充分。还要注意病人的年龄、既往身体状况,近期有无过度疲劳、睡眠不足等因素存在。

(二) 临床表现

中暑根据临床表现的轻重程度分为3种情况,分别是先兆中暑、轻症中暑和重症中暑。

1. 先兆中暑 在高温环境工作和生活一段时间后,病人出现口渴、全身疲乏、四肢无力、多汗、头晕眼花、耳鸣、头痛、恶心、胸闷、心悸、注意力不集中,四肢发麻或动作不协调,体温正常或略高。

2. 轻症中暑 先兆中暑的症状加重,体温可在37.5℃以上,伴有面色潮红、胸闷、皮肤灼热等现象,或出现早期循环功能紊乱,如大量出汗、皮肤湿冷、脉搏细速、血压下降、心率加快、恶心及呕吐等。

3. 重症中暑 先兆中暑和轻症中暑的症状加重,出现高热、痉挛、晕厥、休克、昏迷等症状。重症中暑按表现不同可分为3型,也可出现混合型。

(1) 热痉挛:热痉挛多见于健康青壮年,病人意识清楚,主要表现为明显的肌痉挛,伴有收缩痛。肌痉挛以腓肠肌多见,常呈对称性和阵发性。也可出现腹直肌、肠道平滑肌痉挛引起急性腹痛。体温正常或出现低热。常由于高温环境下强体力作业或运动,出汗导致水和电解质大量丢失,或仅补充水或低渗溶液而补充电解质不足,造成低钠、低氯血症,导致骨骼肌痉挛伴疼痛。热痉挛可为中暑的早期表现。

（2）热衰竭：热衰竭常见于老年人、儿童和慢性疾病病人，热衰竭一般起病迅速，主要表现为头痛、头晕、疲乏无力、恶心、呕吐、面色苍白、多汗。热衰竭时可有体温轻度升高、心动过速、低血压、直立性晕厥、呼吸浅快、肌痉挛等，但中枢神经系统损害不明显。热衰竭主要是由于在高温环境中机体为适应散热的需要，皮肤毛细血管扩张，大量出汗，水和电解质丢失过多，补充不足所致。

（3）热射病：热射病又称中暑高热，是中暑最严重的一种类型，是一种致命性急症，高热、无汗、昏迷为本型的特征。对机体有广泛的损伤作用，可累及很多器官、系统，导致功能和形态学上的改变，如得不到及时妥善的救治，死亡率相当高。

①非劳力性热射病：多见于年老、体弱、有慢性疾病的病人，他们较长时间处在高温和通风不良环境中，体温调节功能障碍，引起散热减少，其他高危人群包括精神分裂症、帕金森病、慢性乙醇中毒及偏瘫或截瘫病人。早期病人常感觉疲乏、无力、头痛、头晕、恶心，继而发展为典型中暑表现，主要表现为皮肤干热、发红、无汗，直肠温度常在 41 ℃以上，最高可达 46.5 ℃。起初有各种行为异常，继而出现谵妄、抽搐、昏迷、心律失常、心力衰竭、多器官功能衰竭。约 5%病人发生急性肾功能衰竭，可有轻度、中度弥散性血管内凝血（DIC），病人常在发病后 24 h 左右死亡。

②劳力性热射病：多见于健康青壮年，常在高温、湿度大或强烈的太阳照射环境中作业或运动时发生。劳力性热射病主要是内源性产热过多，表现为高热、意识障碍，直肠温度大于 41 ℃，约 50%病人大量出汗，心率可达 160～180 次/分，脉压增大。病人可发生横纹肌溶解、肝细胞坏死、急性肾功能衰竭、DIC、多器官功能衰竭，病死率较高。

（三）辅助检查

（1）血常规：可有外周血白细胞总数增高，以中性粒细胞增高为主，不同程度血细胞比容增高。
（2）生化检查：可有高血钾、低血氯、低血钠。血尿素氮、血肌酐可升高。
（3）尿液检查：尿比重增高，可有不同程度的蛋白尿、血尿、管型尿改变。
（4）其他：重症病人可出现肝、肾、横纹肌损害的实验室改变。心电图可出现各种心律失常及 ST 段压低、T 波改变等心肌损害的表现。

三、护理诊断

（1）体温过高：与体温调节中枢功能紊乱有关。
（2）疼痛：与大脑功能，水、电解质紊乱及酸碱平衡失调有关。
（3）活动耐力降低：与心排血量下降及组织缺血、缺氧有关。
（4）知识缺乏：病人缺乏预防中暑的知识。
（5）潜在并发症：急性肾功能衰竭、急性心力衰竭、DIC、高血钾、多器官功能衰竭等。

四、护理目标

（1）病人体温逐渐恢复正常。
（2）病人自诉疼痛减轻或消失。
（3）病人活动耐力逐渐恢复。
（4）病人能叙述预防中暑的方法。
（5）尽量避免出现并发症，对已出现的并发症能及时发现并及时处理，减轻伤害。

五、救护措施

（一）现场救护

1. 改变环境 迅速离开高温现场到阴凉处，让病人平卧，解开衣扣、皮带，以利呼吸和散热。保持呼吸道通畅。

2. 降温 轻症病人可反复用冷水擦拭全身，直至体温低于 38 ℃，可服用人丹、藿香正气水、十滴水等，也可采用点按人中、内关、风池、承山等穴位，或在太阳穴处涂擦清凉油。给病人饮含电解质的冰水或清凉饮料。

3. 刮痧疗法 刮痧疗法适用于中暑轻症，用光滑平整的汤匙蘸食油或清水，刮背脊两侧、颈部、胸肋间隙、肩、臂、胸窝等处，刮至皮肤出现紫红色为止。

（二）院内救护

轻症病人经上述处理后一般能恢复，重症病人必须尽快送医院，紧急抢救，措施如下。

1. 降温 降温速度决定病人预后，应在 1 h 内使直肠温度降至 37.8～38.9 ℃。

（1）体外降温：将病人安置在 20～25 ℃ 的空调房间内。在病人头部、双腋下和腹股沟等处放置冰袋。对无循环衰竭的病人，可用冰水擦浴或将躯体浸入 27～30 ℃ 水中降温；对循环衰竭病人采用蒸发散热降温，如用 15 ℃ 冷水反复擦拭皮肤，同时应用电风扇、空气调节器，有条件的可将病人放置在特殊的蒸发降温房间内。

（2）体内降温：体外降温无效病人，用 4 ℃ 的 5% 葡萄糖盐水 1000 mL 经股动脉以 200 mmHg 的强压向心性推注，可使体温在 15～30 min 后下降 3 ℃ 左右。体温下降标准是肛温为 38 ℃，注意防止体温反跳和过低。老年病人应防肺水肿和心力衰竭的发生。

（3）药物降温：为防止因体表受冷刺激而引起血管收缩或肌震颤使机体产热增加，目前主张物理降温与药物降温同时进行，采用的降温药物主要是氯丙嗪，500 mL 生理盐水溶液中加入氯丙嗪 25～50 mg，静脉点滴 1～2 h，用药过程中严密监测血压。氯丙嗪有调节体温中枢、舒张血管、松弛肌肉、降低氧耗的作用。有心血管疾病病人慎用。

2. 纳洛酮 纳洛酮可用于治疗高热、超高热、血压偏低及神志不清的重症中暑病人，可使病死率降低，常规剂量为 0.4～0.8 mg，肌内注射或静脉注射。纳洛酮有迅速阻断吗啡的作用，能解除呼吸抑制，促进血压上升。

3. 对症治疗

（1）昏迷：昏迷病人应进行气管插管，保持呼吸道通畅，防止胃液吸入；脑水肿和颅内压增高者常规静脉注射甘露醇 250 mL，20～30 min 输入。糖皮质激素对防治脑水肿、肺水肿有一定疗效，可用地塞米松 10～30 mg/d 静脉注射。

（2）维持循环功能：除补充血容量、纠正酸中毒、吸氧、应用糖皮质激素以外，根据心功能可用小剂量毛花丙苷、呋塞米；可酌情选用血管活性药物，如多巴胺等。严密监测血压，以收缩压不低于 100 mmHg 为宜。

（3）纠正水、电解质紊乱及酸碱平衡失调：可用葡萄糖盐水 1500～2000 mL 静脉滴注，有酸中毒病人可酌情输入 5% 碳酸氢钠。如有心力衰竭、急性肾功能衰竭病人，补液速度不宜过快，控制输液量。

（4）急性肾功能衰竭及其他：严密观察尿量，每小时不能低于 30 mL，如尿量少可在补足液体的基础上加呋塞米 20～40 mg，静脉注射，无效可加大剂量，必要时行血液透析治疗；应用 H_2 受体拮抗剂或质子泵抑制剂，以预防上消化道出血。

4. 密切观察病情变化

（1）降温效果：密切监测肛温，每 15～30 min 测量 1 次，根据肛温变化调整降温措施。注意末梢循环情况，病人体温下降、四肢末梢转暖、发绀减轻或消失，则提示治疗有效。

（2）实验室检查：应监测尿量，测尿比重，以观察肾功能情况。监测动脉血气和凝血功能，严密注意凝血酶时间、凝血活酶时间、血小板计数和纤维蛋白原，以防止发生 DIC。密切监测神志、瞳孔、生命体征的变化等。

5. 用药护理 应连续监测核心体温以保证其稳定性，避免使用兴奋剂和镇静剂，如吗啡。若抽搐不能控制，可静脉注射地西泮和巴比妥盐。氯丙嗪用药时应严密监测血压、神志和呼吸情况。

6. 加强基础护理 卧床病人注意口腔护理、皮肤护理，预防口腔炎和压疮的发生。

7. 心理护理 对清醒病人应给予以心理安慰，消除其恐惧心理。

（三）健康教育

（1）年老体弱者、幼童及患有慢性病或心脏病等疾病的病人，应根据自己的身体状况，选择和调整外出活动的时间。

（2）平时应积极锻炼身体，增强体质。盛夏期间做好防暑、降温工作，居室应开窗使空气流通，地面经常洒水，设遮阳窗帘。

（3）合理安排作息时间，不宜在炎热的中午过多活动。加强个人防护，外出应戴遮阳帽、饮消暑饮料。备好人丹、十滴水、藿香正气水、清凉油等。

（4）避免过度劳累，保证充足睡眠。

（5）改善高温作业条件，加强隔热、通风、遮阳等降温措施，供给含盐清凉饮料。

（6）积极治疗各种原发病，增强抵抗力，减少中暑诱发因素。

第二节　淹溺病人的救护

视频资源

淹溺病人
的救护

导学案例

临床情景：

病人，女，52 岁。在游泳时发生淹溺，2 min 后被他人发现、救出并脱离水面，当时体格检查病人能自主呼吸、颈动脉搏动微弱，口腔有杂草。淹溺现场目击者立即清除病人呼吸道异物、控水，并立即送入急诊科。

请思考：

1. 作为急诊科接诊护士，需进一步询问哪些情况？在询问过程中须注意哪些问题？

2. 该病人体格检查的重点是什么？还应做哪些辅助检查以进一步明确诊断？做这些辅助检查是为了明确哪些问题？

3. 目前该病人主要存在哪些护理问题？应采取哪些有针对性的护理措施？

一、概述

（一）概念

淹溺（drowning）又称溺水，是意外伤害死亡的主要原因之一，指人淹没于水或其他液体中，由于液体、泥沙、杂草等随呼吸进入呼吸道或肺内，堵塞呼吸道或因刺激引起喉头、气管发生反射性痉挛引起窒息。

淹溺时间越长，往往病情越严重。如抢救不及时可导致呼吸、心跳停止而死亡。

（二）发病机制

淹溺可分为干性淹溺（10%）和湿性淹溺（90%）两大类。湿性淹溺是指人淹没于水中，本能反应引起屏气，避免水进入呼吸道而造成的，但由于缺氧，淹溺病人不能坚持屏气而被迫深呼吸，从而使水大量进入呼吸道和肺泡，阻碍气体交换，引起全身缺氧和二氧化碳潴留，呼吸道内的水迅速经肺泡吸收到血液循环。干性淹溺是由于人入水后，因惊慌、恐惧、骤然寒冷等强烈刺激，引起喉头痉挛，以致呼吸道完全梗阻，造成窒息死亡。当喉头痉挛时，心脏可反射性地停搏，也可因窒息、心肌缺氧而致心脏停搏。

（三）病理生理改变

根据发生水域不同，淹溺可分为淡水淹溺和海水淹溺。发生在江、河、湖、池中的淹溺一般属淡水淹溺，由于渗透压低，淡水淹溺病人吸入肺泡的水迅速进入血液循环，致血液稀释、血容量增加及溶血，血钠、血氯化物、血钙浓度降低，可产生心室颤动、心力衰竭、脑水肿，而溶血后的高血钾更可造成心脏停搏。发生在海水中淹溺即属海水淹溺，海水俗称碱水，约含 3.5% 氯化钠及大量钙盐和镁盐，由于海水渗透压高，海水吸入肺泡后使大量液体从血管渗出到肺泡，引起严重的肺水肿，血容量减少及血液浓缩，血钠、血氯化物和血镁浓度增加,肺水肿进行性加重,造成低氧血症,且血液浓缩、血容量减少可发生休克。

二、护理评估

(一)淹溺史

向淹溺现场目击者询问淹溺的原因,是误落水、投水自杀,还是意外事故(如洪灾、船只翻沉)等;并详细了解淹溺发生的时间、地点和水域性质,以利于急救。

(二)临床表现

淹溺轻微的病人神志模糊、呼吸表浅,体格检查肺部可闻及湿啰音。淹溺严重的病人常出现昏迷、面部发绀、肿胀、球结膜充血,口、鼻充满泡沫或污泥、杂草,四肢冰凉,呼吸和心跳微弱或停止。胃内充满积水的淹溺病人可见上腹部隆起。有的淹溺病人还合并颅脑及四肢损伤。心肺脑复苏过程中可出现各种心律失常,甚至心室颤动,并伴有心力衰竭和肺水肿,24~48 h后可出现脑水肿、急性呼吸窘迫综合征、溶血性贫血、急性肾功能衰竭或DIC的各种临床表现,肺部感染较常见。淹溺病人中约有15%死于继发的并发症。因此,应特别注意防治并发症。

(三)辅助检查

(1)血常规:外周血白细胞总数和中性粒细胞增多,红细胞和血红蛋白因血液浓缩和稀释情况不同而有所不同。尿中可出现游离血红蛋白。

(2)生化检查:淡水淹溺者,其血钠、血钾、血氯化物浓度可有轻度降低,有溶血时血钾浓度往往增高。海水淹溺病人,其血钙和血镁浓度增高。心肺脑复苏后血中的钙和镁可重新进入组织,电解质紊乱可望恢复正常。

(3)动脉血气分析:显示低氧血症和代谢性酸中毒。

(4)胸部X线:肺门阴影扩大和加深,肺间质纹理增粗,肺野中有大小不等的絮状渗出或炎症改变,或有两肺弥漫性肺水肿的表现。

三、护理诊断

(1)清理呼吸道无效:与大量液体、泥、草进入呼吸道或呼吸道感染等有关。

(2)气体交换受损:与呼吸道梗阻、肺淤血有关。

(3)急性意识障碍:与脑水肿等所致大脑功能受损有关。

(4)恐惧感:与病情危重、担心疾病预后有关。

(5)知识缺乏:缺乏淹溺的救护知识。

(6)潜在并发症:有心力衰竭、急性呼吸窘迫综合征、DIC、急性肾功能衰竭等。

四、护理目标

(1)淹溺病人呼吸道通畅,能正确运用有效咳嗽的方法排出痰液。

(2)淹溺病人自述呼吸困难程度减轻。

(3)淹溺病人意识清楚。

(4)淹溺病人心情平和。

(5)淹溺病人能叙述淹溺的救护知识。

(6)淹溺病人发生心力衰竭、急性呼吸窘迫综合征、DIC等并发症时能被及时发现并得到处理,减轻其危害。

五、救护措施

(一)现场救护

1. 自救

（1）落水后不要慌张,仰面,口鼻朝上露出水面,深吸气、浅呼气,以尽量使身体浮起。切不可将手上举或挣扎,这样更易下沉。

（2）若手指抽搐,可将手握拳,然后用力张开,迅速反复几次,直到抽搐停止,并以两足划水游上岸为止。

（3）若小腿抽搐,先深吸一口气仰浮于水面上,用手握住抽搐肢体的脚趾,并用力向身体方向拉,同时将手掌压在抽搐肢体的膝盖上,帮助抽搐的腿伸直。

2. 他救

（1）救护人员从背后接近淹溺病人,拽住淹溺病人的两侧腋下,使其口鼻露出水面,采用仰泳方法拖带;或在淹溺病人背后用一臂夹其腋下,采用侧泳方法将淹溺病人拖带至岸边。切不可从正面拉淹溺病人。

（2）如救护人员游泳技术不熟练,最好是携带救生圈、木板等漂浮物去救人。若离岸较近时,可在岸边用长竹竿或绳子投向淹溺病人,让淹溺病人抓住,将其拉上岸,再行抢救。

3. 岸上抢救

（1）保持呼吸道通畅:立即清除口或鼻腔内淤泥、杂草及呕吐物,有义齿者取下义齿。并打开呼吸道,松解衣领、腰带等,必要时将舌用手巾或纱布包裹拉出,确保呼吸道通畅。如有心跳、呼吸,但有明显呼吸道梗阻时,可先控水处理。

（2）控水处理:用头低脚高的体位将肺内及胃内积水排出。在此期间抢救动作一定要敏捷,切勿因控水过久而影响其他抢救措施,如排出的水不多,应立即采取人工呼吸、胸外心脏按压等急救措施。常用控水方法有抱腹法、膝顶法及肩顶法。

①抱腹法:救护人员从后方抱起淹溺病人的腰腹部,使其背部在上,头胸部下垂,摇晃淹溺病人,以尽快倒出呼吸道和消化道的积水。

②膝顶法:救护人员取半蹲位,将淹溺病人腹部置于救护人员屈膝的大腿上,使头部、胸部下垂,然后用手压其背部,促使呼吸道和消化道的积水排出。也可就地取材,利用大石头、倒置的铁锅等做垫物。

③肩顶法:救护人员抱住淹溺病人的双腿,将其腹部放在救护人员的肩部,使头部、胸部下垂,救护人员快速奔跑以排出呼吸道和消化道的积水。

（3）心肺复苏:尽快实施心肺复苏,是抢救淹溺病人最主要的措施。如无效果,及早进行气管插管,应用人工呼吸机,进行间断正压通气或 PEEP,使塌陷的肺泡重新张开,改善氧供和气体交换。伴有心力衰竭、心律失常等的淹溺病人可应用相应药物。

（4）保暖:对于呼吸、心跳恢复的淹溺病人,应注意保暖,四肢可做向心性按摩,促进血液循环。对于清醒的淹溺病人,给予热饮料,对于意识未恢复的淹溺病人,条件允许时应予以头部降温。

（5）转运途中救护:迅速转送医院,途中进行不中断救护。

（二）院内救护

对于意识已经清楚,肺部检查正常,但还存在缺氧、低体温淹溺病人,应留在观察室中进一步治疗,以防止病情反复和恶化。对于危重淹溺病人,呼吸、心跳没有恢复或已恢复但不稳定者,应送 ICU 进一步抢救和治疗。

1. 维持呼吸功能 保持呼吸道通畅是维持呼吸功能的前提,加强呼吸道管理,继续进行有效的人工通气、正压给氧,必要时行气管切开,机械辅助呼吸。可应用呼吸兴奋剂,如洛贝林、尼可刹米等。

2. 维持循环功能 监测中心静脉压、动脉压、尿量和呼吸,以判断有无低血容量、心室颤动,以有利于调节输液量和速度。

3. 实施监护 密切观察体温、脉搏、呼吸、血压的变化,每 15～30 min 测量 1 次,并观察意识状态、瞳孔对光反射是否存在、瞳孔是否等大、等圆;呼吸、心跳未恢复的淹溺病人,继续行胸外心脏按压,立即进行电除颤,留置导尿管,观察尿量,注意是否出现血红蛋白尿、少尿或无尿,防止发生急性肾功能衰竭;对于肺水肿淹溺病人,应给予强心、利尿药,预防迟发性肺水肿的发生。

4. 复温和保暖 对于淹溺病人,水温越低,存活机会越大。但低体温也是淹溺病人死亡的常见原因,因此,及时复温对淹溺病人的预后非常重要。注意保持室内适宜的温度,使淹溺病人体温在较短时间内升至正常,随后要注意保暖,加强基础护理,预防并发症。对昏迷淹溺病人要及时清洁口腔,做好口腔护理,定时翻身,预防压疮。

5. 对症处理

(1)纠正血容量:对淡水淹溺血液稀释的病人,可静脉滴注3%氯化钠溶液500 mL或输全血、红细胞,以减少因血容量剧增导致的肺水肿和心力衰竭;对海水淹溺病人应注意纠正血液浓缩及血容量不足,可静脉滴注5%葡萄糖溶液或低分子右旋糖酐,以纠正血液浓缩,不宜输生理盐水。

(2)肺水肿处理:吸入含20%～30%乙醇的氧气,去除泡沫,以改善呼吸。同时根据情况选用强心、利尿药。

(3)防治脑水肿:冰帽头部降温,可静脉滴注20%甘露醇250 mL,每天2次,或静脉注射呋塞米40 mg,亦可应用地塞米松1～5 mg/kg,连续2～3天。如有抽搐,可用地西泮等镇静药。

(4)纠正代谢性酸中毒:立即静脉滴注5%碳酸氢钠150～200 mL,以后再根据电解质及血气分析结果酌情纠正代谢性酸中毒。

6. 防治感染　早期使用广谱抗生素控制呼吸道感染,必要时根据呼吸道分泌物培养药敏试验结果,合理选择有效抗生素。

7. 解痉　有支气管痉挛的淹溺病人,可经呼吸道吸入解痉剂,或在纠正缺氧的同时使用氨茶碱,一般剂量为5 mg/kg,静脉缓慢滴注。

8. 意识障碍淹溺病人　可静脉滴注FDP(1,6-二磷酸果糖)、ATP、肌苷、辅酶A、细胞色素C等,以促进脑功能恢复。

9. 心理护理　淹溺病人常因严重呼吸困难而烦躁不安,加之刚度过淹溺危险,易产生焦虑与恐惧心理。对于自杀淹溺病人应尊重其隐私权,注意引导其正确地对待人生。

(三) 健康教育

(1)进行水上生产、游乐活动时需穿上救生衣。

(2)游泳前先做好准备活动,使身体尽快适应水温,避免出现头晕、心慌、抽搐等现象。

(3)游泳时间不要过长,以免造成身体过度疲劳而发生淹溺。

第三节　触电病人的救护

导学案例

临床情景:

患儿,男,4岁,因模仿家人插电热壶插头时触电,致右手掌灼伤,形成3 cm×1.2 cm的焦化区域,父母急忙将患儿送来医院急诊就诊。

查体:T 36.9 ℃,P 96次/分,R 26次/分,意识清楚,精神差。

请思考:

1. 电击伤的危害有哪些?

2. 该患儿的创面应如何处理?

3. 日常生活中如何防止电击伤?

一、概述

(一) 概念

电击伤(electrical injury)又称触电,是指人体直接触及电源,或在高压电和超高压电场中,电流或静电电荷经空气或其他介质电击人体,引起全身或局部组织急性损伤或器官功能障碍,甚至发生死亡。

(二)病因

电击伤多发生于安全用电知识不足或违反操作规程者,火灾、地震、强风、暴雨等灾害、意外事件导致的电线断裂接触人体也可引起电击伤,雷电电击也可直接引起电击伤。

(三)发病机制

人体作为导电体,在接触电流时,即成为电路中的一部分。电流对人体损害的程度与电压的高低、电流的强度、电流的种类、电流频率高低、通电时间、接触部位、电流方向和所在环境的气象条件都有密切的关系。电流对人体的伤害包括电流本身以及电流转换为电能后的热效应和光效应两个方面的作用。

电击伤对人的致命作用:一是引起心室颤动,导致心脏停搏,此常为低电压电击伤死亡原因;二是对延髓呼吸中枢的损害,引起延髓呼吸中枢抑制、麻痹,导致呼吸停止,此常为高压电击伤死亡原因。电流转换为热效应和光效应则多见于高压电流对人的损害,造成人体的电烧伤,轻者仅烧伤局部皮肤和浅层肌肉,重者则可烧伤肌肉深层,甚至骨髓。电流对机体的伤害和引起的病理改变极为复杂,但其主要的发病机制是组织缺氧。

(四)电击伤方式

(1)单线电击伤(单相触电):是人体接触一根电线,电流通过人体,经皮肤与地面接触后由大地返回,形成电流环形通路而造成电击伤。

(2)双线电击伤(双相触电):是人体的两处部位同时接触同一电路上的两根电线,电流从电位高的一根,经人体传导流向电压低的一根电线,形成电流环线通路而造成电击伤。

(3)跨步电压电击伤:指在高压线接触的地面附近,产生了环形的电场,即以高压电线触地点为圆心,从接触点到周围有1个放射状电压递减的电压分布。圆心处电压等于高压电线上的电压,离开圆心越远的点上,电压越小。如果此时有人进入这个区域,其两脚之间的电位差就是跨步电压,由跨步电压引起电击伤,称为跨步电压电击伤。

二、护理评估

(一)病史

有无带电作业、意外电击伤或雷电电击史。应向第一现场目击者或病人本人详细了解电击伤经过,包括电击伤时间、地点、电源情况等,以指导抢救。注意检查病人受伤情况,了解已施行的急救措施等。

(二)临床表现

1. 局部表现 局部表现主要为电流进、出口处的组织和电流通过路线上的组织出现电烧伤。因电压高低不同可造成不同程度的电烧伤。低压电流引起的损伤伤口较小,一般不损伤脏器。高压电流引起的损伤,多见于电流的进、出口处,损伤面积大、伤口深,可达肌肉、血管、神经和骨骼,电烧伤部位组织炭化或坏死形成空洞,组织解剖结构清楚,残疾率很高。电击周围部位电烧伤较轻。如有衣服点燃,可出现与电击伤部位无关的大面积烧伤。高压电流损伤时常发生前臂间隔综合征,因肌肉组织损伤、水肿和坏死,使肌肉筋膜下组织压力增加,出现神经、血管受压体征,脉搏减弱,感觉消失,常需要行筋膜切开术。由于电击伤后大肌群强直性收缩可发生脊椎压缩性骨折或肩关节脱位。电烧伤局部可继发感染、坏死、出血,皮肤血管收缩可呈网状图案特征。

2. 全身症状 轻者有心慌、面色苍白、恶心、头晕和四肢无力。重者可有呼吸急促、心跳加快、血压下降、昏迷、心室颤动、呼吸中枢麻痹。高压电击伤,特别是雷击时,常发生意识丧失及心跳、呼吸骤停,如复苏不及时可致死亡。并发症有肢体坏死、急性肾功能衰竭及休克等。

(三)辅助检查

(1)尿液检查:可见血红蛋白或肌红蛋白尿。

（2）血液检查：早期可有肌酸激酶(CK)、肌酸激酶同工酶(CK-MB)、乳酸脱氢酶(LDH)、天门冬氨酸转氨酶(AST)的活性增高。

（3）心电图：可有期前收缩、心室颤动。

（4）其他：外伤病人及时行 X 线摄片排除骨折。

三、护理诊断

（1）皮肤完整性受损：与电流通过皮肤引起电烧伤有关。

（2）活动耐力降低：与心律失常导致心排血量减少，组织缺血、缺氧有关。

（3）有感染的危险：与皮肤电烧伤、创面污染、抵抗力下降有关。

（4）恐惧感：与电击伤、担心预后有关。

（5）自我形象紊乱：与电烧伤后毁容、肢体残疾及肢体功能障碍有关。

（6）潜在并发症：休克、急性肾功能衰竭等。

四、护理目标

（1）电击伤病人电烧伤创面干燥、清洁、无分泌物，电烧伤创面逐渐恢复或植皮后创面愈合。

（2）电击伤病人活动耐力恢复。

（3）电击伤病人未并发感染。

（4）电击伤病人恐惧感减轻或消失。

（5）电击伤病人敢于面对电击伤后的自我形象，情绪稳定。

（6）尽量避免并发症，及早发现并发症并及时处理。

五、救护措施

救护原则为迅速脱离电源，分秒必争地实施有效抢救。

（一）现场救护

1. 迅速脱离电源，防止进一步损伤　根据电击伤现场条件，采用安全、迅速的方法，使电击伤病人脱离电源。如：关闭电闸；用干燥竹竿或木棒等绝缘物将电击伤病人身体上的电线挑开或使电击伤病人离开电源。在使电击伤病人脱离电源的抢救过程中，应注意：①切勿直接接触带电的人或物；②电击伤病人位于高处，脱离电源后会自高处坠落，应做好预防坠落的救护措施，避免给电击伤病人造成其他伤害；③将挑开的电线处置妥当，以免再伤及他人。

2. 轻型电击伤病人　轻型电击伤病人神志清醒，仅有心慌、乏力、四肢麻木，应让其休息，暂时不要站立或走动，并注意观察心跳、呼吸情况。

3. 重型电击伤病人　对心脏停搏、呼吸停止的电击伤病人应保持呼吸道通畅，立即进行心肺复苏，以减少并发症和后遗症。对电击伤病人应坚持较长时间抢救，不可轻易放弃。心肺复苏成功后迅速转送医院，途中不中断抢救。

4. 保护创面　对有明显电烧伤或合并其他部位损伤的电击伤病人，应及时做出相应的处理。如：电烧伤局部用无菌或清洁敷料包扎；合并骨折的电击伤病人应适当固定。

（二）院内救护

1. 维持呼吸功能　保持呼吸道通畅是维持呼吸功能的前提，加强呼吸道管理，进行有效的人工通气、正压给氧，必要时行气管切开，机械辅助通气。应用呼吸兴奋剂，如洛贝林、尼可刹米等。

2. 心电监护和维持有效循环　在电击伤过程中，由于电压、电流的直接影响和组织损伤后产生的高血钾症及缺氧等因素，均可引起心肌损害和发生心律失常。故应进行床边心电监护，及时发现心律失常并予以纠正。肾上腺素是心搏骤停心肺复苏时的首选药物，一般采用 1～5 mg 静脉注射或气管内滴入，如无效可每 5 min 注射 1 次。如电击伤后心搏存在，或有房性期前收缩或室性期前收缩者禁止使用肾上腺素，以免引起心室颤动。利多卡因对异位心律有效，电击伤后发生心室颤动，如使用胸外电除颤无效,可继续做心肺复苏,并同时静脉给予利多卡因和加大电除颤能量,常有较好疗效。利多卡因常用剂量:心室颤动时首次用量 1 mg/kg,稀释后静脉缓慢注射,必要时 10 min 后再注射 0.5 mg/kg,总量不超过 3 mg/kg。

3. 高压氧治疗 高压氧可提高血氧含量,提高血氧分压及弥散度,对纠正缺氧有利。

4. 外科问题处理 局部电烧伤的处理与烧伤处理相同。对坏死组织及时清创,预防性使用破伤风抗毒素。如有骨折或其他外伤做出相应的处理。对间隔综合征电击伤病人,必要时行减压术。肢体严重坏死者及早施行截肢术。

5. 并发症处理 预防感染,纠正水、电解质紊乱及酸碱平衡失调,积极处理消化道出血、肺水肿和急性肾功能衰竭等。

6. 严密观察病情变化 ①注意电击伤病人神志变化,密切观察生命体征,注意呼吸频率,判断有无呼吸抑制及窒息发生;②心肺复苏后电击伤病人尤其应仔细检查心率和心律,判断有无心律失常;③观察尿的颜色和量的变化,必要时记录 24 h 出入液量。

7. 加强基础护理 病情严重电击伤病人注意口腔护理、皮肤护理,预防口腔炎和压疮的发生。保持电击伤病人局部伤口敷料的清洁、干燥并防止敷料脱落。

8. 心理护理 对于清醒的电击伤病人应给予心理安慰,消除其恐惧心理,同时注意电击伤病人出现电击后精神兴奋症状,应说服电击伤病人休息。

(三)健康教育

(1)普及和强化安全用电知识。

(2)严格遵守用电操作规程,采取足够的自我防护措施。

(3)改善劳动、工作环境,减少电击伤的环境因素。

(4)夏季雷雨时应尽量避免在野外作业和活动,特别是严重雷区。避雨时应远离大树、石崖、高层建筑物等。外出遇到打雷时,应立即取下身体上的金属物件(如手表、项链、耳环、戒指等),不要持金属柄雨伞遮雨等。

案例解析 6-1   案例解析 6-2   案例解析 6-3   案例解析 6-4

直通护考在线答题

(郝春艳　高娟)

第七章 急性中毒病人的救护

学习目标

1. 知识目标

(1) 叙述有机磷农药中毒、一氧化碳中毒等常见急性中毒的原因及其中毒机制。

(2) 阐述急性有机磷农药中毒、一氧化碳中毒等救治原则与主要措施。

(3) 比较阿托品化与阿托品中毒的异同及观察要点。

(4) 解释急性中毒、M样症状、N样症状、中间型综合征、阿托品化、阿托品中毒、一氧化碳中毒等概念。

2. 能力目标

(1) 能根据不同的中毒状况及时进行催吐、洗胃、导泻以及给氧、建立静脉通道、遵医嘱用药等救护处理。

(2) 能全面评估急性中毒病人,提出护理诊断,为病人提供整体护理。

(3) 能针对急性中毒的危险因素积极开展健康宣教。

3. 素质目标

(1) 具有救死扶伤的人道主义精神和人文关怀理念,敬畏生命、临危不惧。

(2) 具有生命第一、时效为先的急救理念,忠于职守、乐于奉献。

(3) 具有良好的心理素质和团队精神,处事不惊、从容应对。

第一节 急性有机磷农药中毒病人的救护

导学案例

临床情景:

某日8名病人(男性,平均年龄26.8岁)被工友紧急送入急诊科就诊,8名病人均出现头痛、头晕、恶心、呕吐、流涎、腹痛、全身乏力、视物模糊、口内有大蒜臭味等症状。

病史:8名病人卸甲基对硫磷农药并运到库房。由于包装质量差,致使甲基对硫磷农药粉尘飞扬于库房内,地面有约0.5 cm厚的甲基对硫磷农药粉尘,库房内气温32 ℃,通风不好,空气中甲基对硫磷农药浓度很高。2名病人穿长袖上衣及长裤,其余6名病人赤裸上身,披塑料披肩,穿短裤,个别病人戴纱布口罩。工作4 min后,1名病人突然昏倒,其余7名病人也陆续出现头痛、头晕、恶心等症状。

体格检查:1名病人有轻度呼吸困难;1名病人昏迷、呼吸困难、发绀;4名病人瞳孔缩小;1名病人心率104次/分;1名病人肝轻度肿大并有压痛。辅助检查:全血胆碱酯酶活力30%以下 1 例,全血胆碱酯酶活力为 50%～70% 有 7 例;红细胞、血红蛋白、白细胞、血钾、血钠、血氯、二氧化碳结合力和肝功能均在正常参考值范围内。

请思考:

1. 根据这些病人的病史和临床表现,初步考虑这些病人属于什么类型的中毒? 中毒的程度又如何? 毒物通过何种途径进入人体引起中毒?

2. 目前这些病人主要存在哪些护理问题? 应采取哪些有针对性的急救措施?

3. 如何进行健康教育?

有机磷农药属有机磷酸酯类化合物,是目前使用最多的杀虫剂,按毒性大小分类如下:剧毒类,如甲拌磷(3911)、内吸磷(1059)、对硫磷(1605);高毒类,如甲基对硫磷、氧化乐果、敌敌畏;中毒类,如乐果、敌百虫、乙硫磷;低毒类,如马拉硫磷等。有机磷农药性状为油状液体,呈淡黄色至棕色,具有大蒜臭味。一般不溶于水,而溶于有机溶剂及动物油、植物油,对光、热、氧均较稳定,遇碱易分解、破坏(敌百虫例外,敌百虫为白色结晶,能溶于水,遇碱可转变为毒性更大的敌敌畏)。

一、中毒途径与中毒机制

(一) 中毒途径

1. 经过皮肤、黏膜进入人体 大多数有机磷农药可经人体的皮肤、黏膜进入体内而被吸收,并且对接触和使用有机磷农药各类人员来说,经皮肤、黏膜吸收是最常见的吸收途径。大部分有机磷农药都能经完好皮肤吸收,且吸收后在皮肤、黏膜表面不留任何痕迹,尤其在人体皮肤温度较高或皮肤正在出汗时。只有极少数的有机磷农药不能经完好皮肤吸收,但它们对皮肤有刺激作用或对指甲有腐蚀作用。当皮肤破裂、有伤口或皮疹时,有机磷农药接触皮肤后的吸收量要大于经完整皮肤的吸收量。

2. 经消化道进入人体 经消化道进入人体的有机磷农药一般在胃和肠内被吸收,从而危害身体健康,其对人体毒害作用的大小主要取决于被吸收的有机磷农药量的多少。有机磷农药中毒多由于误服、误用引起,此外还可由服毒自杀及投毒导致。

3. 经呼吸道进入人体 若有机磷农药呈气体或蒸汽悬浮于空气中,可随呼吸进入肺内。与其他途径一样,经呼吸道进入人体的有机磷农药的吸收量取决于气体、蒸汽或粉尘中有机磷农药的浓度,浓度越大,造成的危害也就可能越大。需要指出的是,不能仅凭气味来判断空气中有机磷农药的浓度,因为不同的有机磷农药产生的气味不同,很多有机磷农药的气味来自其溶剂,比如马拉硫磷毒性低,却有很浓的大蒜臭味。

(二) 中毒机制

吸收的有机磷农药在体内分布于各器官,其中以肝中含量最大,脑内含量则取决于农药穿透血脑屏障的能力。体内的有机磷农药首先经过氧化和水解两种方式生物转化。氧化使其毒性增强,如对硫磷在肝内氧化酶的作用下,氧化为毒性更大的对氧磷。水解却可使其毒性降低,对硫磷在氧化的同时,被磷酸酯酶水解而失去作用。经氧化和水解后的代谢产物,部分直接经尿排出,而部分再经葡萄糖醛酸与硫酸结合反应后随尿排出。有机磷农药中毒的主要机制是其抑制胆碱酯酶的活性。有机磷农药与胆碱酯酶结合,形成磷酰化胆碱酯酶,使胆碱酯酶失去催化乙酰胆碱水解的作用而大量蓄积,作用于胆碱能受体,导致胆碱能神经系统功能紊乱。

有机磷农药与胆碱酯酶结合形成的磷酰化胆碱酯酶有两种形式。一种形式结合不稳固,如对硫磷、内吸磷、甲拌磷等,部分磷酰化胆碱酯酶可以水解使胆碱酯酶复能;另一种形式结合稳固,如三甲苯磷、敌百虫、敌敌畏、对溴磷、马拉硫磷等,使被抑制的胆碱酯酶不能再复能,可谓胆碱酯酶老化。胆碱酯酶不能复能,可引起周围神经和脊髓长束的轴索变性,从而发生迟发性神经病。

二、护理评估

(一) 评估中毒病史

病人有有机磷农药接触史,口中、身上或呕吐物中含有特殊的大蒜臭味。如为职业性中毒,应评估

Note

接触史，中毒途径是生产过程中中毒，还是使用过程中中毒。如为生活性中毒，应评估是误服、自服或食用被有机磷农药污染的食品等所致。如为消化道途径，应确定有无自杀可能。如为呼吸道中毒时应了解空气中有机磷农药的浓度、风向、风速及接触时间。

（二）身体状况评估

1. 全身损害　急性有机磷农药中毒发病时间与毒物种类、剂量和中毒途径密切相关。经皮肤、黏膜吸收中毒病人，症状在 $2\sim6$ h 内出现；经呼吸道或消化道吸收中毒病人，症状在几分钟或数十分钟内出现。

（1）毒蕈碱样症状（M 样症状）：这类症状出现最早，表现为平滑肌痉挛和腺体分泌增加。临床表现为恶心、呕吐、多汗、流泪、流涕、流涎、腹泻、尿频、大便失禁、小便失禁、心率减慢、瞳孔缩小、支气管痉挛、支气管腺体分泌增加、咳嗽、气急，严重病人可出现肺水肿。

（2）烟碱样症状（N 样症状）：乙酰胆碱在骨骼肌神经-肌肉接头处过度蓄积，使面、眼睑、舌、四肢和全身骨骼肌发生肌纤维颤动，甚至全身肌肉强直性痉挛。病人常诉全身肌肉紧束，有"穿橡皮衣"感。由头面部开始，逐渐向上肢和全身发展，累及呼吸肌后引起周围性呼吸衰竭。

（3）中枢神经系统症状：早期有头晕、头痛、疲乏、共济失调、烦躁不安、谵妄、抽搐及昏迷，严重时可发生中枢衰竭或脑水肿。

乐果和马拉硫磷消化道吸收中毒经急救临床症状好转后，可在数日至 1 周后突然再次昏迷，甚至发生肺水肿或突然死亡。症状复发可能与残留在皮肤、毛发和胃肠的有机磷农药重新吸收，解毒药停用过早或其他尚未阐明的机制有关。交感神经节受乙酰胆碱刺激，其节后交感神经纤维末梢释放儿茶酚胺使血管收缩，引起血压升高、心率增快和心律失常。

严重的急性有机磷农药中毒症状消失后 $2\sim3$ 周，极少数病人可发生迟发性神经病，主要表现为下肢瘫痪、四肢肌肉萎缩等症状。其发生原因目前尚不清楚。急性有机磷农药中毒症状缓解后，迟发性神经病发生前，病人可在急性有机磷农药中毒后 $24\sim96$ h 突然死亡，称中间综合征。

> **知识链接**
>
> #### 中间综合征
>
> 　　在急性有机磷农药中毒后 1 周内，多为 $1\sim4$ 天，有些急性有机磷农药中毒症状已经好转，神志状态由昏迷转为清醒的病人，会突然出现呼吸困难、吞咽困难、眼睑下垂等表现。由于这种情况发生在急性中毒期与迟发性神经病之间，故称为中间综合征或中间期肌无力综合征（intermediate myasthenia syndrome，IMS）。其主要特点是肌无力，病情较轻的主要累及肢体近端肌肉和部分颅神经支配的肌肉，出现抬头困难、髋关节活动困难、眼睑下垂、睁眼困难、吞咽困难等症状，严重者累及呼吸肌，出现呼吸肌麻痹，病人死亡。中间综合征主要见于消化道吸收中毒的病人，以乐果、对硫磷、敌敌畏中毒等多见。大多数病人经治疗，症状在约 20 天后好转，少数可持续 1 个月以上。

2. 局部损害　敌敌畏、敌百虫、对硫磷、内吸磷接触皮肤后可引起过敏性皮炎，并出现水疱和脱皮。有机磷农药滴入眼内可引起结膜充血和瞳孔缩小。

3. 实验室检查

（1）留取一定量的血、尿、呕吐物、排泄物等进行毒物分析。

（2）进行相关检测，全血胆碱酯酶活力测定是诊断有机磷农药中毒，判断中毒程度、疗效及预后估计的主要指标。正常人全血胆碱酯酶活力为 100%，若其低于 80% 则属异常。必要时，可对呕吐物及呼吸道分泌物做有机磷农药鉴定。

（3）行常规检查，如血常规、血气分析、肝功能、肾功能、心电图、X 线等检查。

4. 病情判断

（1）轻度中毒：以轻度的毒蕈碱样中毒症状为主，表现为头晕、头痛、恶心、呕吐、多汗、胸闷、视物模糊、乏力、瞳孔缩小等。全血胆碱酯酶活力一般为 50%～70%。

（2）中度中毒：为典型毒蕈碱样中毒症状和烟碱样中毒症状，除上述症状外，还有肌纤维颤动、瞳孔明显缩小、轻度呼吸困难、流涎、腹痛、共济失调等。全血胆碱酯酶活力降至 30%～50%。

（3）重度中毒：除上述表现外，出现中枢、呼吸和循环的功能衰竭，表现为惊厥、昏迷、肺水肿、呼吸肌麻痹、脑水肿、血压下降等。全血胆碱酯酶活力降至 30% 以下。

三、护理诊断

（1）急性意识障碍：与有机磷农药中毒有关。
（2）体液不足：与有机磷农药中毒致严重呕吐、腹泻有关。
（3）气体交换障碍：与有机磷农药中毒致支气管分泌物过多有关。
（4）低效性呼吸型态：与有机磷农药中毒致肺水肿、呼吸肌麻痹、呼吸中枢抑制有关。
（5）知识缺乏：缺乏有机磷农药使用、管理和中毒的有关知识。
（6）潜在并发症：呼吸衰竭、休克、心搏骤停。

四、护理目标

（1）病人意识障碍程度减轻或意识恢复正常。
（2）病人维持水、电解质平衡，生命体征正常。
（3）病人呼吸道通畅，呼吸困难程度减轻或消失。
（4）病人能维持较好的呼吸型态。
（5）病人能叙述有关康复知识，并能主动配合治疗和护理措施。

五、救护措施

（一）急救措施

1. 迅速清除毒物

（1）消化道中毒应立即催吐、洗胃，不必过分强调催吐，洗胃应尽早、充分、彻底。可用清水、2% 碳酸氢钠或 1∶5000 高锰酸钾溶液，直至洗胃液清亮且无大蒜臭味为止，然后再予硫酸钠导泻。敌百虫中毒时，忌用碳酸氢钠等碱性溶液洗胃，因碳酸氢钠可使之变成毒性更大的敌敌畏。对硫磷、内吸磷、甲拌磷、马拉硫磷、乐果等硫代磷酸酯类忌用高锰酸钾溶液等氧化剂洗胃，因硫代磷酸酯类被氧化后毒性可增加。

（2）皮肤、黏膜吸收中毒病人应立即脱离现场，脱去污染衣服，用肥皂水反复清洗污染的皮肤、头发和指甲缝隙部位，禁用热水或乙醇擦洗，以防皮肤血管扩张而促进毒物吸收。眼部污染可用 2% 碳酸氢钠溶液、生理盐水或清水连续冲洗。

（3）呼吸道中毒病人应立即撤离现场，呼吸新鲜空气，保持呼吸道通畅。

2. 遵医嘱应用解毒药物

（1）抗胆碱药：最常用抗胆碱药为阿托品。阿托品能阻断乙酰胆碱对副交感神经和中枢神经系统毒蕈碱受体的作用，对控制 M 样症状和中枢神经系统症状有效。能解除平滑肌痉挛，抑制支气管腺体分泌，以利于呼吸道通畅，缓解呼吸困难的症状，防止肺水肿。但它对 N 样症状和胆碱酯酶活力恢复无效。阿托品用量应根据中毒程度而定。轻度中毒者可皮下注射阿托品 1～2 mL，每 1～2 h 1 次，中度中毒和重度中毒（包括昏迷）者可静脉给药。

阿托品使用原则是早期、足量、重复给药，直到 M 样症状明显好转或有阿托品化表现为止。阿托品化表现为瞳孔较前扩大、颜面潮红、口干、皮肤干燥、肺部湿啰音减少或消失、心率增快等。达到阿托品化后病人仍出现面部、四肢抽搐，进一步治疗应为重用胆碱酯酶复活剂。用药过程中，若出现阿托品中毒表现，如口干、皮肤紫红、高热、呼吸急促、心动过速、瞳孔散大、视物模糊、谵妄及躁狂等，以中枢兴奋症状为主要表现，重则转为抑制，出现昏迷，甚至呼吸麻痹而死亡，此时应减少阿托品剂量或停药。

（2）胆碱酯酶复活剂：此类药物能使抑制的胆碱酯酶恢复活性，改善N样症状如缓解肌纤维颤动，促使昏迷病人苏醒。但对解除M样症状效果差。目前，常用药物有碘解磷定、氯解磷定和双复磷。使用胆碱酯酶复活剂时应注意副作用，如短暂的眩晕、视物模糊或复视、血压升高等。碘解磷定注射后可引起恶心、呕吐、心率增快、心电图出现暂时性ST段压低和Q-T间期延长，注射速度过快引起眩晕、视物模糊、复视、动作不协调，使用剂量过大可抑制胆碱酯酶、抑制呼吸和引起癫痫发作。双复磷常见副作用有口干、四肢及全身麻木、恶心、呕吐等，数小时后可自行消失，剂量过大可引起室性期前收缩和传导阻滞、心室颤动。中度中毒、重度中毒时，阿托品与胆碱酯酶复活剂合用，两者协同疗效更好，此时阿托品用量需酌减。

3. 对症支持处理 有机磷农药中毒的死因主要为呼吸衰竭，是由肺水肿、呼吸肌麻痹或呼吸中枢抑制所致，故维持正常呼吸功能极其重要。应及时给氧、吸痰，保持呼吸道通畅。必要时行气管插管、气管切开或应用人工呼吸机。防治感染，应早期应用抗生素，输液可加速毒物排出，并可补偿丢失的液体、电解质，纠正酸碱平衡失调和补充营养。

（二）一般护理措施

1. 密切观察病情 定时测量生命体征，注意观察意识状态、瞳孔和尿量的变化，了解全血胆碱酯酶活力测定的结果，密切观察解毒药物的疗效及不良反应。

2. 详细记录出入液量 病人在频繁呕吐、大汗、洗胃、进食减少的过程中，容易出现水、电解质紊乱及酸碱平衡失调，应及时按医嘱补液，但输液速度不可过快，以免出现肺水肿。

3. 保持呼吸道通畅 在治疗过程中要特别注意保持呼吸道通畅，防止肺水肿、脑水肿和呼吸衰竭，预防感染。有呼吸肌麻痹征象时及时予以气管插管，间断或持续应用呼吸机辅助呼吸。

4. 饮食护理 有机磷农药中毒病人经洗胃或催吐治疗后一般要禁食1～2天，必要时可再洗胃，以彻底清除胃内残留毒物。在无消化道出血、胰腺炎等并发症的前提下，可开始进食，先以流质饮食开始，逐渐改为半流质饮食、普食。早期进食不仅可稀释毒物，促进毒物排泄，保护胃肠黏膜屏障，还可以纠正水、电解质紊乱及酸碱平衡失调，并提供能量支持，进而减少中毒后各种感染、多器官功能衰竭等并发症的发生，从而缩短住院时间，提高抢救成功率，且不增加中毒反跳的发生。

（三）清除毒物的护理

喷洒有机磷农药中毒病人除脱去衣物用清水冲洗皮肤外，还应注意指甲缝隙、头发的清洗，避免遗留毒物，引起病情反复。协助医生进行洗胃，洗胃后仍需保留胃管24 h以上，以便反复洗胃。洗胃原则为持续减压、反复进行。

（四）使用解毒药物的护理

1. 应用阿托品的观察与护理 阿托品开始剂量宜大，尽快达阿托品化，适量的阿托品维持可使中毒症状逐渐缓解，但过量或不足都直接影响疗效。在使用过程中，应密切观察病人神志、瞳孔、脉搏、心率、呼吸、血压的变化，详细记录呼吸道分泌物有无增多或减少，皮肤有无出汗及有无腹痛、尿潴留等。熟悉阿托品化的标准，如病人出现烦躁不安、胡言乱语、皮肤潮红、高热、心动过速、瞳孔散大、对光反射消失，则提示阿托品中毒，应及时予以减量或停用阿托品并继续观察。个别病人经治疗后症状及体征基本消失，但突然出现呼吸增快、血压升高、出汗、散大瞳孔开始变小，或胸闷、气短、唾液明显增加，则提示有反跳可能，要密切观察病情变化，及早发现，协助医生寻找反跳的原因，给予相应的处理。

2. 应用胆碱酯酶复活剂的观察与护理 解磷定能使磷酰化胆碱酯酶脱去磷酸基，从而恢复胆碱酯酶的活性，并可直接与血中有机磷结合成无毒性物质排出体外，此类药物对解除烟碱样毒性作用较明显，所以与阿托品合用有协同作用，首次使用可缓慢静脉注射，病人症状好转后给予相应的处理。不宜注射过快，注意观察各种毒副作用。解磷定忌与碱性药物配伍，否则可分解成剧毒的氰化物。

（五）对症护理

1. 昏迷的护理 对于昏迷病人，要做好口腔、皮肤护理，定时翻身、拍背，须注意防止压疮的发生。

2. 发热的护理 若病人出现发热，应注意体温的改变，出现高热要及时进行降温处理。

Note

（六）心理护理

有些自服有机磷农药的病人,往往不配合医生的治疗,护士必须耐心了解病人自服有机磷农药的动机或原因,从社会环境、心理方面进行分析,针对自杀者的不同情况,因人而异地做好心理疏导工作,使其摆脱悲观厌世的消极情绪,消除其心理障碍,提供情感上的支持,并认真做好家属的工作。

（七）健康教育

(1) 喷洒有机磷农药时要穿质厚的长袖上衣及长裤,扎紧袖口、裤管,戴口罩、手套。

(2) 如衣服被污染要及时更换并清洗皮肤。

(3) 手脚不直接接触经有机磷农药处理、污染过的土壤、水渠、池塘等。

(4) 使用或接触有机磷农药的工作人员,工作时间或工作后不洗手、不洗脸就吃东西、饮水或吸烟可导致有机磷农药中毒,需重视。

(5) 不要将盛放过有机磷农药的容器作为饮用水的容器,或用于储存、盛放食物。勿将已用过的或空的有机磷农药容器随便放置,避免儿童拿它们当玩具,从而使其接触有机磷农药,进而经消化道进入体内。

(6) 在接触有机磷农药时,对有伤口的皮肤部位要重点保护,应该用不透水的敷料遮盖伤口和出疹部位,并且每天更换。

第二节 急性一氧化碳中毒病人的救护

导学案例

临床情景:

病人,男,67 岁,农民。在一个冬天的下午于房间休息,室内有煤炉取暖,门窗关闭。因"呼之不应 3 h 余"被家人送来急诊科。既往体健,无肝、肾、糖尿病等病史,无药物过敏史。

查体:T 38.7 ℃,P 100 次/分,R 28 次/分,BP 120/81 mmHg,昏迷,压眶无反应,双侧瞳孔等大等圆,光反射灵敏。面色苍白,四肢湿冷,腹平软,肝、脾未触及。克氏征(—),布氏征(—),巴氏征(—),四肢肌力对称。

辅助检查结果如下。血常规:WBC 15×10^9/L,中性粒细胞比例 93％;COHb 65％,BUN 10.1 mmol/L,BG6.94 mmol/L;谷草转氨酶 51 U/L;肌酸激酶 3409 U/L,超敏 C 反应蛋白 22.1 mg/L。心电图:窦性心律,ST 段斜抬高。彩超:肝内稍高回声;前列腺增生。CT:轻度脑萎缩,双肺上叶、下叶区片絮状影;双后侧胸膜增厚。

初步诊断:急性一氧化碳中毒。

请思考:

1. 分析该病人一氧化碳中毒的原因、机制与病情严重程度。

2. 列出 3 个主要护理问题,并针对首优护理问题拟定护理措施。

3. 生活中应如何预防一氧化碳中毒事件?

急性一氧化碳中毒,俗称煤气中毒,是指机体吸入大量的一氧化碳所致的急性缺氧性疾病,以脑缺氧症状最为突出。煤气中含一氧化碳 30％～40％。急性一氧化碳中毒原因通常为生活用煤气外漏或空气不流通,以及发生意外事故等。由于凡是含有碳元素的物质不完全燃烧都可产生一氧化碳气体,故一氧化碳是生活和生产环境中最常见的窒息性气体,其中毒及死亡人数在我国急性中毒中均高居首位,在其他国家一氧化碳中毒也是中毒事故中最常见的类型。一氧化碳比空气轻,微溶于水,空气中一氧化碳的含量极微。若空气中一氧化碳的浓度超过 0.05％即可引起人、畜中毒;若达到 12.5％,遇到明火可发生爆炸。

一、中毒途径与中毒机制

（一）中毒途径

一氧化碳主要通过呼吸道进入人体，进入人体后迅速被吸收而直接进入血液循环，作用于各组织、器官。冬季用煤炉、火炕取暖时燃烧不完全，或室内门、窗紧闭导致通风不良，均可引起急性一氧化碳中毒；煤气管道或灶具漏气，在通风不良的浴室内使用燃气热水器淋浴以及汽车排出的尾气都可发生急性一氧化碳中毒。工业上炼钢、炼焦、烧窑等，在生产过程中炉门或窑门关闭不严，煤气管道漏气，矿井打眼、放炮及煤矿瓦斯爆炸时均有大量一氧化碳产生，化学工业合成氨、甲醇、丙酮等也需要接触一氧化碳，均可导致急性一氧化碳中毒。

（二）中毒机制

一氧化碳和血红蛋白的亲和力比氧气和血红蛋白的亲和力大 200～300 倍，它们结合形成碳氧血红蛋白，失去携氧能力。同时一氧化碳与血红蛋白解离的速度是氧气的 1/2100，易造成碳氧血红蛋白在体内的蓄积。由于碳氧血红蛋白不能携氧，而且还影响氧合血红蛋白正常解离，即氧气不易释放到组织，从而导致组织和细胞的缺氧。此外，一氧化碳还可抑制细胞色素氧化酶，直接抑制组织细胞内呼吸。这些因素更加重组织、细胞缺氧。一氧化碳中毒时，心、脑对缺氧最敏感，常最先受损。

二、护理评估

（一）评估中毒病史

病人一般均有一氧化碳吸入史。注意了解急性一氧化碳中毒时所处的环境，如室内炉火、煤气以及室内其他人员情况、停留时间等。对于神志清楚的病人，可询问病人本人；对于神志不清或企图自杀的病人，应向病人亲属、同事、亲友或现场目击者了解情况。

（二）身体状况评估

1. 轻度中毒 病人感头痛、头晕、四肢无力、胸闷、耳鸣、眼花、恶心、呕吐、心悸、嗜睡或意识模糊。此时如能及时脱离急性一氧化碳中毒环境，吸入新鲜空气即可好转。

2. 中度中毒 除上述症状加重外，病人常出现浅昏迷、脉搏快、皮肤多汗、面色潮红、口唇呈樱桃红色。此时如能及时脱离急性一氧化碳中毒环境，予以加压吸氧，常于数小时后清醒，一般无明显的并发症。

3. 重度中毒 病人进入深昏迷、抽搐、呼吸困难、呼吸浅快、面色苍白、四肢湿冷、周身大汗，可有大便失禁、血压下降。最后可因脑水肿及呼吸、循环系统衰竭而死亡。一般昏迷时间越长，预后越差，存活病人常遗留痴呆、记忆力和理解力减退、肢体瘫痪等后遗症。

4. 一氧化碳中毒后迟发性脑病 重度中毒病人抢救清醒后，经过一段时间的"假愈期"，可出现一系列神经、精神症状，称为迟发性脑病。临床表现：意识、精神障碍，如语言能力减弱、发呆、反应迟缓、动作迟钝、情绪无常、定向力差等；帕金森病；肢体瘫痪；周围神经病变；大脑皮质局灶性功能障碍，如失语、失明和癫痫等。发生一氧化碳中毒后迟发性脑病病人约占重度中毒病人的 50%，多在急性一氧化碳中毒后 1～2 周内发生。年龄大、昏迷时间长的病人一氧化碳中毒后迟发性脑病发生率较高。

（三）辅助检查结果

（1）血液碳氧血红蛋白浓度测定：轻度中毒时血液碳氧血红蛋白浓度为 10%～30%，中度中毒时血液碳氧血红蛋白浓度为 30%～50%，重度中毒时血液碳氧血红蛋白浓度为 50%以上。

（2）脑电图检查：可见弥漫性低波幅慢波，脑电图图形改变与缺氧性脑病的进展程度一致。

（3）头部 CT 检查：发生脑水肿时，头颅 CT 可见脑部有病理性密度减低区。

根据一氧化碳接触史、急性一氧化碳中毒的症状和体征及血液碳氧血红蛋白试验阳性，可以诊断为急性一氧化碳中毒。血液碳氧血红蛋白浓度测定是最具诊断性的指标，采取血标本一定要及时。

三、护理诊断

（1）头痛：与急性一氧化碳中毒引起脑缺氧有关。

（2）意识障碍：与急性一氧化碳中毒有关。

（3）气体交换障碍：与血红蛋白失去携氧能力有关。

（4）潜在并发症：一氧化碳中毒后迟发性脑病。

四、护理目标

（1）病人疼痛缓解或减轻。

（2）病人意识障碍程度减轻或意识恢复正常。

（3）病人缺氧状态得到纠正，重要脏器未发生严重损害。

五、救护措施

（一）急救措施

1. 现场救护 因一氧化碳略轻于空气，故浮于上层，救助人员进入和撤离现场时，如能匍匐行动会更安全。进入室内时严禁携带明火，尤其是开煤气自杀的情况，室内煤气浓度过高，按响门铃、打开室内电灯产生的电火花均可引起爆炸。进入室内后，迅速打开所有门、窗通风，如能发现煤气来源并能迅速排出的则应同时控制煤气来源，如关闭煤气开关等，但绝不可为此耽误时间。然后迅速将急性一氧化碳中毒者转移到通风保暖处平卧，解开衣领及腰带以利其呼吸。如发生呼吸、心搏骤停，应立即进行心肺复苏。

2. 纠正缺氧 轻度中毒、中度中毒病人可用面罩或鼻导管高流量吸氧，8～10 L/min；重度中毒病人予以高压氧治疗，可加速碳氧血红蛋白解离，促进一氧化碳排出。高压氧舱治疗能增加血液中溶解氧，提高动脉血氧分压，可迅速纠正组织缺氧。呼吸停止时应及时进行人工呼吸，或使用呼吸机。对危重病人可考虑换血疗法或血浆置换。

3. 对症治疗

（1）控制高热：采用物理降温，体表用冰袋，头部用冰帽，降低脑代谢率，增加脑对缺氧的耐受性。必要时可用冬眠药物。

（2）防治脑水肿：应及时进行脱水治疗，最常用 20％甘露醇 250 mL 静脉快速滴注，每日 2 次，也可应用呋塞米、糖皮质激素等药物，以降低颅内压、减轻脑水肿。

（3）促进脑细胞功能恢复：补充促进脑细胞功能恢复的药物，常用药有 ATP、细胞色素 C、辅酶 A 和大剂量维生素 C、B 族维生素等。

（4）防治并发症及一氧化碳中毒后迟发性脑病：昏迷期间保持呼吸道通畅，定时翻身防止发生压疮和肺炎，出现低血压、酸中毒等应给予相应处理。急性一氧化碳中毒病人苏醒后，应该休息观察 2 周，以防一氧化碳中毒后迟发性脑病和心脏并发症的发生。

（二）护理措施

1. 一般护理

（1）严密观察病情变化：密切观察生命体征、意识状态、瞳孔的变化，检查三大常规及生化指标正常与否，心肌损害者进行心电监护，发现异常报告医生及时处理。准确记录出入液量，注意输液滴速，防止肺水肿、脑水肿的发生。

（2）迅速建立静脉通道：一氧化碳进入机体后很快与血红蛋白结合，使红细胞的携氧能力降低，而加快输液可增加体内血液循环，破坏一氧化碳与血红蛋白的结合，有利于毒素的排出，并兼有抗休克，维持心功能、肾功能及全身支持作用。所有病人均选择使用大静脉，并使用静脉留置针穿刺，胶布固定，防止病人躁动时刺破血管及针头脱出血管外。

（3）氧疗护理：氧疗是治疗的关键，病人脱离现场后应立即给氧，采用高浓度面罩给氧或鼻导管给

Note

氧,给氧时间一般不应超过 24 h,以防发生氧中毒和二氧化碳潴留。

2.对症护理

(1)昏迷病人的护理:保持呼吸道通畅,去枕,头偏向一侧,及时清除口咽分泌物及呕吐物,做好口腔护理,必要时留置导尿管,注意观察记录大小便颜色、性状,防止泌尿系统感染,准确记录 24 h 出入液量,加强皮肤护理,保持清洁、干燥,注意防止压疮的发生,防止坠床及抓伤。加强肢体按摩和功能锻炼,防止发生肌肉萎缩和关节强直。

(2)高热惊厥病人的护理:应遵医嘱给地西泮静脉注射或肌内注射,并予以物理降温,头部戴冰帽或在体表大血管处放置冰袋。

3.高压氧舱的护理　入高压氧舱前护士要详细了解病人的情况,掌握病人的基本资料,对氧疗中可能发生的问题做出确切的护理评估。对病情危重病人还应准备好抢救物品,以保证治疗安全。出舱后,接送病人回病房,向高压氧舱医护人员了解情况,并继续观察病情。

4.心理护理　急性中毒的病人由于发病突然,常有焦虑、恐惧情绪。此时,护士应鼓励病人表达他们的感受,真诚、耐心地倾听,表示理解和同情并提供有关疾病的资料。向病人及家属解释疾病的发生、发展特点,使其对该疾病有正确的认识,尽量减少不良刺激,消除紧张情绪,减轻病人的恐惧心理,以便能更好地配合治疗和护理。有的病人经过短时间的治疗和观察后头晕、恶心、呕吐等症状减轻或消失,从心理上放松了对疾病的警惕性,此时应向病人介绍急性一氧化碳中毒后机体需要一定时间才能完全恢复正常,出院时应提醒家属继续注意观察病人 2 个月。有的病人在 1 周左右会出现病情反跳现象,如出现一氧化碳中毒后迟发性脑病等有关症状,应及时复查和处理。

5.健康教育　加强预防一氧化碳中毒的宣传。冬季不能用煤气取暖或在密闭的卧室中用炭火取暖,厨房的烟囱必须通畅,以防废气倒流。使用燃气热水器时,切勿将燃气热水器安装在浴室内,并应装有排风扇或通风窗,装有煤气管道的房间不能用作卧室。使用管道煤气时,要防止管道老化、漏气。烧、煮时防止火焰被扑灭导致煤气逸出。在生产场所中,应加强自然通风,防止输送管道和阀门漏气,有条件时可用一氧化碳自动报警器。进入高浓度一氧化碳环境内执行任务时,要戴好特制防毒面具,系好安全带。

出院时留有后遗症的病人应鼓励其坚定继续治疗的信心,坚持进行肢体及语言的康复训练。

第三节　急性乙醇中毒病人的救护

导学案例

临床情景:

病人,男,32 岁,同学聚会到酒店吃饭,大量饮酒后被朋友送回到家中。凌晨 4 点,其妻发现其倒在房间过道上昏迷不醒,立即拨打 120,紧急送往医院急诊科救治。

病史:该病人共饮用 52°白酒 500 mL,啤酒约 3200 mL。既往无其他病史和药物过敏史。

体格检查:T 36.9 ℃,R 14 次/分,BP 106/74 mmHg。意识不清、昏迷,脸色苍白,双肺可闻及散在少量干啰音,HR 70 次/分,律齐,心音正常。腹软,肠鸣音活跃,四肢活动可,病理征阴性。血清乙醇浓度为 62 mmol/L,急查血气分析示 pH 值为 7.34。肝功能、肾功能、心电图正常。

请思考:

1.初步考虑病人属于何种类型的中毒?中毒的程度如何?通过何种途径中毒?

2.对于此病人护理方面主要存在哪些问题?应采取何种针对性的急救措施?

3.如何对其进行健康教育?

急性乙醇中毒是急诊室常见的急症之一,一次饮用过量的酒或酒类饮料会引起中枢神经系统由兴奋转为抑制状态,严重者出现意识障碍、昏迷,甚至呼吸抑制和休克。酒的有效成分是乙醇,别名酒精,是无色、易燃、易挥发的液体,具有醇香气味,易溶于水。谷类或水果发酵制成的酒中含乙醇浓度较低,如啤酒为 3%～5%、黄酒为 12%～15%,葡萄酒为 10%～25%,蒸馏形成烈性酒,如白酒、白兰地、威士忌等,含乙醇 40%～60%。血液中的乙醇绝大部分在肝和肾内被酶氧化为乙醛,最后生成二氧化碳和水排出。由于每个人体内酶的量和活力以及肝肾功能不同,因而对酒的耐受力不同。饮酒过量超出个人所能耐受的能力,就会发生急性乙醇中毒。血中乙醇浓度可直接反映全身乙醇浓度,对于大多数成人,纯乙醇的致死量为 250～500 mL。

一、中毒机制

1. 中枢神经系统抑制作用 乙醇具有脂溶性,可迅速透过大脑神经细胞膜,并作用于大脑神经细胞膜上某些酶而影响神经细胞功能,乙醇对中枢神经系统抑制作用随着剂量的增加影响范围增大,由大脑皮质向下,通过边缘系统、小脑、网状结构到达延髓。小剂量乙醇使病人出现兴奋作用,血中乙醇浓度增高,作用于小脑引起共济失调,作用于网状结构引起昏睡和昏迷,极高浓度乙醇抑制延髓中枢引起呼吸、循环功能衰竭。

2. 代谢异常 血中乙醇浓度过高时,在肝内代谢后可引起乳酸增多、酮体蓄积,导致代谢性酸中毒,同时糖异生受阻可出现低血糖。

3. 长期酗酒的危害 酒是高热量而无营养成分的饮料,若长期大量饮酒导致进食减少,可造成明显的营养缺乏。乙醇对黏膜和腺体分泌有刺激作用,可引起食管炎、胃炎、胰腺炎。乙醇在体内代谢过程中产生自由基,可引起细胞膜脂质过氧化,造成肝细胞坏死,肝功能异常。

二、护理评估

(一)中毒病史

有无大量酒精类饮料的摄入史,注意询问病人饮用酒的类型、摄入量、时间以及有无同时服用其他药物的情况。

(二)身体状况

急性乙醇中毒表现为中枢神经系统症状,程度与饮酒量和血清乙醇浓度以及个人耐受性有关,临床上分为 3 期。

1. 兴奋期 血清乙醇浓度达到 11 mmol/L 即感头痛、欣快、兴奋。血清乙醇浓度超过 16 mmol/L,临床表现为健谈、饶舌、情绪不稳定、自负、易激怒,可有粗鲁行为或攻击行动,也可能为沉默、孤僻。血清乙醇浓度达到 22 mmol/L 时,驾车易发生车祸。

2. 共济失调期 血清乙醇浓度达到 33 mmol/L,肌肉运动不协调,行动笨拙,言语含糊不清,眼球震颤,视物模糊,复视,步态不稳,出现明显共济失调。血清乙醇浓度达到 43 mmol/L,病人出现恶心、呕吐、困倦。

3. 昏迷期 血清乙醇浓度升至 54 mmol/L,病人进入昏迷期,临床表现为昏睡、瞳孔散大、体温降低。血清乙醇浓度超过 87 mmol/L 病人陷入深昏迷,心率增快、血压下降、呼吸慢,可出现呼吸、循环衰竭而危及生命。此外,重症病人可发生并发症,如轻度电解质紊乱及酸碱平衡失调、低血糖、肺炎、急性肌病等。个别病人在酒醒后发现肌肉突然肿胀、疼痛,可伴有肌球蛋白尿,甚至出现急性肾功能衰竭。

(三)辅助检查结果

(1)血清乙醇浓度:急性乙醇中毒时呼出气体中乙醇浓度与血清乙醇浓度相当。

(2)动脉血气分析:急性乙醇中毒时可见轻度代谢性酸中毒。

(3)血清电解质浓度:急、慢性乙醇中毒时可见低血钾、低血镁和低血钙。

(4)血清葡萄糖浓度:急性乙醇中毒时可见低血糖。

（5）肝功能检查：慢性肝病时可见肝功能异常。

（6）心电图检查：心电图检查可见心律失常，如心肌损害。

三、护理诊断

（1）意识障碍：与乙醇作用于中枢神经系统有关。

（2）低效性呼吸型态：与药物抑制呼吸中枢有关。

（3）组织灌注量改变：与药物作用于血管运动中枢有关。

（4）知识缺乏：缺乏乙醇对人体毒性的认识。

（5）潜在并发症：呼吸抑制、休克等。

四、护理目标

（1）病人意识障碍程度减轻或意识恢复正常。

（2）病人能维持较好呼吸型态。

（3）病人保持良好的组织灌注，表现为血压正常、脉搏有力、尿量正常。

（4）病人能叙述有关康复知识，并能主动配合治疗和护理措施。

五、救护措施

（一）急救措施

轻度乙醇中毒病人有的不需特殊治疗，尽快催吐，多饮水，嘱其卧床休息，注意保暖，保持呼吸道通畅，避免在睡眠中窒息。如出现中度以上乙醇中毒病人必须送医院，尤其有血压下降、呼吸缓慢、面色苍白、呼之不应的病人，必须尽快抢救。

1. 清除毒物

（1）催吐、洗胃：防止乙醇进一步吸收，应尽早催吐。以刺激咽后壁引起呕吐反射，将酒等胃内容物尽快呕吐出来，但对于已出现昏睡的病人不适宜用此方法。急性乙醇中毒一般不采用洗胃措施。

（2）血液透析：严重急性乙醇中毒时可用血液透析促使体内乙醇排出。透析指征：血清乙醇浓度不低于108 mmol/L；伴酸中毒或同时服用甲醇；或服用其他可疑药物时。静脉注射50％葡萄糖100 mL，肌内注射维生素B_1、维生素B_6各100 mg，以加速乙醇在体内氧化。

2. 保持呼吸道通畅　昏迷病人平卧时头部偏向一侧以避免呕吐物误吸，及时清除口、鼻腔分泌物。必要时行机械通气、气管插管，注意保暖。轻度乙醇中毒病人无须治疗，兴奋、躁动的病人必要时加以约束。

3. 保护神经系统功能　应用纳洛酮0.4～0.8 mg，缓慢静脉注射，这样有助于缩短昏迷时间，必要时可重复给药。对烦躁不安或过度兴奋的病人，可用小剂量地西泮，避免用吗啡、氯丙嗪、巴比妥类镇静催眠药。

（二）护理措施

1. 一般护理

（1）严密观察病情：对神志不清病人要细心观察意识状态、瞳孔及生命体征的变化，并做好记录。特别是有外伤史的病人，要加强意识状态、瞳孔的观察，必要时行颅脑CT检查。

（2）建立静脉通道：快速建立静脉通道，遵医嘱及时使用各类药物。

（3）改善通气功能：在保持呼吸道通畅的基础上吸氧。乙醇中毒严重的病人，应绝对卧床休息，昏迷者取平卧位，头部偏向一侧，防止呕吐物堵塞呼吸道引起窒息。随时清除口腔内分泌物和呕吐物，保持呼吸道通畅，必要时吸痰，按医嘱吸氧。

（4）保证病人安全：病人多数表现为烦躁、兴奋多语、四肢躁动，应加强巡视，使用床栏，必要时给予适当的保护性约束，防止意外发生。除要做好病人自身的安全防护外，还要防止伤害他人。

（5）注意保暖：急性乙醇中毒病人全身血管扩张，散发大量热量，有些病人甚至出现寒战。此时应适当采取提高室温、加盖棉被等保暖措施,并补充能量。及时更换床单、衣服,防止受凉诱发其他疾病。

2.对症护理 对危重、昏迷、呕吐、大小便失禁的病人,加强皮肤护理,保持床铺干净、舒适,按时翻身、拍背,预防压疮和吸入性肺炎。

3.心理护理 大多数病人在清醒后表现出后悔,怕家人埋怨。护理人员应先了解病人实际情况并根据不同心理状态进行沟通和交流。

4.健康教育 在病人清醒及情绪稳定后向其及家属宣传乙醇及其代谢产物乙醛的危害,一次过量饮酒其危害不亚于一次轻型急性肝炎,经常过量饮酒会导致酒精性肝硬化。而且一般醉酒常在晚餐发生,容易酒后驾车造成交通事故,导致病人身心受伤甚至危及他人的生命。

第四节 急性镇静催眠药中毒病人的救护

导学案例

临床情景:

病人,女,60岁,与邻居因琐事发生激烈争吵。家人回家后发现病人昏迷不醒,呼吸浅慢,身边发现一个空农药瓶、一个空啤酒瓶及一封遗书。家人立即拨打120,将其紧急送往医院急诊科救治。

病史:病人既往体健,病人身边发现的药瓶已被证实为氧化乐果。有高血压病史10年,发病前无心悸、胸闷、胸痛、头晕等表现,无肝、肾及糖尿病病史,无药物过敏史。

体格检查:深昏迷,R 10次/分,呼吸浅慢,节律正常,T 36.8 ℃,BP 65/45 mmHg,双侧瞳孔针尖样缩小,对光反射迟钝,HR 58次/分,律齐。血气分析:pH 7.3,PaCO$_2$ 55.6 mmHg,PaO$_2$ 52.5 mmHg。

请思考:

1.初步考虑病人为何种类型的中毒?中毒程度如何?病人通过何种途径中毒?

2.对于此病人护理方面主要存在哪些问题?应采取何种针对性的急救措施?

一、中毒机制

镇静催眠药是中枢神经系统抑制药,具有镇静、催眠作用,一次大剂量使用可引起急性镇静催眠药中毒,长期滥用可引起耐药性和依赖性而导致慢性镇静催眠药中毒。镇静催眠药包括苯二氮䓬类、巴比妥类、非巴比妥非苯二氮䓬类、吩噻嗪类等。

1.苯二氮䓬类 苯二氮䓬类的中枢神经抑制作用与增强 γ-氨基丁酸(GABA)能神经的功能有关。在神经突触后膜表面有由苯二氮䓬受体、GABA受体等组成的大分子复合物。苯二氮䓬类与苯二氮䓬受体结合后,可促进GABA与GABA受体的结合,从而增强GABA对神经突触后膜的抑制作用。

2.巴比妥类 巴比妥类对GABA能神经有与苯二氮䓬类相似的作用机制,但由于两者在中枢神经系统的分布有所不同,其作用又各有特点。苯二氮䓬类主要选择性作用于边缘系统和间脑,从而影响情绪和记忆力。巴比妥类的分布较广泛,但主要作用于网状结构上行激活系统,使整个大脑皮层产生弥漫性的抑制,中毒量巴比妥类可引起意识障碍。巴比妥类对中枢神经系统的抑制有剂量-效应关系,随着剂量的增加,由镇静、催眠到麻醉,以致延髓的呼吸中枢麻痹导致呼吸衰竭,血管运动中枢麻痹,阻断 α肾上腺素能受体,引起血压下降,可导致休克,可并发肝肾损害。

3.非巴比妥非苯二氮䓬类 非巴比妥非苯二氮䓬类中毒的机制与巴比妥类相似,代表药物是水合氯醛。

4.吩噻嗪类 这类药物的药理作用复杂而多样化,涉及皮质及皮质下中枢,其主要作用于整个脑

Note

115

干网状结构,通过抑制神经突触的多巴胺受体而发挥作用。网状结构的上行系统与维持大脑皮质的兴奋和醒觉有关,网状结构的下行系统与运动和行为有关,故治疗量吩噻嗪类可减轻焦虑、紧张、幻觉、妄想和病理性思维等精神症状,大剂量吩噻嗪类同样可导致延髓的呼吸中枢和血管运动中枢麻痹。这类药物的代表药物是氯丙嗪,氯丙嗪剂量过大时常有严重毒性反应。吩噻嗪类对肝的毒性大。

上述药物在大剂量下都能引起意识障碍、中枢神经系统广泛抑制,皮质下中枢神经系统(间脑、中脑、脑桥)由上向下、脊髓由下向上逐渐受抑制,表现为病人各种反射逐渐消失,延髓的呼吸中枢受抑制后出现呼吸抑制和血压下降,如进行性加重可危及生命。同时,饮酒会加重这类药物的中毒。

二、护理评估

(一)中毒病史

了解病人精神状态、长期服用药物的种类、发病时身边有无药瓶或药袋及家中药物有无缺少等,并估计服药时间和剂量。服药前后是否有饮酒,中毒前有无情绪激动。

(二)身体状况

1. 苯二氮䓬类中毒 其中枢神经系统抑制较轻,主要症状是嗜睡、头晕、言语含糊不清、意识模糊、共济失调。很少出现严重的症状,如长时间深昏迷和呼吸抑制等。如果出现,应考虑同时服用了其他镇静催眠药或饮酒等。

2. 巴比妥类中毒 一次服用大剂量巴比妥类导致中枢神经系统抑制,症状与剂量有关。

(1)轻度中毒:注意力不集中、记忆力减退、共济失调、言语含糊不清、步态不稳、眼球震颤。

(2)中度中毒:意识由嗜睡进入浅昏迷,强刺激可有反应,呼吸变慢,眼球震颤。

(3)重度中毒:进行性中枢神经系统抑制,意识由嗜睡到深昏迷。呼吸抑制由呼吸浅而慢到呼吸停止。心血管功能由低血压到休克。体温下降常见。肌张力松弛,腱反射消失。胃肠蠕动减慢。长期昏迷病人可并发肺炎、肺水肿、脑水肿、肾功能衰竭而威胁生命。

3. 非巴比妥非苯二氮䓬类中毒 其症状虽与巴比妥类中毒相似,但各有其特点。

(1)水合氯醛中毒可有心律失常及肝肾功能损害。

(2)格鲁米特(导眠能)中毒时意识障碍有周期性波动,有抗胆碱能神经症状,如瞳孔散大等。

(3)甲喹酮(安眠酮)中毒可有明显的呼吸抑制,出现锥体束征如肌张力增强、腱反射亢进、抽搐等。

(4)甲丙氨酯(眠尔通)中毒常有血压下降。

4. 吩噻嗪类中毒 吩噻嗪类中毒最常见的为锥体外系反应,临床表现有以下3类:①震颤麻痹综合征;②静坐不能;③急性肌张力障碍反应,如斜颈、吞咽困难、牙关紧闭等。此外,在治疗过程中尚可出现直立性低血压、体温调节紊乱等。

(三)辅助检查结果

(1)血液、尿液、胃液中药物浓度测定对诊断有参考意义。血清苯二氮䓬类浓度测定对诊断帮助不大,因其代谢物半衰期及个体药物排出速度不同。

(2)血液生化检查,如血糖、血尿素氮、血肌酐、电解质等。

(3)动脉血气分析。

三、护理诊断

(1)意识障碍:与镇静催眠药作用于中枢神经系统有关。

(2)清理呼吸道无效:与咳嗽反射减弱或消失、药物对呼吸中枢抑制有关。

(3)组织灌注量改变:与急性镇静催眠药中毒致血管扩张有关。

(4)潜在并发症:肺炎、多脏器功能损伤。

四、护理目标

(1)病人意识障碍程度减轻或意识恢复正常。

（2）病人呼吸道能够保持通畅。

（3）病人保持良好的组织灌注,表现为血压正常、脉搏有力、尿量正常。

五、救护措施

（一）急救措施

1. 清除毒物

（1）催吐、洗胃、导泻:服药后 12 h 内均应洗胃,清醒病人可先催吐。洗胃后灌入硫酸镁或甘露醇导泻。

（2）应用吸附剂:活性炭可有效地吸附消化道中的镇静催眠药,首次剂量为 1～2 g/kg,洗胃后由胃管灌入,可重复使用直至症状改善。

（3）碱化尿液:用呋塞米和 5% 碳酸氢钠碱化尿液,以利于药物排出。但此法只对长效巴比妥类中毒有效,对吩噻嗪类中毒无效。

（4）血液透析、血液灌流:对苯巴比妥和吩噻嗪类中毒有效,危重病人可考虑应用,对苯二氮䓬类无效。改善多个受损的脏器功能,使其维持正常生理功能,直到机体将药物代谢和排出体外。

2. 特效解毒疗法 巴比妥类中毒无特效解毒剂。氟马西尼是苯二氮䓬类拮抗剂,能通过竞争抑制苯二氮䓬受体而阻断苯二氮䓬类药物的中枢神经系统作用。氟马西尼剂量为每次 0.2 mg,缓慢静脉注射,需要时重复。

3. 维持昏迷病人的重要脏器功能

（1）保持呼吸道通畅:深昏迷病人行气管插管,保证吸入足够的氧气并排出潴留的二氧化碳。

（2）维持血压:急性镇静催眠药中毒病人出现低血压多由于血管扩张所致,应输液补充血容量,如无效,可考虑给予适量多巴胺。

（3）心电监护:如出现心律失常,给予抗心律失常药。

（4）应用中枢神经系统兴奋剂:纳洛酮为首选药物,0.4～0.8 mg/次,静脉注射。可根据病情间隔 15 min 重复 1 次。

4. 对症治疗 吩噻嗪类药物中毒无特效解毒剂,应用利尿和腹膜透析无效。因此,首先要彻底清洗肠胃。治疗以对症及支持疗法为主。

（二）护理措施

1. 一般护理

（1）严密观察病情:密切观察病人生命体征的变化,监测病人的体温、肢体温度、末梢循环、皮肤黏膜的湿度和弹性等,及早发现休克先兆,并迅速建立静脉通道,遵医嘱补液,以补充血容量。准确记录 24 h 出入液量和每小时尿量及尿比重,以了解休克的改善程度。

（2）保持呼吸道通畅:注意有无缺氧、呼吸困难、窒息等症状,监测动脉血气分析,观察呼吸的变化,注意呼吸的频率、节律和呼吸音。清醒病人鼓励咳嗽,并拍打背部,以促进有效排痰;昏迷病人痰多时予以吸痰;呼吸困难病人高流量持续给氧,必要时行气管插管、机械通气。

（3）皮肤护理:保持床单清洁、干燥、平整,定时翻身并按摩受压处,避免推、拖、拉等动作;注意皮肤卫生,定期予以床上擦浴;做好口腔护理,观察黏膜情况;观察皮肤有无破溃,受压处有无压疮早期症状。

（4）预防肺部感染:经常变换体位、拍背促进有效排痰,饮食、饮水时取半卧位,防误吸。定期通风,保持室内空气新鲜,冬天注意保暖,防止受凉感冒。减少探视,避免医院感染。监测体温及白细胞、中性粒细胞计数。若并发肺炎、高热时,给予降温处理,及时更换衣服、被褥等。静脉输液时,注意速度不宜过快,以免引起急性肺水肿加重病情。密切观察病情变化,监测生命体征的变化,早期发现感染性休克表现。遵医嘱给予抗生素。

（5）饮食护理:加强营养,必要时给予高蛋白质的鼻饲流质饮食或静脉补充营养物质,以提高机体抵抗力。

2. 心理护理 稳定病人情绪,在护理过程中加强心理疏导和心理支持工作。急性镇静催眠药中毒

Note

病人多为自杀或精神异常,应安排专人陪伴,以防再度自杀。

3. 健康教育　对于情绪不稳定和精神异常的病人,镇静催眠药的使用、保管应严加管理,教育病人尽量少服或不服该类药物,以防止产生药物依赖性。

案例解析 7-1　　　　　案例解析 7-2　　　　　案例解析 7-3　　　　　案例解析 7-4

直通护考在线答题

（赵明范　杨晓武）

第八章　多器官功能障碍综合征(MODS)病人的救护

学习目标

1. 知识目标

(1) 试述 MODS 的常见病因与诱发因素、发病机制。

(2) 阐述 MODS 的临床特点、救护原则与主要措施。

(3) 解释 MODS、MOF/MSOF、SIRS、CARS、MARS 等概念。

2. 能力目标

(1) 能全面监测 MODS 病人的病情变化,及时发现异常并配合救护处理。

(2) 能系统评估 MODS 病人,提出护理诊断,实施整体护理。

3. 素质目标

(1) 具有救死扶伤的人道主义精神和人文关怀理念,敬畏生命、临危不惧。

(2) 具有生命第一、时效为先的急救理念,忠于职守、乐于奉献。

(3) 具有良好的心理素质和团队精神,处事不惊、从容应对。

导学案例

临床情景:

病人,男,68 岁,因"发热 10 天,双下肢肿胀、疼痛 6 天"就诊。入院后行清创手术,术中可见左臀、左大腿、左小腿筋膜和肌肉广泛坏死,股二头肌外侧、腓总神经腐烂,自行离断,左下肢皮下血管网栓塞,病理检查示肌肉、筋膜呈慢性化脓性炎伴急性炎症反应,入院诊断为坏死性筋膜炎。

病人住院第 8 天,神志尚清楚,T 39.5 ℃,P 110 次/分,尿量 380 mL/24 h,予以机械通气辅助呼吸,FiO2 62%。实验室检查结果如下。血常规:血红蛋白 93 g/L;血生化:K^+ 4.1 mmol/L,Na^+ 140 mmol/L,Cl^- 104 mmol/L,ALT 45 U/L,AST 80 U/L,尿素氮 64 mg/dL,肌酐 3 mg/dL,胆红素 7.7 mg/dL,淀粉酶 58 U/L。尿常规示尿糖(+),尿酮体(-)。血气分析:pH 7.35,PaO_2 7.1 kPa(53.4 mmHg),$PaCO_2$ 7.6 kPa(56.9 mmHg),HCO_3^- 31.5 mmol/L。

请思考:

1. 该病人是否存在 MODS? 为什么?

2. 对此类病人如何进行更好的护理?

3. 该病人是否需要行透析疗法?

4. 该病人人工通气时是否需应用 PEEP? 为什么?

Note

第一节　概　　述

多器官功能障碍综合征(multiple organ dysfunction syndrome,MODS)是指机体遭受严重感染、创伤、休克及大手术等急性损伤后同时或序贯性地出现两个或两个以上脏器功能障碍甚至衰竭,即急性损伤后病人因多个脏器功能障碍而无法维持内环境稳定的临床综合征。

1973年Tilney首先提出"序贯性系统功能衰竭"的概念,即在严重感染、创伤、休克及大手术等情况下,最初并未被累及的器官或远距离器官可以发生功能衰竭。1977年Eiseman首次命名为多器官功能衰竭(multiple organ failure,MOF),后经多次专家补充意见形成多系统和器官衰竭(multisystem and organ failure,MSOF)的概念。1991年在美国胸科医师学会和重症医学会的共识会议上,提出了多器官功能障碍综合征(MODS)的概念。多器官功能衰竭改名为多器官功能障碍综合征,多器官功能衰竭则被视为多器官功能障碍综合征的终末阶段,其目的在于强调多器官功能障碍综合征是一个动态发展的全过程,重视多器官功能障碍综合征的早期诊断和治疗,并在发病机制上突出强调多器官功能障碍综合征属于全身性的病理连锁反应,受累的器官处于变化中。在严重的情况下,多器官功能障碍综合征和多器官功能衰竭同时发生,多器官功能障碍综合征和多器官功能衰竭是疾病的同一连续过程的不同部分,多器官功能障碍综合征可以进展为多器官功能衰竭,两者可以逆转,应在器官发生功能障碍之初,尽早进行治疗、干预。目前多器官功能障碍综合征对现代医学来说仍然是个棘手的难题,据最新的文献统计报道,一旦发生多器官功能障碍综合征,其病死率为40%～80%。

多器官功能障碍综合征与其他器官衰竭的区别在于以下几点。

(1) 原发致病因素是急性的,且较严重。

(2) 致病因素不是导致器官损伤的直接原因,而是经过体内某个过程所介导,逐渐发展而来,器官功能障碍为多发的、进行性的,是一个动态的过程。

(3) 继发受损器官为远距离部位,发病前继发受损器官功能良好,发病中伴应激和全身炎症反应综合征(SIRS)。

(4) 器官功能障碍与病理损害程度不一致,病理变化没有特异性。

(5) 发展迅速,一般抗休克、抗感染及支持治疗难以奏效,死亡率高。

(6) 器官功能障碍为可逆的,经过及时地干预、治疗,器官功能有望恢复;一旦治愈不留后遗症,也不会转入慢性阶段。

一、病因

1. 大手术和严重创伤或烧伤　多器官功能障碍综合征最早发现于大手术后,至今仍认为它是大手术后的一个重要并发症。严重创伤后,在有无感染的情况下均可发生多器官功能障碍综合征。如在越南战争中,美军士兵的主要死因是急性呼吸衰竭。

2. 严重感染和脓毒症　原发性或继发性的严重感染是引起多器官功能障碍综合征的主要原因,据统计70%的多器官功能障碍综合征由感染引起,特别是严重感染引起脓毒症。脓毒症时菌群失调、菌群移位及局部感染性病灶未愈或加重使感染难以控制。在老年人中,以肺部感染作为多器官功能障碍综合征的原发病最多;在青壮年病人中,腹腔脓肿或肺部侵袭性感染后多器官功能障碍综合征发生率高。

3. 休克和心肺复苏术后　各种原因导致的休克或心肺复苏术后导致有效循环血量不足,发生多器官缺血、缺氧、代谢紊乱及酸碱平衡失调,损伤各器官的功能,尤其是创伤出血性休克和感染性休克等。在休克复苏以后,会因血流的再灌注,产生大量氧自由基,也会导致多器官功能障碍综合征的发生。

4. 诊疗措施失当　在处理危重病人的过程中使用高浓度氧会破坏肺泡表面的活性物质,使肺血管内皮细胞损伤;在应用血液透析时可引起血小板减少和出血;在抗休克过程中使用大量去甲肾上腺素会造成组织灌注不良、缺血、缺氧;手术后大量输血、输液使心脏负荷过大、有微小血凝块出现、凝血因子消耗、微循环障碍等,均可引起多器官功能障碍综合征。

5. 中毒 急性中毒时毒物常可直接或间接损伤机体组织器官,从而引起 MODS。

二、常见诱因

许多病因并不一定导致多器官功能障碍综合征,有时还有诱因在起作用,研究发现,多器官功能障碍综合征的诱因与原发病、手术、年龄和营养等有关(表 8-1)。

表 8-1 诱发多器官功能障碍综合征的主要危险因素

诱因 1	诱因 2
复苏不充分或延迟复苏	营养不良
持续存在感染病灶(尤其是双重感染)	肠道缺血性损伤
持续存在炎症病灶	外科手术意外事故
重要脏器功能失常(如肾功能衰竭)	糖尿病
年龄≥55 岁	糖皮质激素应用量大、时间长
嗜酒	恶性肿瘤
大量反复输血	使用抑制胃酸药物
创伤严重度评分(ISS)≥25	高血糖、高血钠、高乳酸血症

三、发病机制

多器官功能障碍综合征的发病机制非常复杂,目前尚未明确。当前主要的看法为,失控的全身炎症反应(systemic inflammatory response)即促炎与抗炎平衡失调很可能在多器官功能障碍综合征的发生中起着主要作用。炎症反应的积极意义体现在它是适度和可控的。但炎症反应在发挥保护功能的同时,也会让机体付出一定的代价。例如,具有直接生物毒性的炎症介质在杀灭病原微生物的同时,也能使自身正常的细胞和组织受损。对于这些代价,在短期内或炎症反应不甚剧烈的情况下,机体是可以耐受的,但如果炎症反应持续发展甚至失去控制,从而由对机体的保护转变为对机体的损伤,最后形成多器官功能障碍综合征。失控的炎症反应可导致重要的病理生理变化,如:低血压和氧利用障碍;心肌抑制;内皮细胞炎症和血管通透性增加;血液高凝,微血栓形成;超高代谢,蛋白营养不良。

(一)全身炎症反应综合征

全身炎症反应综合征(systemic inflammatory response syndrome,SIRS)是指机体对严重感染、创伤和缺氧等所产生的应激反应。在严重感染时,细菌的毒素激活吞噬细胞等,释放大量炎症介质及细胞毒素;内皮细胞受损,进一步瀑布样释放氧自由基和脂质代谢产物,引起组织、细胞损伤,导致多器官功能障碍综合征。根据 1991 年美国胸科医师协会及美国危重病医学会(ACCP/SCCM)的定义,SIRS 的诊断标准如下。

具备以下两项或两项以上和任何一种原发病:①体温大于 38 ℃或体温小于 36 ℃;②心率大于 90 次/分;③呼吸大于 20 次/分,$PaCO_2$ 小于 32 mmHg;④白细胞计数大于 $12×10^9/L$,或小于 $4×10^9/L$,或未成熟粒细胞比例大于 10%。

SIRS 概念提出后,得到广泛的关注与采用,但随后很多学者对这一概念提出异议。关于 SIRS 的争议主要集中在以下几个方面:SIRS 的概念难以区分原发疾病的病理生理状态;SIRS 的诊断标准过于敏感,缺乏特异性,多种疾病均可出现,难以用作临床诊断;单纯使用 SIRS 评判标准通常不能反映疾病严重程度。近些年,通过免疫学与生化手段的检查辅助诊断以改进其诊断的准确性。

SIRS 时体内主要病理生理变化:全身高代谢状态、全身高动力循环状态和多种内源性炎症介质的失控性释放。

（1）全身高代谢状态：其特点为持续性高代谢状态，耗能途径异常（脂肪、蛋白质的异常分解），对外源性营养底物反应差。由于炎症介质的作用和应激激素（如糖皮质激素、儿茶酚胺类等）的分泌增加，导致低蛋白血症、高血糖、高乳酸血症及血氨基酸失衡（芳香族氨基酸含量升高，支链氨基酸含量下降）。

（2）全身高动力循环状态：其特点为高排、低阻。高排指心脏因后负荷下降，血儿茶酚胺水平增高和高代谢状态所致的心排血量增加。炎性扩血管物质生成增加、假性神经递质增加、肝功能受损导致内源性扩血管物质失活减少，以及氧供与需氧不匹配使血管代偿性扩张，外周阻力降低。

（3）多种内源性炎症介质的失控性释放：炎症介质，如 TNF-α、IL-1、IL-2、IFN-γ 等大量释放，直接损伤血管内皮细胞，导致血管通透性升高和血栓形成；促使血管内皮细胞和白细胞激活并相互作用产生 TNF-α 等多种细胞因子，引起"瀑布效应"，形成恶性循环，最后对组织、器官造成严重损伤。

（二）代偿性抗炎反应综合征

代偿性抗炎反应综合征（compensatory anti-inflammatory response syndrome，CARS）是指感染或创伤时，机体产生的可引起免疫功能降低和对感染易感性增加的内源性抗炎反应。CARS 诊断标准为某种炎症介质浓度升高及外周血单核细胞 HLA-DR 表达量小于正常值的 30%。其主要的病理生理变化是免疫功能的抑制和多种内源性炎症介质的失控性释放。免疫功能的抑制包括细胞免疫和体液免疫抑制，可导致免疫细胞凋亡，应激激素分泌增加，炎症介质增加。

（三）混合性拮抗反应综合征

混合性拮抗反应综合征（MARS）指当循环血中出现大量失控的炎症介质时，它们之间构成了 1 个具有交叉作用、相互影响的复杂网络，而且在各种炎症介质间存在广泛的"交叉对话"。此时 CARS 与 SIRS 并存，如彼此间的作用相互加强，则最终形成对机体损伤更大的免疫失调。

SIRS、CARS 和 MARS 均是引起多器官功能障碍综合征的发病基础。炎症反应占优势时，表现为免疫亢进或 SIRS，即机体对外来打击反应过于强烈，而损伤自身细胞导致多器官功能障碍综合征。抗炎反应占优势时，表现为免疫麻痹（immune paralysis）或 CARS，使机体对外来反应低下，对感染易感性增强，并抑制单核-巨噬细胞致炎作用，加剧脓毒症和多器官功能障碍综合征。另外，炎症反应的程度及是否失控与机体基因多态性及其活化有关。基因的多态性决定了机体对应激打击的易感性与耐受性，如 TNF-β$_2$ 纯合子易并发多器官功能障碍综合征。

四、MODS 的预后

长期以来，多器官功能障碍综合征的预后一直不容乐观。主要是由于：①发生功能障碍的器官越多，预后越差；②脑和肾功能恢复较差，尤其是脑功能的可逆性最差；③原发致病因素去除或控制得越早，器官功能恢复的可能性越大。据统计，2 个器官功能障碍的平均病死率为 59%，3 个器官功能障碍的平均病死率为 75%，4 个或 4 个以上器官功能障碍的平均病死率几乎为 100%。

从多器官功能障碍综合征各器官发生功能障碍的频率来看，最高的是胃肠道，其次是肺及肾。其中：以肾功能障碍的病死率最高，为 79%；其次为肺功能障碍，病死率为 68%；胃肠功能障碍病死率为 55%。

第二节　病情评估

一、临床表现

（一）临床类型

1. 速发型　速发型是指原发急症在发病 24 h 后有 2 个或更多的器官系统同时发生功能障碍，如急性呼吸窘迫综合征合并急性肾功能衰竭。此型发生多由于原发病为急重症。对于 24 h 内器官衰竭死亡病人,一般只归于心肺复苏失败,而不作为多器官功能障碍综合征。

2. 迟发型 迟发型是先发生 1 个重要器官或系统的功能障碍,如心功能障碍、肺功能障碍、肾功能障碍,经过一段较稳定的维持时间,继而发生更多的器官、系统功能障碍,此型多见于继发感染或持续存在的毒素或抗原。

(二)临床分期和特征

多器官功能障碍综合征的临床分期和特征见表 8-2。

表 8-2 多器官功能障碍综合征的临床分期和特征

项目	第一阶段	第二阶段	第三阶段	第四阶段
一般情况	正常或轻度烦躁	急性病容、烦躁	一般情况差	濒死感
循环系统	血容量增加	高动力状态、容量依赖	休克、心排血量下降、水肿	血管活性药物维持血压、水肿、SvO_2 下降
呼吸系统	轻度呼吸性碱中毒	呼吸急促、呼吸性碱中毒、低氧血症	严重低氧血症、ARDS	高碳酸血症、气压伤
肾脏	少尿、对利尿药反应差	肌酐清除率下降、轻度氮质血症	氮质血症、有血液透析指征	少尿、血透时循环不稳定
胃肠道	胃肠胀气	不能耐受食物	肠梗阻、应激性溃疡	腹泻、缺血性肠炎
肝脏	正常或轻度胆汁淤积	高胆红素血症、凝血酶原时间(PT)延长	临床黄疸	转氨酶升高、严重黄疸
代谢	高血糖、胰岛素需要量增加	高分解代谢	代谢性酸中毒、高血糖	骨骼肌萎缩、乳酸酸中毒
中枢神经系统	意识模糊	嗜睡	昏迷	昏迷
血液系统	正常或轻度异常	血小板降低、白细胞增多或减少	凝血功能异常	不能纠正的凝血障碍

二、多器官功能障碍综合征的诊断

随着对多器官功能障碍综合征认识的不断加深,对 MODS 的诊断方法和标准也一直在改进,完整的多器官功能障碍综合征诊断依据如下:①原发病和诱发因素,如创伤、感染、大手术、休克、延迟复苏等诱发多器官功能障碍综合征的病史;②存在 SIRS 和(或)CARS 的临床表现;③存在两个或两个以上系统或器官功能障碍。早期准确地判断 SIRS 和器官功能障碍是多器官功能障碍综合征诊断的关键。

1995 年,我国制定了"庐山会议"标准,即多器官功能障碍综合征病情诊断标准及严重程度评分标准(表 8-3),此外列出了器官或系统功能障碍和功能衰竭的诊断标准(表 8-4),供读者参考。

表 8-3 多器官功能障碍综合征病情诊断标准及严重程度评分标准(1995)

受累脏器	诊断标准	评分
外周循环	无血容量不足;MAP≈7.98 kPa(60 mmHg);尿量≈40 mL/h;低血压时间持续 4 h 以上	1
	无血容量不足;6.65 kPa(50 mmHg)<MAP<7.98 kPa(60 mmHg);20 mL/h<尿量<40 mL/h;肢端冷或暖;无意识障碍	2
	无血容量不足;MAP<6.65 kPa(50 mmHg);尿量<20 mL/h;肢端冷或暖;多有意识恍惚	3
心脏	心动过速;体温升高 1 ℃;心率升高 15～20 次/分;心肌酶正常	1

续表

受累脏器	诊断标准	评分
	心动过速;心肌酶(CPK、GOT、LDH)异常	2
	室性心动过速;室颤;Ⅱ～Ⅲ度房室传导阻滞;心搏骤停	3
肺	呼吸频率 20～25 次/分;7.98 kPa(60 mmHg)<PaO_2(空气)≤9.31 kPa(70 mmHg);PaO_2/FiO_2≥39.9 kPa(300 mmHg);P(A-a)DO_2(FiO_2)>3.33～6.65 kPa(25～50 mmHg);X 线胸片正常(具备 5 项中的 3 项即可确诊)	1
	呼吸频率>28 次/分;6.65 kPa(50 mmHg)<PaO_2(空气)≤7.98 kPa(60 mmHg);$PaCO_2$<4.65 kPa(35 mmHg);26.6 kPa(200 mmHg)<PaO_2/FiO_2≤39.9 kPa(300 mmHg);13.3 kPa(100 mmHg)<P(A-a)DO_2(FiO_2)<26.6 kPa(200 mmHg);X 线胸片示肺泡实变≤1/2 肺野(具备 6 项中的 3 项即可确诊)	2
	呼吸窘迫,呼吸频率>28 次/分;PaO_2(空气)≤6.6 kPa(50 mmHg);$PaCO_2$>5.98 kPa(45 mmHg);PaO_2/FiO_2≤26.6 kPa(200 mmHg);P(A-a)DO_2(FiO_2)>26.6 kPa(200 mmHg);X 线胸片示肺泡实变≥1/2 肺野(具备 6 项中的 3 项即可确诊)	3
肾	无血容量不足;尿量≈40 mL/h;尿钠、血肌酐正常	1
	无血容量不足;20 mL/h<尿量<40 mL/h;利尿冲击后尿量增多;尿钠 20～30 mmol/L(20～30 mEq/L);血肌酐≈176.8 μmol/L(2.0 mg/dL)	2
	无血容量不足;少尿或无尿,尿量<20 mL/h 持续 6 h 以上;利尿剂冲击治疗后尿量不增多;尿钠>40 mmol/L(40 mEq/L);血肌酐>176.8 μmol/L(2.0 mg/dL) 非少尿型肾衰者:尿量>600 mL/24 h,但血肌酐>176.8 μmol/L(2.0 mg/dL),尿比重≤1.012	3
肝脏	S-GPT 大于正常值 2 倍以上;17.1 μmol/L(1.0 mg/dL)<血清总胆红素<34.2 μmol/L(2.0 mg/dL)	1
	S-GPT 大于正常值 2 倍以上;血清总胆红素>34.2 μmol/L(2.0 mg/dL)	2
	肝性脑病	3
胃肠道	腹部胀气;肠鸣音减弱	1
	高度腹部胀气;肠鸣音近于消失	2
	麻痹性肠梗阻;应激性溃疡出血(具备 2 项中 1 项者即可确诊)	3
凝血功能	血小板计数<100×10^9/L;纤维蛋白原正常;PT 及 TT 正常	1
	血小板计数<100×10^9/L;纤维蛋白原≥2.0～4.0 g/L;PT 及 TT 较正常值延长≤3 s;优球蛋白溶解试验>2 h;全身性出血不明显	2
	血小板计数<50×10^9/L;纤维蛋白原<2.0 g/L;PT 及 TT 较正常值延长>3 s;优球蛋白溶解试验<2 h;全身性出血表现明显	3
脑	兴奋及嗜睡;语言呼唤能睁眼;能交谈;有定向障碍;能听从指令	1
	疼痛刺激能睁眼;不能交谈,语无伦次;疼痛刺激有屈伸或伸展反应	2
	对语言无反应;对疼痛刺激无反应	3
代谢	血糖<3.9 mmol/L 或>5.6 mmol/L;血钠<135 mmol/L 或>145 mmol/L;pH<7.35 或>7.45	1
	血糖<3.5 mmol/L 或>6.5 mmol/L;血钠<130 mmol/L 或>150 mmol/L;pH<7.20 或>7.50	2
	血糖<2.5 mmol/L 或>7.5 mmol/L;血钠<125 mmol/L 或>155 mmol/L;pH<7.10 或>7.55 (以上标准均需持续 12 h 以上)	3

表 8-4　器官或系统功能障碍和功能衰竭的诊断标准

器官或系统	功能障碍	功能衰竭
肺	低氧血症需机械呼吸支持至少 3 天	进行性 ARDS,需 PEEP$>$10 cmH$_2$O 和 FiO$_2$ $>$0.50
肝	血清胆红素$\geqslant$34$\sim$50 μmol/L,GOT、GPT 等$\geqslant$正常 2 倍	临床出现黄疸,胆红素$\geqslant$272$\sim$340 μmol/L
肾	少尿$\leqslant$479 mL/24 h 或肌酐上升$\geqslant$177$\sim$270 μmol/L	需肾透析
肠、胃	腹胀,不能耐受经口进食$>$5 天	应激性溃疡需输血,无结石性胆囊炎
血液	PT 和 PTT 升高$>$25%或血小板$<$(50$\sim$80)$\times$10^9/L	DIC
中枢神经	意识混乱,轻度定向力障碍	进行性昏迷
心血管	射血分数降低或毛细血管渗漏综合征	心血管系统对正性血管和心肌药无反应

第三节　救治措施与护理

一、护理诊断

(1) 组织灌注量的改变:与微循环障碍有关。
(2) 营养失调:低于机体需要量,营养失调与摄入减少和高分解代谢状态有关。
(3) 潜在并发症:重要脏器缺氧、缺血性损伤及感染等。
(4) 其他:焦虑、自理缺陷等。

二、护理目标

(1) 病人组织灌注得到改善或恢复。
(2) 病人营养失调得到纠正和改善。
(3) 并发症得到有效预防或及时处理。

三、救护措施

(一) 临床综合治疗措施

至今为止,对多器官功能障碍综合征没有特效的治疗手段(因此,预防其发生就是最好的治疗),治疗策略仍然以支持治疗为主。支持治疗有两个直接目标:①纠正已经造成的生理紊乱;②防止器官功能的进一步损害。

1. 祛除病因、控制感染　积极治疗原发病,避免和清除诱发因素是防治多器官功能障碍综合征的关键;另外感染贯穿于整个多器官功能障碍综合征过程中,是导致多器官功能障碍综合征病理过程中发生序贯性器官功能衰竭的内在动力和造成病人死亡的重要原因,如果不能有效地控制感染,其他所有器官支持的治疗都将无济于事。因此,应积极祛除病因、控制感染。

(1) 合理使用抗生素:抗生素使用原则包括以下几点。①抗生素治疗前应首先进行及时正确的病原微生物检查,为确定病原菌,应迅速采取诊断性检查,如影像学检查和可疑病原菌取样。危重病人多数感染严重,病原菌耐药性强,在取得细菌培养及药敏报告前,要使用广谱、强效、对肝肾功能影响小的抗生素,或联合用药;早期经验性抗生素治疗应根据病人原发病及医院病原菌流行病学资料,采用可能覆盖病原菌的广谱抗生素。②为阻止细菌耐药,降低药物毒性,减少费用,应用抗生素48～72 h后,根据细菌培养结果和临床反应评估疗效,选择目标性、窄谱抗生素治疗,疗程通常为7～10天,一般不应频繁更换抗生素,以免造成混乱。③在合理使用抗生素的同时,应关注给药的方式和剂量,根据感染的部位、药物的半衰期、作用机制、最低抑菌浓度(MIC)等确定药物的剂量、给药方法和时间。④对病程长、病情危重病人,经积极抗生素治疗1周以上,发热和其他感染症状不见减轻,应考虑合并真菌感染的可能,通过影像学、病原体镜检及培养,及时选用抗真菌药,原有抗生素不立即撤除。临床常用抗真菌药有氟康唑、卡泊芬净、米卡芬净、两性霉素B等。⑤特殊病例,如创伤或大手术、休克复苏后,以及重症胰腺炎等病人应预防性使用抗生素。预防性使用抗生素的原则是充分覆盖污染或感染高危期,抗菌谱广,剂量充分,应用时间短。

(2)局部病灶感染的外科处理:早期清创和引流是预防和控制感染的关键。对已有的感染,只要有适应证,外科处理是最直接、最根本的治疗方法,包括伤口的清创、脓肿的引流、坏死组织的清创及空腔脏器破裂的修补、切除或转流(如肠造口)等。当感染构成对生命的主要威胁又具有手术处理适应证时,应当机立断,在加强器官功能支持的同时尽快手术,不能因病情重而观望、等待,丧失时机。

(3)预防新的感染。

①减少医源性感染:危重病人所处的特殊环境是感染容易发生的重要因素。由于危重病人频繁、大量使用抗生素而产生多重耐药菌株,细菌定植于环境以及病人和医护人员的皮肤、黏膜上,伺机侵入病人机体。革兰阴性肠道杆菌寄存在医护人员手上,铜绿假单胞菌寄存在水龙头、床上用品等上。工作人员"带菌手"是导致直接传播的重要因素,污染的医疗设备和用品是另一个重要感染源。因此,加强病房管理、改善卫生状况、严格无菌操作是降低医源性感染发生率的重要措施。

此外,各种侵入性诊疗操作均可增加危重病人的感染机会。气管切开易发生呼吸道感染,机械通气使支气管和肺泡的屏障消失,导致感染机会大增;胃管的置入易发生鼻腔及口腔感染,同时易发生胃内容物反流导致呼吸道因误吸而感染;留置导尿管易发生尿道感染;外周静脉留置针使用超过72 h者,感染的发生率大增。在广泛使用静脉置管的今天,导管感染占到全部医源性感染的75%,Swan-Ganz漂浮导管留置3天以上便有可能引起感染。因此,尽量避免不是必需的侵入性诊疗操作,对危重病人实行保护性措施,预防感染。

②减少内源性感染:如选择性消化道去污染(selective decontamination of digestive tract,SDD)。肠源性感染对危重病人构成的威胁越来越引起人们重视,对创伤或休克复苏后病人、急性重症胰腺炎病人等进行选择性消化道去污染是控制肠道这一人体最大的细菌库感染的重要措施。其方法是口服或灌服不经肠道吸收、能选择性抑制需氧菌尤其是革兰阴性需氧菌和真菌的抗生素;最常用的是多黏菌素、妥布霉素和两性霉素B。引起肠源性感染的几乎都是需氧菌或真菌,很少有厌氧菌。作为肠道优势菌群的双歧杆菌、乳酸杆菌是构成肠黏膜定植抗力的主体,它们能减少条件致病菌的黏附和移位。另外,近些年来的研究发现,因肠道功能衰竭导致肠道屏障削弱导致的致病菌移位被认为是新的感染因素,尽早恢复肠内营养摄入是有效的预防手段。

③增强病人的免疫功能:不同病因引起的免疫功能损害是危重病人发生感染的内因。维护、增强病人的免疫功能,是防治感染的重要环节。措施包括免疫营养支持,制止滥用糖皮质激素和免疫增强剂。常用的免疫营养素有谷氨酰胺、精氨酸、膳食纤维等。

2. 防治休克及缺血再灌注损伤 防治休克的重要措施是及时补充血容量,保持充足的有效循环血量极为重要。不但要纠正显性失代偿性休克,而且要纠正隐性代偿性休克。由于缺血再灌注损伤的出现是不可避免的,因此,防治缺血再灌注损伤也是防治多器官功能障碍综合征的重要措施,必要时可使用自由基清除剂。

(1)纠正显性失代偿性休克:及时补充血容量,做到"需多少补多少",目前在血流动力学监测的情况下进行补液治疗,可以有效地确定补液量,以避免因液体过载导致的器官功能障碍。心源性休克要限制液体,可根据病情酌情使用强心药和血管活性药。

（2）清除隐性代偿性休克：隐性代偿性休克指生命体征和血流动力学平稳，无少尿和高乳酸血症，但脏器却处于缺血状态，主要见于休克前期和复苏后期。休克病人胃肠道缺血发生最早，而恢复最晚。通过胃黏膜 pH 和胃肠道黏膜内 CO_2 分压($Pg\text{-}CO_2$)监测可以准确地反映胃肠道灌注恢复情况，从而反映抗休克的治疗效果。

（3）清除氧自由基，防止再灌注损伤：休克复苏后早期的主要危险是再灌注后产生的大量氧自由基带来的损伤，因此应该使用抗氧化剂，其应用原则是早期、足量。早期是指尽可能在即将开始复苏的时候就给予抗氧化剂，或至少伴随复苏的同时给药；足量是指要使用超大剂量，常用药物有维生素 C、B 族维生素、胡萝卜素、硒、锌以及谷胱甘肽等。

3. 营养支持 营养支持分为肠外营养支持和肠内营养支持两大类。多器官功能障碍综合征时机体常处于全身炎症反应、高代谢状态，热量消耗明显增加，由于体内儿茶酚胺、肾上腺素、胰高血糖素等升血糖激素分泌亢进，而内源性胰岛素分泌减少，又因肝功能受损，出现负氮平衡，故应对病人积极进行营养支持。

营养支持采用三个阶段治疗：①第一阶段即病人处于高度应激状态，水、电解质紊乱及酸碱平衡失调得到初步处理后，但胃肠功能仍处在明显障碍时，如无禁忌证，病人每日可使用胃肠道滋养型喂养及从中心静脉或周围静脉注入肠外营养液，可酌情使用人血白蛋白，保证营养供给。如病人存在胃肠道喂养禁忌证则使用完全静脉营养治疗。②第二阶段即病情有缓解，胃肠功能明显恢复时，可肠外营养和肠内营养同时进行，其配方应合理组合，肠内营养液可给予易消化和吸收的要素饮食，如能全素、安素、爱伦多等。③第三阶段即病情得到完全控制，胃肠功能完全恢复，逐步过渡至全部应用肠内营养液。营养支持的重点是保持正氮平衡，而非普通的热量供给。根据不同组合的支持配方是控制病情进一步发展的关键环节之一，这为多器官功能障碍综合征病人最终治愈提供了一个极为有利的条件。

4. 器官功能支持

（1）呼吸支持：使用机械通气的病人应将气道平台压限制在 3.43 kPa 以下，应用合适的 PEEP 以维持塌陷的肺泡复张。一氧化氮吸入、俯卧位通气、体外膜氧合（ECMO）等治疗均可使病人受益。多巴胺、呋塞米能避免液体负荷过重，防治间质性肺水肿、扩张肺血管。使用糖皮质激素对于降低肺血管阻力、减少心肌耗氧量、增加心排血量、减少肺水肿、扩张支气管、改善肺通气和换气以及纠正低氧血症等有积极作用。防治肺部感染，特别是气管切开者。

（2）循环支持：采用早期目标指导性治疗，可减少多器官功能障碍综合征的发生率和死亡率。如在诊断休克的最初 6 h 内迅速开展并达到液体复苏目标，即中心静脉压维持在 8～12 mmHg，尿量大于或等于 0.5 mL/(kg·h)，中心静脉或混合静脉血氧饱和度大于或等于 70%。具体方法如下。①增加心排血量：扩充血容量，输血、输液，应用心血管活性药物调节心血管功能。②增加动脉血氧饱和度：应用机械通气（必要时用 PEEP）维持 SaO_2 大于 90%。③增加血红蛋白浓度和血细胞比容：前者应为 100 g/L，后者应大于 30%。④必要时使用抗心律失常药物，以改善微循环组织灌注。

（3）肾功能支持：保证足够的肾血流量和肾灌注量是保护肾功能的关键，故应维持适当血压，缓解肾血管痉挛，以维持尿量(25～40 mL/h)及体液平衡。当血容量充足而少尿且有发生肾功能衰竭的可能时，给予多巴胺 2～5 μg/(kg·min)。避免使用肾毒性药物，一旦诊断肾功能衰竭，可连续行血液滤过治疗，从而有效纠正体液紊乱，及时清除机体代谢产物和炎症介质，从而延缓、终止甚至逆转多器官功能障碍综合征的进程，最大限度地减少器官功能衰竭的严重程度。

（4）肝和胃肠功能支持。

①肝功能支持：严重肝功能损害有出血倾向时，应补充血浆及冷沉淀、凝血因子 I、维生素 K_1 和凝血因子 II 复合物注射剂；血小板明显下降，补充凝血因子后继续出血者，输浓缩血小板 4～10 U；弥漫性血管内凝血时，可给予小剂量肝素治疗。

②胃肠出血处理：使用质子泵抑制剂和抑制胃酸药治疗应激性溃疡；使用麦滋林等胃黏膜保护剂；注射巴曲酶对出血有预防作用，凝血酶粉对出血无预防作用；下消化道出血可行凝血酶粉灌肠，可用导尿管导入。

（5）脑的保护：改善脑循环，纠正血压，维持脑血流量。防止血压过高或过低，必要时维持适当的高血压。使血液稀释，保持血细胞压积在 30%～35%。降低颅内压，可用甘露醇、呋塞米脱水。减低脑代谢，使用冰袋、冰帽等进行物理降温。充分给氧，保证大脑氧供给，控制通气尽量使 PaO_2 大于或等于 100 mmHg。应用脑保护剂、糖皮质激素等促进病人尽快苏醒，用巴比妥类药物控制惊厥和躁动，用脑活素营养脑细胞促进脑功能的恢复。

5. 其他

其他包括：①细胞因子疗法，能拮抗炎症介质释放、阻断其细胞毒性作用，其中胰岛素样生长因子、血小板衍生的生长因子可促进病人伤口的愈合；②中医、中药的抗炎症介质，能调控免疫功能紊乱状态，改善微循环，增加血流量，减少重要器官的损害，对多器官功能障碍综合征的防治有良好的前景。

（二）监测和护理

1. 一般护理

（1）多器官功能障碍综合征病人转入 ICU：多器官功能障碍综合征病人一般均应入住 ICU 进行治疗。应创造良好的病室环境，保持室内空气流通和新鲜以及适宜的温度、湿度。限制探访家属的人数和时间，提供安静、整洁和舒适的环境，以利于病人休息和疾病治疗。多器官功能障碍综合征的病人免疫功能低下，应加强皮肤护理，保持床单位的清洁、干燥和平整，勤翻身和拍背，加强口腔护理，预防肺部感染和压疮等的发生。

（2）特殊体位护理：①机械通气病人应采取 30°～45°半卧位，以防止呼吸机相关肺炎；应用高浓度吸氧或高气道平台压的急性呼吸窘迫综合征病人，可采取俯卧位通气，以改善病人氧合功能。②对无知觉病人应维持正常的或轻微增高的平均动脉压，减少增高的颅内压，保证最好的脑灌注压，头部抬高30°，并保持在中线位置，以利于静脉回流。③急性左心衰竭的病人取半卧位减少静脉回流。④伴随意识障碍且胃排空延迟，经鼻胃管或胃造瘘管输注营养液的病人，应取半卧位，以防营养液反流和误吸。

2. 器官功能的监测与支持　　多器官功能障碍综合征早期常无特异性或典型表现，但等症状出现时往往已较难逆转病情，因此，全面收集资料，早期识别多器官功能障碍综合征具有非常重要的临床意义。护士应了解多器官功能障碍综合征的发生、发展过程，掌握多器官功能障碍综合征的常见诱发因素和各器官功能变化早期的常见表现，做好生命体征和实验室检查的监测，积极协助医生早期发现病情变化，预防器官衰竭的发生。

其具体内容如下：①病人出现心力衰竭时，应注意吸入氧浓度、输液的每分钟总入量、中心静脉压和血压变化。②当病人出现肾功能衰竭和水、电解质紊乱及酸碱平衡失调时，注意观察每小时尿量。少尿期观察高钾血症和高氮血症、酸中毒，多尿期注意负氮平衡和低钾血症，提高机体抗感染能力。③若病人出现呼吸衰竭，应协助医生建立人工气道及使用机械通气，注意呼吸机参数和人机对抗，做好气道管理工作。④突然发生的意识障碍或突然加重的意识障碍是脑疝的重要征兆之一，如病人血压升高、脉搏变慢、呼吸深慢的"两慢一高"是颅内压增高的典型表现，但合并休克时并不典型；细胞毒性脑水肿常发生意识障碍，轻症病人嗜睡，重症病人昏迷；血管源性脑水肿多限于一侧脑半球，轻者可不出现意识障碍。⑤病人出现黄疸迅速加深，进行性神志改变直到昏迷，或黄疸未出现前病人有神志改变，很快陷入昏迷，并有氨臭气味应考虑肝功能衰竭引起的肝性脑病。⑥外伤和手术的病人短期内血红蛋白迅速下降，首先应考虑活动性出血；呕血和解柏油便是应激性溃疡导致的消化道大出血典型的表现，鼻饲病人经常观察胃液颜色，可以早期发现消化道出血。脓毒败血症、微血管病性溶血性贫血、药物性溶血性贫血均可以引起急性溶血发作，使血红蛋白在短时间内迅速下降。

3. 心理护理　　多器官功能障碍综合征病人更应注重人文关怀，处在危重状态的神志清醒的病人，在接受各种治疗的同时，几乎都有焦虑、抑郁、惊恐、绝望等心理障碍，需要心理支持与干预，并应注重生物、心理、社会各层次的不同，加强与病人的沟通，可用图片、文字交流，以病人为中心，满足其需要，解决其实际问题，不要只注视监护仪的图形、数字，而忽略病人的存在。同时，家属、亲人的心理支持对疾病的整体救治有积极意义。神志不清病人，医护人员应对家属进行全面、平等、充分的沟通，最大限度地消除信息极度不对称性，消除沟通的仓促、非公平性，确保他们有充分的知情及进行预先决策的时间，使家属心理平衡。

4. 其他

(1)感染的预防与护理:进行各项护理操作时应严格遵循无菌操作原则,正确处理病人的排泄物和分泌物等,防止继发感染;在接触病人和操作前后均应正确洗手,减少病原菌的传播;做好各导管和引流管的护理,防止导管相关性感染的发生;早期、正确采集血、尿、痰等标本进行细菌培养和药物敏感试验,为治疗提供依据;监测各实验室检查指标的变化,及时报告医生,尽早对感染使用足量的抗生素。

(2)药物使用护理:了解多器官功能障碍综合征治疗常用药物的作用机制、常用毒副作用的表现和应对策略。加强各种药物使用过程的监测,评估机体的反应情况。如补液过多可加重循环系统负担,大量应用脱水药或利尿药可导致体液失衡。密切监测相关指标,及时配合医生处理治疗过程中出现的问题。

(3)抢救时的配合:多器官功能障碍综合征的病情凶险,变化迅速,护士应时刻警惕危及生命的情况出现,做好抢救的各项准备工作。应掌握急救设备的操作方法以及抢救药物的剂量、用法和注意事项,熟练地配合医生开展急救工作。

案例解析 8-1   案例解析 8-2   案例解析 8-3

直通护考在线答题

(王鑫   刘慧   徐杰)

第九章 灾难救护

扫码看课件

思政小课堂三

学习目标

1. 知识目标

（1）试述突发公共事件的分类、分级及其特点，灾难医学救援应把握的六个重要环节，护士在灾难救援中的作用。

（2）试述院前急救在灾难救护中的重要性，交通事故、地震、海啸等灾难事故的危害、受害者伤情特点、救护工作的组织管理以及救护与转运工作要点。

（3）解释突发公共事件、灾难医学、灾难救护、自然灾害、事故灾难等概念。

2. 能力目标

（1）在交通事故、地震、海啸等灾难救援中，能迅速投入现场评估、检伤分类、紧急救护以及伤病员搬运与转送工作。

（2）在灾难医学救援的不同阶段，能正确实施职业安全防护，具有为成批伤病员救援的能力。

3. 素质目标

（1）具有救死扶伤的人道主义精神和人文关怀理念，敬畏生命、临危不惧。

（2）具有生命第一、时效为先的急救理念，忠于职守、乐于奉献。

（3）具有良好的心理素质和团队精神，处事不惊、从容应对。

21世纪以来，世界范围内的灾难问题日益严重与突出，许多灾难性事件造成了大量的人员伤亡和财产损失。我国是一个自然灾害多发的国家，在长期的院前急救实践中，群体灾害事件和公共卫生事件的救援越来越受到重视。以20世纪70年代在美国成立的世界急救、灾害医学协会（world association for emergency and disaster medicine，WAEDE）为标志，灾难医学真正成为一门独立的学科。

第一节 概　述

在继日本和美国后，我国已经成为世界上第三个灾难损失最为严重的国家，在灾害发生后，如何使伤病员得到及时救助和治疗，减少死亡率和伤残率的发生，是医学救援工作的核心问题。护士作为救援主力军，掌握灾难医学救援的知识和技术，对于减少灾难所致人员伤亡、促进受灾人群的健康具有重要意义。

一、灾难护理的概念

灾难医学（disaster medicine）是指因灾害事故中涉及人员伤亡必须迅速实施的医疗救援，包括对灾害的预见、预防和准备，灾害现场伤病员的解救和医疗急救，重大灾害后卫生防疫，如饮水卫生、营养及适时的心理危机干预等措施。

灾难医学救援应把握的 6 个重要环节：①反应快捷的组织领导；②层次分明的急救体系；③专业化的救治力量；④性能良好的救治器材；⑤畅通的急救转运通道；⑥高效的保障系统。

灾难医学的救护是"快抢、快救、快送"的"三快"原则，即"先抢后救、抢中有救"，是强调在灾难条件下，先使伤病员脱离危险环境，再进行必要的急救。灾难至少要与院前急救紧密衔接，使之更有效地发挥 EMSS 的作用。

所谓灾难护理，即系统、灵活地应用有关灾害护理独特的知识和技能，同时与其他领域开展合作，为减轻灾害对人类的生命、健康构成的危害所开展的活动。灾害护理需要灵活地应用与灾害相关的特殊技能和知识，在更广范围内推广这种护理，可以有效地让灾害引起的健康危害和生命危险最小化。灾害护理应该包括该范围内所有的护理活动，即从灾难预防，到灾难发生初期、灾难中期及灾难后期的所有护理活动。

当前，灾难救援护理学的概念和相关理论初步形成，并在各种灾难救援实践中得到完善。在国际灾难护理的教育方面，已成立大规模灾难教育国际护理联盟（international nursing coalition for mass casualty education，INCMCE），旨在系统而深入地探讨灾难医疗救援护理工作。我国的灾难救援护理学起步较晚，目前尚处于探索阶段，尚未形成完整的学科体系。目前已越来越清楚地认识到，灾难医学救援离不开护理学的理论和实践，护理人员是灾难医学救援不可缺少的重要力量。

灾难救援护理的发展趋势：在组织管理上逐渐向全国性的专业性组织发展；在教学培训上逐渐强化灾难救援护理学的系统教育；在救援人员配置上逐渐重视护理人员所占比例；在救援任务上逐渐把心理支持纳入灾难护理工作；在国际合作上灾难护理学的国际交流将更加广泛。

二、医疗单位灾难应急预案的制定

为了进一步加强各级卫生部门对灾难医疗救援的应对能力，国家先后颁布多项规定，如 1995 年卫生部颁布《灾难事故医疗救援工作管理办法》，2006 年国务院发布了《国家突发公共事件总体应急预案》后，陆续公布了《国家突发公共卫生事件应急预案》《国家突发公共事件医疗卫生救援应急预案》《国家突发重大动物疫情应急预案》《国家重大食品安全事故应急预案》4 项公共卫生类突发公共事件应急预案。各级医疗单位的灾难应急预案应包括以下内容。

（1）明确本单位灾难事故应急处置组织机构、指挥体系及其工作职责，明确人员疏散、报警、指挥程序及现场抢救程序等事项，做到分工细致、职责明确。

（2）单位全体工作人员应在发生灾难事故时主动、及时到达现场，在现场指挥部统一指挥下投入救灾与抢险救援工作，有组织地开展医疗救援工作。

（3）应将人员的疏散、转移和应急救治作为预案的重点内容，尽最大可能避免和减少人员伤亡。

（4）对在灾难或突发事件中受伤的人员以及转移出的伤病员进行检伤分类，便于医护人员采取相应的救护措施。

（5）明确规定伤病员转送至其他医疗机构的原则、程度、途中救援措施、交接手续等。

（6）定期对本单位全体人员进行灾难事故应急处置知识和技能的培训，并组织灾难事故应急预案模拟演练。

三、突发公共事件的分类及分级

在许多政府公文中，常用突发公共事件来代表与灾难相似的事件，突发公共事件是指突然发生，造成或者可能造成重大人员伤亡、财产损失、生态环境破坏和严重社会危害，需要采取应急措施予以应对的紧急事件。

（一）分类

根据突发公共事件的发生过程、性质和机制，可以将它划分为自然灾害、事故灾难、突发公共卫生事件、突发社会安全事件四大类。

（1）自然灾害：主要是指水旱灾害、气象灾害、地质灾害、地震灾害、海洋灾害及森林草原火灾和重大生物灾害等。

（2）事故灾难：主要是指重大交通运输事故、各类重大安全事故、造成重大影响和损失的城市生命线事故、公共设施和设备事故、核辐射事故、重大环境污染和生态破坏事故等。

（3）突发公共卫生事件：主要是指突然发生，造成或可能造成社会公共健康严重损害的重大传染病疫情、群体性不明原因疾病、食品安全和职业危害、重大动物疫情，以及其他严重影响公众健康的事件。

（4）突发社会安全事件：主要是指重大刑事案件、涉外突发事件、恐怖袭击事件及规模较大的群体性突发事件。

（二）分级

各类突发公共事件按照性质、危害程度、涉及范围和可控性一般分为特别重大、重大、较大和一般四级。突发事件预警级别：一般依据突发事件可能造成的危害程度、波及范围、影响力大小、人员及财产损失等情况，由高到低划分为特别重大（Ⅰ级）、重大（Ⅱ级）、较大（Ⅲ级）、一般（Ⅳ级）四个级别，并依次采用红色、橙色、黄色、蓝色加以表示。

（三）突发公共事件的特点

1. 突发性/紧急性　突发公共事件突然爆发，要求立刻做出有效应急反应，在时间的紧迫性上往往刻不容缓。

2. 危害性　突发公共事件除能导致大量人员伤亡和妨碍心理健康外，同时有巨大财产损失，还会影响政治、经济、军事和文化以及社会安定，许多突发公共事件还具有后期效应和远期效应。

3. 不确定性　突发公共事件具有高度的不确定性，一是发生状态的不确定性，二是事态变化的不确定性。所以针对它的应急组织必须采取非程序化决策。

4. 相对性　同样的突发公共事件在不同地域、不同时间造成的危害性不一致。五十年前发现一例天花不算是突发公共事件，现在发现一例天花便是突发公共事件。

四、院前急救在灾难救护中的重要性

灾难救护是灾难医学的实践，灾难护理是灾难救护中不可或缺的重要组成部分。那么，院前急救不仅是急诊医疗服务体系中的首要环节，同时，在灾难救护中也扮演着重要的角色。灾难救护需要院前急救，院前急救是灾难医学的基础，灾难医学是院前急救的深化与延伸。灾难救护主要包括灾前准备、灾时救援、灾后预防三部分。救护的内容包括寻找并救护伤病员、检伤分类和不同处理、现场急救、运输和疏散伤病员。灾难救护其研究范围包括以下两个方面。

（1）自然灾难：如地震、洪水、旱灾、台风、龙卷风、海啸、火山爆发、泥石流、滑坡、虫害等发生时，如何迅速有效地救治众多伤病员。

（2）人为灾害：如交通事故、化学中毒、放射性污染、环境巨变、流行病、战争和武装冲突、恐怖暴力事件等发生时，研究减灾免难的措施。

首先，从应急层面来说，院前急救是整个城市和地区公共应急防御的重要组成部分。随着社会的发展、经济的全球化、人类文化的碰撞等，地震、洪水、暴雨及台风等自然灾害的不断发生，交通事故、水灾、化学毒剂泄漏、矿难等人为事故的不断增加，乃至某些传染病的出现，往往会造成生存环境的破坏和人员伤亡。这就需要包括医疗救护、消防、交通、公安等组成的城市公共应急防御体系共同实施救援。一个协调的救援体系可使受灾造成的损失及影响降到最低限度。同样，一个快速、有效的院前急救体系，可使人员伤亡减少到最低限度。

其次，从国家层面来说，我国是自然灾害多发国家，尤其以大气圈和水圈灾害为重。据统计，近十年来，我国每年自然灾害造成的经济损失在1000亿元以上，常年受灾人口达2亿人次之多。特别让我们感到痛心的是5·12汶川大地震，死亡人数达6万多人，受伤40多万人，失踪近2万人。这些事故和灾害带来的惨痛教训提示我们，必须加强以院前急救为切入点的应急医学救援建设，以提高整体综合保障能力和适应国民经济、社会发展的紧迫要求。因此，院前急救在灾难救援中的战略地位不可忽视。

再次,院前急救作为急诊医疗服务体系中的重要组成部分,对其技术指标的评价可以控制急救医疗服务的质量,也可以体现突发公共事件灾难救援的能力。院前急救的技术指标包括以下方面。

1. 院前急救时间 ①急救反应时间:从接到求救电话到派出救护车抵达伤病现场的平均时间。受通信、交通状况、急救人员数量、车辆配置、急救站点分布和急救半径等因素的影响,国际目标要求为5~10 min。②现场抢救时间:急救人员在现场对伤病员救治的时间,要视伤病员情况是否允许安全转运而定,也根据是否急需送往医院进行确定性的治疗的要求而定。③转运时间:从现场到医院的时间,往往取决于交通状况、有能力接受危重伤病员医院的分布等因素。

2. 院前急救效果 急救反应时间、急救设施、急救人员的能力和急救技术水平,以及院前急救系统的管理水平都会影响急救的实际效果。院前心搏骤停的复苏成功率是评价急救效果的重要客观指标之一。实施标准化急救流程会提高急救的效果。

3. 院前急救需求 随着人们对 EMSS 的认识和了解,院前急救需求也在不断增加,而救护车数量、分布,急救电话和急救人员反应等情况都对急救需求的满足起着制约作用。突发公共卫生事件或灾害事故的紧急救援能力是衡量急救需求是否满足的重要指标,这就要求急救医疗机构与其他救援机构相互协调,共同完成重大灾害事故的救援任务。从这一角度看,院前急救也是政府通过急救机构在履行为公众提供急救医疗服务的职能。

由此可见,院前急救在灾难救护中占有举足轻重的地位。

五、灾难事故的危害及受害者伤情特点

毋庸置疑,重大灾难性事故都具有突发性,其危害程度是巨大的,并且造成的人员伤亡数目事前也很难预知。灾害对人类社会的危害主要包括人员伤亡,经济损失,环境破坏,社会、心理负面效应四个方面。

突发灾害现场特点:现场混乱,人员惊恐、无序,车挤,路堵;伤病员多,伤情复杂,且多为复合伤;医疗条件艰苦,设施、设备损坏,通信瘫痪,药品缺乏;生活条件艰苦,缺电少水,食品不足;环境中仍存在火、毒、震、滑坡、疫情、爆炸等危险。

受害者伤情特点:根据灾难事故的性质和机制而言,地震、建筑物倒塌等伤病员以机械性损伤为主,如挤压伤、砸伤和土埋窒息等;其次是完全性饥饿、精神障碍、烧伤等。恐怖袭击、爆炸多以复合伤为主,其次是机械性损伤、烧伤等。特大火灾事故伤病员以烟气中毒、烧伤为主,其次是机械性损伤。

突如其来的天灾人祸,不仅给人类带来物质上的损失、躯体上的伤害,也会给人的精神和心理带来重大影响,因此在灾难救护中不仅要救治伤病员的身体创伤,还需关注伤病员的心理健康和救护人员的心理健康。因此心理救援在灾难救护中也具有非常重要的作用。

六、灾难救援护士的教育和培训

1. 重视在职护士的灾难护理继续教育 目前在工作岗位的多数护士在院校学习期间未接受过系统的灾难救援相关知识和技能的培训,因此有必要对在职护士开展形式多样的灾难护理知识与技能培训,可采用面授、网络学习等多种学习模式。旨在通过相关内容的学习,提高每一名护士的灾难应急救援能力,当灾难发生时,可以更好地实施灾难护理。

2. 开展灾难护理学的基础教育 可在护理本科教育层次增设"灾难护理学"专业的相关课程,或者重点强化不同课程中与灾难护理相关的教学内容,使护理本科学生在毕业时已具备灾难护理的基本理论、知识和技能,为其进入临床工作岗位后进一步提高灾难护理的能力打下坚实的理论基础。

3. 强化灾难医疗救援模拟演练 可借鉴国外的先进方法,结合各地实际情况制订符合当地实际情况的灾难医疗救援应急预案,按照预案每年进行 1~2 次规范性的模拟演练。在演练中检验预案,及时发现并解决问题。护士通过参与模拟演练,可熟悉灾难医疗救援时各项工作流程,明确灾难发生时的具体工作内容,强化灾难护理技术和快速反应能力,从而提高对灾难事件的应急救护能力。也可以通过计算机模拟系统或桌上演练等方法代替场景模拟演练,研究发现此类模拟演练亦可提高参与者的实际操

作能力。

七、护士在灾难救援中的作用及医疗救援队伍的建制

1. 护士在灾难救援中的作用　《护士条例》中规定,护士有义务参与公共卫生和疾病预防控制工作。当发生自然灾害、公共卫生事件等严重威胁公众健康的突发事件时,护士应当服从安排,积极参加医疗救护。护士在灾难救援的不同阶段起着不同的作用,护士在灾难救援工作的不同阶段应参与制订灾难医疗救援计划。国外学者将灾难的医疗救援分为三个阶段,即准备/预备(preparedness/readiness)期、反应/实施(response/implementation)期和恢复/重建/评价(recovery/reconstruction/evaluation)期。

(1) 第一个阶段:护士在灾难前的作用。护士的角色着重在于预防、保护和准备三方面。在这个阶段,应对护士加强灾难救援的相关训练,包括评估灾难救援资源、制订和实施灾难应急反应计划。护士的应急准备训练分为三个层次:第一个层次是个人的准备,包括身体、情感、军事技能、家庭支持等准备;第二个层次是临床技能训练,主要包括创伤救护的技能、伤病员分类和现场疏散、灾难中的工作程度及对伤病员的评估、个人防护设备的使用等;第三个层次是团队训练,包括操作能力、相关知识、领导和管理能力及单位整合和认同的共同训练。在这个阶段的另一重要任务就是制订灾难应急准备计划。

(2) 第二个阶段:护士在灾难中的作用。即灾难救援的实施阶段,护士的主要角色包括与其他灾难救援人员的通信联系,建立伤病员接收点(安置点)并进行伤病员分类,对其他人员(如担架员、志愿者)的工作进行安排,安排伤病员分流或转诊,救援区域的安全保障及合理分配工作人员的职责等。

(3) 第三个阶段:护士在灾难后的作用。在灾后恢复/重建/评价期,护士要对安置区内的伤病员进行护理,并进行合理的转诊。进行灾难设施的重建工作,恢复医院设施和修复损坏的设备。特别重要的是对现有的灾难应急反应计划进行评估,发现其不足,并提出修改意见。对于灾难救援中的积极行为和消极行为进行识别,奖励积极行为,矫正消极行为,撰写严重事故报告等。

2. 医疗救援队伍的建制　在应对突发灾难时,医疗队的组建可参照我国国际救援队的组建模式。根据救援需要的不同,可分为三种编组模式,分别为 5 人分队、10 人分队和 20 人以上分队。

(1) 5 人分队建制:又称现场急救分队,小规模出队模式。由队长 1 人、内科医生 1 人、外科医生 2 人和护士 1 人组成。装备包括内科救治箱 1 个、外科救治箱 1 个、急救背囊 2 个、防疫背囊 1 个、药物储备箱 2 个和担架 2 副。其职能任务主要包括发现伤病员、现场急救、后送转运、巡诊、卫生防疫和自身保障。

(2) 10 人分队建制:又称医疗救援队,中等规模出队模式。由队长 1 人、内科组 3 人(医生 2 人、护士 1 人)、外科组 5 人(医生 3 人、护士 2 人)和检验防疫组 1 人(技师 1 人)组成。装备包括内科救治箱 1 个、外科救治箱 2 个、急救背囊 4 个、防疫背囊 2 个、药物储备箱 4 个、担架 4 副和网架式帐篷 1 个。增加执行的职能任务为抗休克治疗、紧急救命手术、检水检毒等。

(3) 20 人以上分队建制:移动医院模式。

① 人员组成:建制机构包括指挥组、现场急救组、检伤分类组、内科救护组、外科救护组、医技组和留观后送组。其中指挥组 3 人,由 1 名队长和 2 名副队长组成,副队长由内、外科组长兼任。现场急救组分 2 个小组;内科救护组分 2 个小组;外科救护组分 2 个小组。以上各组在需要时合并。

② 职能任务:a. 现场急救组:抢救危重伤病员。b. 检伤分类组:对伤病员进行伤病情评估和分类。c. 内科救护组:主要进行抗休克治疗和内科疾病的诊治。d. 外科救护组:开展紧急救命手术,如腹腔内大出血、张力性气胸、气管切开、大血管结扎、外伤清创缝合、骨折固定等。e. 医技组:开展检验、超声、X线检查,药品供应、卫生防疫等。f. 留观后送组:对经抢救病情平稳的伤病员留观并组织转送至大型医疗机构。

第二节　交通伤救护

导学案例

临床情景：

　　某辆载有 28 位乘客的公交车,因雨天路滑车速较快,司机在躲避前方逆行电动车时不慎侧翻,事故导致 19 名乘客受伤,120 指挥中心接到报警电话派出急救团队到现场急救。急救人员在现场发现:2 人开放性气胸、1 人股骨干骨折、1 人胫骨骨折、2 人疑有腰椎骨折、10 人皮肤不同程度擦伤及裂伤、1 人昏迷、2 人死亡。

　　请思考:

　　1. 如果你是一名参与该交通事故现场急救的护士,应如何对这些伤员进行伤情分类和标识?

　　2. 如何对上述交通伤的伤员实施救护及转运?

一、定义

　　交通伤指在交通运输过程中发生的各种损伤的总称,即指交通事故时机械力作用于机体造成的组织损伤和功能障碍。在道路交通事故中,车、路及人三个因素在力的作用下对人体造成伤害,作用力的大小、方向决定了损伤的程度。交通事故伤的类型有很多,如碰撞伤、挤压伤、碾压伤、摔跌伤、抛掷伤、拖擦伤、砸压伤、烧伤、烫伤和爆炸伤等,其中撞击伤最常见。同时由于致伤因素多,也可使伤员发生多发伤和复合伤的概率变高。

二、致伤特点及伤情分类

(一) 交通伤的致伤特点

1. 事故现场秩序混乱　瞬间可能出现较多伤员,且同时需要救护,现场救护条件差。

2. 交通伤伤情复杂,病情变化快　最常见的损伤是挫伤和骨折,受伤部位大多为头部、四肢、盆腔、肝、脾、胸部等。其死亡的主要原因为头部损伤,严重的复合伤及碾压伤等,占全部重度损伤的 47%。颅脑损伤、血气胸、肝脾破裂多见。多发伤的发生率约占病人总数的 50%,机动车之间相互撞击后燃烧所致的烧伤和复合伤增多。创伤合并烧伤的复合伤发生率为 19.7%,死亡率约为 32.3%。休克发生率和致残率高,休克发生率约为 34%,致残率为 20.7% 左右。由于常常是多辆、甚至几十辆车的相互冲撞和挤压,其结果是造成人员的大量伤亡。

3. 多人同时受伤　交通事故可以伤害任何年龄段的人群,但常见于青壮年,这与户外活动频繁有关,男性高于女性,事故发生高峰时间为下午 6 点至 10 点之间。

(二) 交通伤的伤情分类

1. 机械性损伤　机械性损伤包括人体各部位的擦伤、挫伤、撕裂伤与撕脱伤、脱位、骨折、肢体离断、贯通伤等,以头面部及四肢损伤比例最高,其次为胸腹部和脊椎损伤。交通伤骨折发生率高,其次为多发伤、复合伤,严重颅脑、胸部损伤及大出血为主要致死原因。

2. 非机械性损伤　非机械性损伤指在交通事故中非机械原因所致的机体损伤,如淹溺、烧伤等。

三、交通伤救护的组织管理

（一）应急启动

接通 120 后，应详细询问病人的地址及联系方式、大概的伤情、受伤人数等信息。一些大型或特大型交通事故，应立即启动应急预案及 119、110 专线，请求立即给予急救支援。

（二）重大交通事故现场处理程序

（1）排除险情，紧急呼救，保护现场。
（2）采取预防措施，关闭车辆引擎，拉紧手掣。
（3）搬运伤员时注意保护脊柱和骨折肢体。
（4）立即报告，听从指挥，明确分工。
（5）出现大量伤员时，进行伤情分类救治。

（三）交通伤现场急救程序

（1）正确判断伤情和受伤部位。
（2）注意正确的搬动伤员方法，保护脊柱和骨折肢体。
（3）按"先救命、后救伤"的原则，先进行心肺复苏，后处理受伤部位。
（4）迅速止血，包扎伤口，固定骨折部位。
（5）尽快转送医院。

四、交通伤伤员的救护及转运

（一）交通伤伤员的现场救护

救护人员到达事故现场后，首先对伤员均要进行必要的现场救治，为进一步抢救赢得宝贵时间，提高抢救成功率。

1. 维持生命体征的稳定 抢救顺序应优先处理致命损伤，把抢救生命放在第一位。维持心肺脑基本功能，为进一步抢救治疗做好准备，预防多脏器功能衰竭。如心跳、呼吸骤停，要立即进行有效的心肺复苏，早期进行电除颤，提高有效呼吸，维持循环功能。密切观察生命体征，开放静脉通路，提倡给予静脉留置针，以便转送到医院后的延续治疗。

2. 开放气道并保持呼吸道通畅 对严重交通伤的伤员发生窒息、呼吸道阻塞时，如不迅速解除梗阻可直接危及伤员生命，此时要立即给予开放气道。呼吸道通畅是抢救的前提，昏迷病人可用口咽通气法开放气道，并将头偏向一侧以利于口腔分泌物的引流，呼吸不规则或血氧饱和度下降时及时行气管插管。对于有喉头异物梗阻的病人及时用大号针头行环甲膜穿刺或气管切开，并予面罩吸氧迅速转运。

3. 止血、包扎、固定 外伤出血时对伤口进行加压包扎止血，如果伤口内有碎骨片、玻璃碎片或插入异物、腹腔脏器脱出等情况，则包扎时不可加压；四肢出血可使用止血带临时止血，注意醒目标识止血带的应用时间及放松时间；深部组织出血，可采用敷料填塞加压包扎止血；喷射状出血可采用钳夹止血。内出血时需要迅速建立静脉通道，立即送往附近医院手术止血。四肢骨折、关节损伤可采用夹板固定或躯干、健侧肢体固定；颈部疼痛病人及昏迷病人应注意用颈托保护颈椎，以免颈髓损伤引起严重后果。病人在止血、包扎基础上应做固定，可防止伤员进一步损伤，减轻疼痛控制休克，便于转送。但不强求复位，以免引起碎骨片损伤周围重要血管神经。

4. 肢体离断 对离断肢体残端进行止血包扎，离断肢体用洁净敷料包裹并低温保存，迅速随伤员送往医院。

（二）交通伤伤员的转运

交通伤伤员经现场初步处理后，按伤情组织转运。首先转运危及生命者，即红色伤卡的危重伤病人，然后是黄色伤卡的中重伤病人，最后是绿色伤卡的轻伤者。转运时应注意体位的选择，如：昏迷呕吐的病人应取平卧位头偏向一侧，以防窒息；耳鼻道脑脊液漏病人应取引流位，以防颅内感染；大出血、休克病人应取抬高头和下肢的中凹卧位,以增加回心血量。其次对于脊柱骨折的病人应用铲式担架或由3~4人用手平托,将病人放至硬板担架上平卧以防脊柱扭曲,加重损伤。对于危重病人如失血性休克、胸腹腔大出血、张力性气胸、喉头异物梗阻、呼吸不规则等病人在转运途中应及时与医院相应科室联系,做好院内抢救准备以提高抢救成功率。

第三节 地震救护

导学案例

临床情景:

某地下午14时发生6.8级地震,大量建筑物倾斜、倒塌,伴有散布的火灾发生,道路交通遭轻度破坏,具体伤亡人数不详。震中地区无河流、水坝。现场已开始进行搜救工作,医护人员已进入地震现场进行现场急救及伤员转运工作。

请思考:

1. 如果你是一名参与现场救援的护士,如何根据灾区现场特点对可能出现的伤情做出预判。

2. 针对伤员的不同情况如何正确开展救护和转运?

一、定义

地震是指地球内部缓慢积累的能量突然释放引起的地球表层的震动。地震灾害是指地震造成的人员伤亡、财产损失、环境和社会功能的破坏,具有突发性、不可预测性、频度较高、次生灾害严重和社会影响大等特点。地震是群灾之首。

二、致伤特点及伤情分类

(一)地震致伤特点

1. 事件的突发性 地震发生的时间、空间和破坏程度难以预料,防御难度大。短时间内造成大量人员伤亡,一次地震持续时间往往只有几十秒,却足以摧毁整座城市。人们毫无思想准备和防护措施,造成的人员伤亡非常惨重。此外,建筑抗震性能差,人们防御地震的意识差,都是造成地震防御难度大的原因。

2. 伤情的复杂性 短时间内造成大量人员伤亡,重伤员多;复合伤、多发伤多;感染伤员多给医疗救治造成困难。

3. 任务的特殊性 在地震现场救援过程中,余震等次生灾害直接威胁救援人员生命,救护工作常在救护车、帐篷甚至废墟中展开。

4. 环境的惨烈性 地震破坏性极强,造成环境的严重破坏。据相关研究资料表明,当发生里氏8.0级特大地震时,能量相当于512颗美国1945年在日本广岛投放的原子弹爆炸所产生的能量。还可造成山崩、滑坡、泥石流、地裂、地陷等地表的破坏和海啸。

(二)地震伤情分类

1. 机械性损伤 占95%~98%。我国住房多是以砖、石、灰、砂、泥砌成,地震时易造成压埋或因灰土堵塞呼吸道而窒息。坍塌的建筑物、家具等砸伤和掩埋人体所致的机械性损伤,以四肢远端骨折和软组织损伤最常见,占60%~70%,其次为脊柱损伤、胸腹部损伤。

2. 坠落伤和挤压综合征 地震时跳楼或高处坠落伤;长时间受废墟重物挤压,肌肉组织缺血坏死,释放大量有害物质进入人体内,导致休克和肾功能衰竭。

3. 完全性饥饿 受灾人员长时间被困于废墟中,断饮断食,体内储存物质耗竭,代谢紊乱,导致虚脱濒临死亡。

4. 其他 地震不仅造成严重的原生灾害,还可以引发许多次生灾害,比如火灾、水灾、毒气泄漏等。灾后应激障碍、精神障碍尤其是创伤后应激障碍(PTSD)已引起各国学者的高度重视。震区条件艰苦,环境严重破坏和污染,各种疾病均易发生和流行。其中威胁最大的是传染病。

三、地震救护的组织管理

1. 快速反应,多方救治 在地震发生时,以时间为生命调整工作,启动救灾应急预案,开展医学救援。医疗救治跟随救灾部队实施现场抢救,对伤员进行分类、救治、转运,减少伤残率和死亡率。

2. 检伤分类 由经验丰富的医护人员迅速按照程序对所有伤员进行检伤,按轻、中、重、死亡分类标示,根据标示结果将伤员安置到不同区域以便快速得到处置,注意对伤员动态评估和再检伤。

3. 心理救援,预防疫情 在地震现场进行医学救治的同时实施心理救援和消毒隔离工作。心理危机干预是灾难救护工作的重要组成部分。根据救灾工作的部署,合理安排灾难心理危机干预的工作重点。进行心理危机干预活动,对有不同需要的受灾人群综合应用干预技术,实施分类针对性干预,采取措施确保干预得到完整的开展,避免再次创伤。进行卫生宣传,加强环境卫生消毒和饮食卫生监督,防止传染病的发生与流行。保持环境卫生,对灾难救护所产生的医疗垃圾实行严格管理。迅速开展灾区卫生学评估,科学开展消毒杀虫工作。

4. 地震现场寻找和救护伤员的原则

(1) 抢救顺序:先救命后治伤,先抢救危重伤员后治轻伤,先易后难,先救活人后处置遗体。

(2) 对症处理和救命为主:先救命,后救伤。

(3) 处置迅速及时:力争早抢救、快转移,迅速脱离危险场所。对大出血、严重创伤、窒息、中毒、脱水者现场实施急救处置。

(4) 救护过程环环紧扣:确保现场急救措施紧密衔接、完善,规范填写统一格式的简要医疗文书,以保障后续抢救的连续性和准确性。

(5) 转运与现场医疗急救相结合:在伤员转送途中要有专业医务人员随同。

四、地震伤员的救护及转运

(一) 地震伤员的现场救护

(1) 现场首先要保证呼吸道通畅。氧气吸入,若呼吸不畅或停顿者,可先用面罩加压给氧或行气管插管辅助呼吸。心跳、呼吸骤停者行心肺复苏术。控制明显的外出血,防治休克,建立有效的静脉通道。

(2) 对于开放性颅脑损伤脑组织溢出者,应注意保护外溢的脑组织,切不可对伤口行加压包扎。要特别注意开放性胸外伤的处理,采取简易排气法,防止发生张力性气胸,严密观察病人的呼吸、血压、脉搏和神志的改变。

(3) 对于挤压综合征病人,应迅速建立静脉通道,尽早补充液体,注意在解除挤压前尽快进行扩容治疗;如不能立即静脉补液,可口服补充含碳酸氢钠的液体,必要时在局部进行止血带短期结扎直至给予静脉补液;监测血压、尿量和受压局部情况。

(4) 对于完全性饥饿病人,应迅速建立静脉通道,遵医嘱应用碱性液体及兴奋剂,注意保暖、给氧及给予适当热饮料。

(二) 地震伤员的转运

地震灾区由于伤员数量大,伤情复杂,时间紧、周转快,转送任务极其繁重,大规模救援和转运常采用军队作战模式进行,主要转运方式有飞机空中转运、列车转运、汽车转运。从受灾现场向车站、机场和码头转送伤员,多用汽车运输。列车载运伤员数量多、运行平稳,是大批伤员远距离转送的理想工具。空中转运具有安全、平稳、震动小、速度快等特点。但空中转运也有一些不利因素,如伤员可能发生晕机、缺氧等不良反应。因此,转送工具的配置,主要取决于可供转送的条件。

空中转运时监测航空生理(如低气压、低温、缺氧等)对伤员的影响。高空气压及氧分压下降,采取给氧和辅助呼吸等措施;当无法排出伤员体内残留气体时,应限制飞行高度;在空中转运前处理好伤员伤口;空中转运时伤员体温调节受损,应预防低温。合并呼吸、循环功能障碍的伤员应头朝机尾,合并脑水肿的伤员应头朝机头,以降低颅内压和减轻脑水肿。密切观察固定患肢的血管神经情况,防治骨筋膜室综合征。

列车转运时注意危重伤员标示、重点观察。医疗文件放入伤员左上口袋内,不要集中携带。伤员个人物品整理好放在伤员铺位上,并请本人核对。为保证转运伤员的医疗工作不中断,在列车上密切监测伤员生命体征、意识、瞳孔、肢体活动和末梢循环等。对个别因伤势逐渐加重、在列车上无力实施救治、不能坚持到终点站的伤员,应预先安排好沿途站下车,写好医疗文书,以便途中停车后及时送往就近医院救治。到达终点后先转运危重伤员,再转运轻伤员。

汽车转运时伤员应顺车体而卧,以减少转运时对脑部血流灌注的影响。将伤员身体妥善固定于平车上,避免剧烈振荡而加重出血和再损伤。上、下坡时要保持伤员的头处于高位,避免头部充血。做好重伤员转运途中并发症的监测和预防。确保伤员留置管道的固定,防止脱落。

第四节 海啸救护

一、定义

海啸是由于海底地震、火山爆发、海底滑坡等地质运动或气象变化产生的一列波长和周期极长的海洋重力波。海啸产生的原因有很多种,其中因地震造成的海啸占90%～95%。海啸引发的波高,在茫茫大洋里不足一米,但当到达海岸浅水地带时,可达数十米,形成含有巨大能量的"水墙",对生命和建筑物等造成严重危害。

海啸按成因可分为三类:地震海啸、火山海啸、滑坡海啸。地震海啸是海底发生地震时,海底地形急剧升降变动引起海水强烈扰动。其机制有两种形式:下降型海啸和隆起型海啸。

二、海啸致伤特点及伤情分类

(一)海啸致伤特点

1. 救援环境恶劣 海啸对环境破坏巨大,常常诱发多种次生灾害,如水灾、火灾、放射性物质外泄中毒、交通事故等。海上救援比陆上救援复杂,需要配以救援舰船、飞机、海上救生、医疗保障等综合装备才能开展。

2. 受伤人员多,伤情复杂 海啸到达岸边,"水墙"就会冲上陆地,短时间内造成大量人员伤亡,且伤情复杂。伤员常表现为多个脏器、多个部位受伤,且有相当一部分伤员直接死于致伤现场,还有一部分死于后期的并发症。海啸死亡率约50%,甚至可达80%。主要死因是溺水和海浪冲击以及海水带来的碎片残骸造成的伤亡。

3. 骨折及挤压伤多 海啸使房屋等建筑物倒塌可产生大量挤压伤伤员,重者可产生挤压综合征,可致死。

4. 易漏诊和误诊 海啸时建筑物倒塌可产生一些闭合伤,此种伤情有时隐匿,表现出来的症状体征缺乏特异性。加之灾害现场救护条件有限、时间紧迫,难以实施全面的体格检查和仔细的观察,因此,海啸伤害极易误诊和漏诊。

5. 受灾人群心理创伤严重 海啸速度快、破坏力强,同时也造成环境的严重破坏,给受灾群众和救援人员带来强烈的精神和心理冲击,容易出现焦虑、恐惧、失眠等心理问题。

6. 公共卫生问题十分突出 海啸发生后,饮水水源污染,水质变差。大批灾民集中在临时住所,供水设施破坏,没有安全卫生的饮用水源,蚊蝇滋生,居住拥挤,环境条件恶劣,加之灾民疲劳、心理创伤等因素,免疫力下降,增加了肠道传染病感染机会,细菌性痢疾、伤寒、霍乱、各种肠炎和甲型肝炎等肠道传染病都有可能流行。食品卫生状况恶化,造成食源性疾病的发生和流行。如痢疾、伤寒、霍乱、肝炎、脊髓灰质炎等传染病发病率上升。由于儿童的生活卫生习惯差,抵抗力低,极易患感冒、麻疹、流脑及感染性腹泻。房屋倒塌,人口迁徙,易造成鼠疫、流行性出血热等鼠类传染疾病流行。露宿使人们易受到吸血节肢动物袭击,虫媒传染病的发病率可能会增加,如疟疾、乙型脑炎和登革热。人口居住的拥挤状态,有利于人与人之间密切接触传播的疾病流行,如肝炎、红眼病、疥疮和皮肤病。接触污染水源或河渠、湖泊浅滩的疫水又可能感染钩端螺旋体病和血吸虫病。

（二）海啸伤情分类

海啸伤情一般分为溺亡、近似溺亡、吸入性肺炎、机械性损伤、中毒、冻伤、烧烫伤、脱水、野生动物叮咬、传染病以及爆炸伤等。

1. 溺水 主要是因为人体被海啸产生的巨浪卷入水中或落入水中,大量海水进入呼吸道使呼吸道阻塞,或呼吸道进入少量海水反射性引起声门紧闭,空气不能进入肺内,发生窒息性缺氧死亡。此外,身体长时间浸泡在低温海水中可至低体温。

2. 机械性损伤 海啸冲击建筑物、树木均可导致人体损伤。

3. 虫畜叮咬 以蛇虫咬伤为主,咬伤处瘙痒、肿胀、疼痛、出血,甚至危及生命。

4. 传染病 海啸过后,人畜尸体腐烂、蚊蝇滋生、水源污染,可导致流行性出血热、细菌性痢疾、伤寒等传染病的暴发流行。

三、海啸救护的组织管理

1. 海上救援的组织 海上救援比陆上救援复杂,需要配以救援舰船、飞机、海上救生、医疗保障等综合装备才能开展。我国海军参与海难事件卫生救援的组织有以下几种。

（1）防险救生队:防险救生队在基地设有建制单位,其组织机构大小不一。随着军事行动的需要,它是在平时防险救生机构的基础上扩编而成,专门负责海上沉没、碰撞、火灾等失事舰船的打捞与救生工作。

（2）卫生救护艇:主要任务是负责战时海上参战舰艇伤病员的救护和平时海难事件的卫勤保障。

（3）临时救护组织:由海军基地临时抽组,一般由战勤部门负责抽调船只,卫勤机构协助。

2. 海啸现场救援原则

（1）海啸发生后产生大量的伤员,需要采用应急医疗措施或军事医学救护原则进行分级分类救治。

（2）检伤分类的目的是确定救援现场伤员救治的优先顺序,使有限的医疗资源最大限度地发挥救援能力,提高救援效率。

（3）检伤分类一般将伤者分为红色、黄色、绿色和黑色四类。现场医务人员优先处理红色伤员,第二处理黄色伤员,第三处理绿色伤员,黑色类伤员一般不做处理。

四、海啸伤员的救护及转运

（一）现场救治

1. 做好伤员检伤分类 由经验丰富的医护人员,在较安全的场所询问伤情和观察体征的简单方法,将需要紧急救治的伤员,如窒息、大出血、气胸、颅脑伤等伤员,迅速送往手术室;休克伤员送往抗休克室,传染病伤员送往隔离室,其他伤员送往伤员室,对濒死伤员要进行现场抢救。分类的同时要进行登记,并挂上分类标志。

2. 溺水 立即把溺水者从水中救出,移至安全区域。迅速清除口鼻内的污泥、杂草,保持呼吸道通畅。如有心跳、呼吸暂停者,立即予以心肺复苏。救治过程中注意保暖。

3. 机械性损伤 按照相应医疗程序进行处理。

4. 毒蛇咬伤 立即用绷带由伤口的近心端向远心端包扎,包扎时以能放入一个手指为宜,以减少毒素扩散与吸收;用清水、双氧水或肥皂水冲洗伤口;尽早应用抗蛇毒血清。

5. 传染病管理 从管理传染源、切断传播途径及保护易感人群等环节进行救护。

(二) 海啸伤员的转运

海啸伤员的转运原则是尽早、尽快,具体转运技术可参考地震、交通转运相关内容。

案例解析 9-1   案例解析 9-2

直通护考在线答题

(贾俊红)

参考文献

[1]　马志华,狄树亭,金松洋.急危重症护理[M].武汉:华中科技大学出版社,2019.

[2]　全国护士执业资格考试编写委员会.2019全国护士执业资格考试指导[M].北京:人民卫生出版社,2018.

[3]　费素定,黄金银.急重症护理[M].3版.北京:高等教育出版社,2018.

[4]　李乐之,路潜.外科护理学[M].6版.北京:人民卫生出版社,2017.

[5]　张波,桂莉.急危重症护理学[M].4版.北京:人民卫生出版社,2017.

[6]　王惠珍.急危重症护理学[M].4版.北京:人民卫生出版社,2017.

[7]　彭蔚,王利群.急危重症护理学[M].武汉:华中科技大学出版社,2017.

[8]　邓辉,张蒙.急危重症护理[M].北京:人民卫生出版社,2016.

[9]　许虹.急救护理学[M].2版.北京:人民卫生出版社,2016.

[10]　杨桂荣,缪礼红,刘大朋.急救护理技术[M].2版.武汉:华中科技大学出版社,2016.

[11]　佘金文,刘新平.急危重症护理学[M].2版.北京:科学出版社,2016.

[12]　周谊霞,田永明.急危重症护理学[M].北京:中国医药科技出版社,2016.

[13]　吴晓英.急危重症护理学[M].北京:北京大学医学出版社,2015.

[14]　张海燕,甘秀妮.急危重症护理学[M].北京:北京大学医学出版社,2015.

[15]　费素定,李冬,李延玲.急重症护理(临床案例版)[M].武汉:华中科技大学出版社,2015.

[16]　阮满真,黄海燕.危重症护理监护技术[M].2版.北京:人民军医出版社,2015.

[17]　屈沂.急诊急救与护理[M].郑州:郑州大学出版社,2015.

[18]　李巍,项晓培.院前急救诊疗常规和技术操作规范[M].北京:人民卫生出版社,2014.

[19]　狄树亭,雷芬芳,姜志连.急救护理技术[M].2版.武汉:华中科技大学出版社,2014.

[20]　黎毅敏.急危重症护理学[M].北京:中国协和医科大学出版社,2014.

[21]　卢根娣,岳立萍,席淑华.危重症急救护理技术操作指南[M].上海:第二军医大学出版社,2014.

[22]　王一镗,刘中民.灾难医学理论与实践[M].北京:人民卫生出版社,2013.

[23]　沈洪,刘中民.急诊与灾难医学[M].2版.北京:人民卫生出版社,2016.

[24]　成守珍.急危重症护理学[M].2版.北京:北京大学医学出版社,2013.

[25]　张孟.急救护理[M].2版.南京:东南大学出版社,2013.

[26]　沈洪,刘中明.急诊与灾难医学[M].2版.北京:人民卫生出版社,2013.

[27]　徐国英,刘颖青,李春燕.急诊专业护士资格认证培训教程[M].北京:人民军医出版社,2013.

[28]　卢根娣,席淑华,叶志霞.急危重症护理学[M].上海:第二军医大学出版社,2013.

[29]　罗彩凤.灾难护理学[M].南京:江苏科学技术出版社,2013.

[30]　狄树亭,马金秀,王扣英.急危重症护理技术[M].北京:中国协和医科大学出版社,2011.

[31]　许方蕾,陈淑英,吴敏.新编急救护理学[M].上海:复旦大学出版社,2012.